白血病・リンパ腫
薬物療法
ハンドブック

編集 松村 到

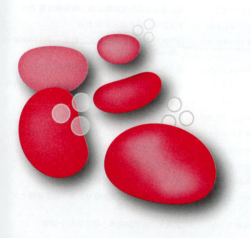

南江堂

■編 集

松村　到	まつむら いたる	近畿大学医学部血液・膠原病内科 主任教授

■執 筆 (執筆順)

宮本　敏浩	みやもと としひろ	九州大学病院血液・腫瘍内科 講師
島　隆宏	しま たかひろ	九州大学病院血液・腫瘍内科
冨田　章裕	とみた あきひろ	藤田保健衛生大学医学部血液内科学 准教授
髙橋　直人	たかはし なおと	秋田大学大学院医学系研究科血液・腎臓・膠原病内科学講座 教授
谷口　恒平	たにぐち こうへい	岡山大学大学院病理学 (第二病理)
吉野　正	よしの ただし	岡山大学大学院病理学 (第二病理) 教授
鈴木　律朗	すずき りつろう	島根大学医学部附属病院腫瘍センター／腫瘍・血液内科 准教授
萩野　剛史	はぎの たけし	東京都立大塚病院輸血科 (現駒込病院血液内科)
宮脇　修一	みやわき しゅういち	東京都立大塚病院輸血科
薄井　紀子	うすい のりこ	東京慈恵会医科大学附属第三病院輸血部 教授
伊藤　良和	いとう よしかず	東京医科大学血液内科学 教授
竹下　明裕	たけした あきひろ	浜松医科大学医学部附属病院輸血・細胞治療部 病院教授
早川　文彦	はやかわ ふみひこ	名古屋大学医学部附属病院血液内科 講師
大場　理恵	おおば りえ	東京慈恵会医科大学附属第三病院腫瘍・血液内科
森　直樹	もり なおき	東京女子医科大学血液内科 准教授
岩﨑　年宏	いわさき としひろ	岡崎市民病院血液内科 統括部長
杉浦　勇	すぎうら いさむ	豊橋市民病院 副院長／血液・腫瘍内科 部長
長谷川大輔	はせがわ だいすけ	聖路加国際病院小児科
真部　淳	まなべ あつし	聖路加国際病院小児科 医長
市川　大輔	いちかわ だいすけ	国立病院機構名古屋医療センター小児科
堀部　敬三	ほりべ けいぞう	国立病院機構名古屋医療センター臨床研究センター センター長
平瀬　主税	ひらせ ちから	近畿大学医学部血液・膠原病内科 講師

小島　研介	こじま けんすけ	佐賀大学医学部内科学講座血液・呼吸器・腫瘍内科 准教授	
木村　晋也	きむら しんや	佐賀大学医学部内科学講座血液・呼吸器・腫瘍内科 教授	
安藤　寿彦	あんどう としひこ	佐賀大学医学部内科学講座血液・呼吸器・腫瘍内科 講師	
小林　裕児	こばやし ゆうじ	長崎大学原爆後障害医療研究所原爆・ヒバクシャ医療部門血液内科学研究分野	
宮﨑　泰司	みやざき やすし	長崎大学原爆後障害医療研究所原爆・ヒバクシャ医療部門血液内科学研究分野 教授	
上条　玲奈	かみじょう れな	長崎大学原爆後障害医療研究所原爆・ヒバクシャ医療部門血液内科学研究分野	
木下　朝博	きのした ともひろ	愛知県がんセンター中央病院 副院長	
吉田　功	よしだ いさお	国立病院機構四国がんセンター血液腫瘍内科 医長	
岡田　隆宏	おかだ たかひろ	島根大学医学部附属病院腫瘍センター／腫瘍・血液内科	
鈴宮　淳司	すずみや じゅんじ	島根大学医学部附属病院腫瘍センター／腫瘍・血液内科 教授	
伊豆津宏二	いづつ こうじ	虎の門病院血液内科 部長	
鈴木　郁子	すずき いくこ	山形大学医学部血液・細胞治療内科学講座	
石澤　賢一	いしざわ けんいち	山形大学医学部血液・細胞治療内科学講座 教授	
富田　直人	とみた なおと	聖マリアンナ医科大学血液・腫瘍内科 准教授	
山口　素子	やまぐち もとこ	三重大学医学部附属病院血液内科 講師	
崔　日承	ちぇ いるすん	国立病院機構九州がんセンター血液内科 医長	
鵜池　直邦	ういけ なおくに	佐賀県医療センター好生館緩和ケア科	
鈴木　達也	すずき たつや	国立がん研究センター中央病院血液腫瘍科	
正木　康史	まさき やすふみ	金沢医科大学血液免疫内科学 教授	
森　鉄也	もり てつや	聖マリアンナ医科大学小児科 准教授	
髙松　泰	たかまつ やすし	福岡大学医学部腫瘍・血液・感染症内科学 教授	
秋山　暢	あきやま のぶ	帝京大学医学部内科学講座 准教授	
芦田　隆司	あしだ たかし	近畿大学医学部血液・膠原病内科 教授	
朝倉　英策	あさくら ひでさく	金沢大学附属病院 病院臨床教授	

序　文

　白血病，悪性リンパ腫はほかのがん種と比較して，抗がん薬が極めて高い治療効果を示し，一部の病型においては抗がん薬治療のみで患者さんに治癒をもたらすことが可能である．しかし，そのために非常に強力な多剤併用化学療法が実施され，患者さんは腫瘍崩壊症候群，好中球減少による感染症，それに続発する DIC などの致死的な合併症のリスクに長期にわたってさらされることになる．これらの化学療法を成功させ，患者さんに十分な治療効果をもたらすには，適切なプロトコールの選択，実践のみでなく，支持療法をきちんと行うことが必須である．つまり，血液内科医の真の実力は，紋切り型にプロトコールを遂行することではなく，治療後いかに患者さんをうまくマネージメントするかで測られる．

　本書では白血病，悪性リンパ腫に対する具体的なプロトコールのみでなく，それぞれのプロトコールにおける注意点，減量・休薬などの基準，支持療法などについて各領域の一線の先生方に詳細に記載いただいた．また，初めてのプロトコールを実施した際や大量化学療法などを行った際には，思わぬ副作用に遭遇することもしばしばである．本書では，こういった困難への対策を「困ったときの工夫」として著者の先生方の貴重な経験をもとに記載いただいた．これまでも血液学の成書は数々出版されてきたが，診察室で参考にするには重く，実際の投与量，投与スケジュールも見にくいものが多かった．本書では投与量，投与スケジュールなどのプロトコールの詳細，どの時期にどのような副作用が現れるのかを一目でわかるように工夫した．また，患者さんに説明し，治療を行う際のポイントとなる分子病態や予後分類についてもコンパクトにまとめていただいた．本書が読者の先生方の白衣のポケットの中に常に納まり，日常診療の一助となれば幸いである．

2016 年 5 月

松村　　到

目次

I章 総論

1. 急性白血病の発症機構・リスク分類 ……………………… 宮本 敏浩・島 隆宏 2
2. 骨髄異形成症候群（MDS）の発症機構・病態・リスク分類 …………………………………………… 冨田 章裕 8
3. 慢性骨髄性白血病（CML）の発症機構・病期・リスク分類 …………………………………………… 高橋 直人 16
4. リンパ腫の病理・分類 ……………… 谷口 恒平・吉野 正 21
5. リンパ腫の病期・予後分類 …………………… 鈴木 律朗 27

II章 薬物療法の実践

A. 白血病/MDS ……………………………………………… 38

1. 初発急性骨髄性白血病（non-APL）の寛解導入療法 ……………………………………… 萩野 剛史・宮脇 修一 38
2. 初発急性骨髄性白血病（non-APL）の寛解後療法（移植適応を含む） ……………………………………… 萩野 剛史・宮脇 修一 44
3. 再発・難治性急性骨髄性白血病（non-APL） ……… 薄井 紀子 51
4. 高齢者急性骨髄性白血病（non-APL） ……………… 伊藤 良和 58
5. 初発急性前骨髄球性白血病（APL） ………………… 竹下 明裕 67
6. 再発急性前骨髄球性白血病（APL） ………………… 竹下 明裕 74
7. 急性リンパ性白血病（non-Ph）の寛解導入療法 …… 早川 文彦 84
8. 急性リンパ性白血病（non-Ph）の寛解後療法（移植適応を含む） ……………………………………………………… 早川 文彦 89
9. 治療関連白血病 ………………………… 大場 理恵・薄井 紀子 95
10. 再発・難治性急性リンパ性白血病（non-Ph） ……… 森 直樹 101
11. Ph陽性急性リンパ性白血病 ………… 岩﨑 年宏・杉浦 勇 107
12. 小児急性骨髄性白血病 ……………… 長谷川大輔・真部 淳 123
13. 小児急性リンパ性白血病 …………… 市川 大輔・堀部 敬三 132
14. 初発慢性期CML ………………………………… 高橋 直人 140

15.	治療抵抗性慢性期 CML	平瀬　主税	147
16.	1st line TKI に不耐容の慢性期 CML	平瀬　主税	156
17.	T315I 変異に対する治療	小島　研介・木村　晋也	162
18.	移行期/急性転化期 CML(移植適応を含む)	安藤　寿彦・木村　晋也	168
19.	低リスク MDS	小林　裕児・宮﨑　泰司	174
20.	高リスク MDS	上条　玲奈・宮﨑　泰司	179

B. リンパ腫 ... 184

21.	初発びまん性大細胞型 B 細胞リンパ腫	木下　朝博	184
22.	再発・難治性びまん性大細胞型 B 細胞リンパ腫	吉田　功	190
23.	初発濾胞性リンパ腫	鈴木　律朗・岡田　隆宏・鈴宮　淳司	196
24.	再発濾胞性リンパ腫	鈴木　律朗・岡田　隆宏・鈴宮　淳司	210
25.	MALT リンパ腫	伊豆津宏二	218
26.	原発性マクログロブリン血症・リンパ形質細胞性リンパ腫	伊豆津宏二	226
27.	マントル細胞リンパ腫	鈴木　郁子・石澤　賢一	232
28.	Burkitt リンパ腫	鈴木　郁子・石澤　賢一	243
29.	末梢性 T 細胞リンパ腫	富田　直人	251
30.	NK/T 細胞リンパ腫	山口　素子	256
31.	成人 T 細胞白血病・リンパ腫	崔　日承・鵜池　直邦	262
32.	Hodgkin リンパ腫	鈴木　達也	272
33.	免疫不全に続発するリンパ増殖性疾患	正木　康史	278
34.	小児リンパ腫	森　鉄也	283

Ⅲ章　白血病・リンパ腫の補助療法

1.	G-CSF	髙松　泰	290
2.	感染症の予防	秋山　暢	294
3.	感染症の治療(発熱性好中球減少症，真菌感染など)	秋山　暢	303
4.	赤血球・血小板輸血	芦田　隆司	319
5.	止血異常(DIC，L-ASP 投与時など)	朝倉　英策	325
6.	制吐薬	髙松　泰	334

付録

白血病・リンパ腫治療に使用する抗がん薬一覧 339

索引 362

謹告　著者ならびに出版社は，本書に記載されている内容について最新かつ正確であるよう最善の努力をしております．しかし，薬の情報および治療法などは医学の進歩や新しい知見により変わる場合があります．薬の使用や治療に際しては，読者ご自身で十分に注意を払われることを要望いたします．

株式会社　南江堂

略語一覧

6-MP	mercaptopurine	メルカプトプリン
AA	aplastic anemia	再生不良性貧血
ABI	ankle brachial index	足関節上腕血圧比
ACR	aclarubicin	アクラルビシン
AEs	adverse events	有害事象
AIDS	acquired immunodeficiency syndrome	後天性免疫不全症候群
AIEOP	Associazione Italiana Ematologia Oncologia Pediatrica	
AITL	angioimmunoblastic T-cell lymphoma	血管免疫芽球性T細胞リンパ腫
ALCL	anaplastic large cell lymphoma	未分化大細胞リンパ腫
ALL	acute lymphoblastic leukemia	急性リンパ性白血病
ALP	alkaline phosphatase	アルカリホスファターゼ
ALT	alanine aminotransferase	アラニンアミノトランスフェラーゼ
AML	acute myeloid leukemia	急性骨髄性白血病
AMPC	amoxicillin	アモキシシリン
APL	acute promyelocytic leukemia	急性前骨髄球性白血病
Ara-C	cytarabine	シタラビン
ARDS	acute respiratory distress syndrome	急性呼吸窮迫症候群
ASCO	American Society of Clinical Oncology	アメリカ臨床腫瘍学会
AST	aspartate transaminase	アスパラギン酸アミノトランスフェラーゼ
ATL	adult T-cell leukemia-lymphoma	成人T細胞白血病・リンパ腫
ATO	arsenic trioxide	亜ヒ酸
ATRA	tretinoin	トレチノイン
BFM	Berlin-Frankfurt-Münster	
BH-AC	enocitabine	エノシタビン
BLM	bleomycin	ブレオマイシン
BOR	bortezomib	ボルテゾミブ
BUN	blood urea nitrogen	尿素窒素
CALGB	Cancer and Leukemia Group B	
CAM	clarithromycin	クラリスロマイシン
CBDCA	carboplatin	カルボプラチン

CCr	creatinine clearance	クレアチニン・クリアランス
CCR4	C-C motif chemokine receptor 4	
CCyR	complete cytogenetic response	細胞遺伝学的完全寛解
CDDP	cisplatin	シスプラチン
CINV	chemotherapy induced nausea and vomiting	悪心・嘔吐
CML	chronic myeloid leukemia	慢性骨髄性白血病
CPM	cyclophosphamide	シクロホスファミド
CR	complete remission	完全寛解
CTCAE	Common Terminology Criteria for Adverse Events	有害事象共通用語規準
DEX	dexamethasone	デキサメタゾン
DFS	disease-free survival	無病生存率
DIC	disseminated intravascular coagulation	播種性血管内凝固症候群
DLBCL	diffuse large B-cell lymphoma	びまん性大細胞型B細胞リンパ腫
DLCO	diffusing capacity of the lung Carbon monoxide	一酸化炭素拡張能
DLI	donor lymphocyte infusion	ドナーリンパ球輸注
DMARDs	disease-modifying antirheumatic drugs	疾患修飾性抗リウマチ薬
DNR	daunorubicin	ダウノルビシン
DS	differentiation syndrome	APL分化症候群
DTIC	dacarbazine	ダカルバジン
DVT	deep vein thrombosis	深部静脈血栓症
DXR	doxorubicin	ドキソルビシン
EBV	Epstein-Barr virus	エプスタイン・バーウイルス
ECOG	Eastern Cooperative Oncology Group	
EF	ejection fraction	駆出率
EFS	event-free survival	無イベント生存率
ELN	European LeukemiaNet	
EMR	early molecular response	早期分子遺伝学的効果
FAB分類	French-American-British Classification	
FDA	Food and Drug Administration	アメリカ食品医薬局
FFP	fresh frozen plasma	新鮮凍結血漿
FFS	failure-free survival	治療成功生存率
FLIPI	Follicular Lymphoma International Prognostic Index	
FLT3-ITD	FMS-like tyrosine kinase 3 internal tandem duplication	
FN	febrile neutropenia	発熱性好中球減少症

G-CSF	granulocyte-colony stimulating factor	顆粒球コロニー刺激因子
GELA	Groupe d'Etude des Lymphomes de l'Adulte	
GEM	gemcitabine	ゲムシタビン
GO	gemtuzumab ozogamicin	ゲムツズマブオゾガマイシン
GVHD	graft versus host disease	移植片対宿主病
GVL	graft versus leukemia	移植片対白血病
HBs	hepatitis B surface	B型肝炎ウイルス表面
HBV	hepatitis B virus	B型肝炎ウイルス
HDC	hydrocortisone	ヒドロコルチゾン
HIV	human immunodeficiency virus	ヒト免疫不全ウイルス
HLA	human Leukocyte antigen	ヒト白血球抗原
IDR	idarubicin	イダルビシン
IDSA	Infectious Diseases Society of America	アメリカ感染症学会
IELSG	International Extranodal Lymphoma Study Group	
IFM	ifosfamide	イホスファミド
IPI	International Prognostic Index	
IPS	International Prognostic Score	
IPSS	International Prognostic Scoring System	
IS	International Scale	国際標準値
JALSG	Japan Adult Leukemia Study Group	
JCOG	Japan Clinical Oncology Group	日本臨床腫瘍研究グループ
L-ASP	L-asparaginase	L-アスパラギナーゼ
LCL	lymphoblastoid cell line	リンパ芽球様細胞株
LDH	lactate dehydrogenase	乳酸脱水素酵素
LPD	lymphoproliferative disorder	リンパ増殖性疾患
LPZ	lansoprazole	ランソプラゾール
LV	calcium folinate	ホリナートカルシウム
MASCC	Multinational Association of Supportive Care in Cancer	国際癌サポーティブケア学会
MCNU	ranimustine	ラニムスチン
MCyR	major cytogenetic response	細胞遺伝学的大寛解
MDS	myelodysplastic syndromes	骨髄異形成症候群
MIPI	Mantle cell lymphoma International Prognostic Index	
MIT	mitoxantrone	ミトキサントロン
MMR	major molecular response	分子遺伝学的大寛解
MPN	myeloproliferative neoplasm	骨髄増殖性腫瘍

mPSL	methylprednisolone	メチルプレドニゾロン
MRD	minimal residual disease	微小残存病変
MRI	magnetic resonance imaging	核磁気共鳴画像法
MRSA	methicillin-resistant *Staphylococcus aureus*	メチシリン耐性黄色ブドウ球菌
MTX	methotrexate	メトトレキサート
NCCN	National Comprehensive Cancer Network	
NSAIDs	nonsteroidal anti-inflammatory drugs	非ステロイド抗炎症薬
OPZ	omeprazole	オメプラゾール
OS	overall survival	全生存率
PBSCT	peripheral blood stem cell transplantation	末梢血幹細胞移植
PE	pulmonary embolism	肺塞栓
PET	positron emission tomography	ポジトロン断層法
PFS	progression-free survival	無増悪生存率
PIT	Prognostic Index for T-cell lymphoma	
PS	Performance Status	パフォーマンスステータス
PSL	prednisolone	プレドニゾロン
PTCL-NOS	peripheral T-cell lymphoma, not otherwise specified	末梢性T細胞リンパ腫, 非特異型
REMS	Risk Evaluation and Mitigation Strategy	
RFS	relapse-free survival	無再発生存率
RPZ	rabeprazole	ラベプラゾール
SOS	sinusoidal obstruction syndrome	肝類洞閉塞性症候群
TdP	torsade de pointes	
TIT	triple intrathecal therapy	3剤髄注
TKI	tyrosine kinase inhibitor	チロシンキナーゼ阻害薬
TLS	tumor lysis syndrome	腫瘍崩壊症候群
UKLG	United Kingdom Lymphoma Group	
ULN	upper limit of normal	基準値上限
VCR	vincristine	ビンクリスチン
VDS	vindesine	ビンデシン
VLB	vinblastine	ビンブラスチン
VOD	veno-occlusive disease	静脈閉塞性肝疾患
VP-16	etoposide	エトポシド
VTE	venous thromboembolism	静脈血栓塞栓症
WBC	white blood cell	白血球
WHO	World Health Organization	世界保健機関

WM	Waldenström's macroglobulinemia	原発性マクログロブリン血症
WPSS	WHO classification-based Prognostic Scoring System	

I

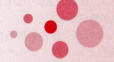

総 論

急性白血病の発症機構・リスク分類

1 急性白血病の発症機構

a. 白血病幹細胞システム

- 急性白血病の発症は，複数の遺伝子変異が蓄積して発症する多段階発がん機構が想定されてきた．
- 1990年代 John Dick らが，急性骨髄性白血病（AML）において正常造血幹細胞と同一のフェノタイプ CD34$^+$CD38$^-$ 細胞が極少数存在し，この細胞集団のみがマウス異種移植にて同じ AML を連続的に再現することを報告し，初めて白血病幹細胞の存在を明らかにした．
- 造血幹細胞は自己複製能を有し生存期間も長いため，多種類の遺伝子変異に遭遇する機会も多く，かつ遺伝子変異を蓄積させやすいことから，白血病幹細胞の発症母地として最標的候補である．
- 白血病幹細胞は自己複製しながら大多数の白血病芽球へ分化することで，階層的な白血病幹細胞システムを構築する．

b. 遺伝子変異の蓄積

- AML は，ある未熟な分化段階において分化が障害され，増殖能力を獲得し白血化する．AML 発症に必要な遺伝子変異は，増殖力を賦与する class I 遺伝子変異（*FLT3* 変異，*KIT* 変異など）と，細胞分化を障害する class II 遺伝子変異（転写因子融合 *RUNX1-RUNX1T1* など）に大別され，両方の遺伝子変異が AML 発症に必須であるとする two-hit theory が支持されてきた．
- 次世代シークエンサーを用いた大量ゲノム解析により，AML 発症には多種類の遺伝子変異が複雑に関与することが明らかになった．また，遺伝子塩基配列の決定に加え，遺伝子発現量も経時的に測定することが可能となり，AML の発症には，どの遺伝子変異がどの順番で発現し，その発現量が

いかに変化してほかの遺伝子変異群と協調・競合して白血病発症に至るのか，そのダイナミックなクローンの進化過程が明らかになった．

c. 網羅的遺伝子変異解析

- Cancer Genome Atlas Research Network により AML 200 例の全ゲノム・エクソンシークエンスによる網羅的遺伝子解析が行われ，AML ゲノムの遺伝子変異数の平均は 13 種類と報告された[1,2]．
- AML のいずれかで変異が認められた遺伝子の総数は約 1,600 に及び，反復性変異のなかで 23 遺伝子の変異が AML 発症に重要な高頻度変異として同定された．
- 遺伝子変異はその機能に基づいて，①転写因子融合（*PML-RARA, RUNX1-RUNX1T1* など），②*NPM1* 遺伝子，③がん抑制遺伝子（*TP53, WT1* など），④DNA メチル化関連（*DNMT3A, TET2, IDH1/2* など），⑤シグナル伝達（*FLT3, KIT* など），⑥骨髄球系転写因子（*CEBPA* など），⑦クロマチン修飾（*ASXL1, EZH2* など），⑧コヒーシン，⑨スプライソゾームに分類された．
- AML 発症には class I・II 遺伝子変異に加え，エピジェネティクスや細胞分裂に関与する遺伝子変異も同定された（**表1**）．
- 複数の遺伝子変異群は協調的または排他的に作用し，なかでも *FLT3, NPM1, DNMT3A* は 20% 以上の頻度で遺伝子変異が認められ，高頻度にほかの遺伝子変異と重複して存在しており，複数の遺伝子変異と協調して AML 発症に関与する．

d. AML のクローン進化

- 網羅的遺伝解析に加え，経時的に遺伝子変異を定量的に解析することで，経過中に新たに加わった遺伝子変異により派生するサブクローン群のサイズを追跡し，AML 発症・再発のクローン進化様式が検討された[3]．
- AML 発症に至る例として，造血幹細胞に転写因子融合（*RUNX1-RUNX1T1*）やエピゲノム関連遺伝子変異（*DNMT3A, IDH2, TET2* 変異）が initiating 変異として起こり，

表1 AMLにおける遺伝子変異の頻度

遺伝子	変異した遺伝子の機能分類	頻度
FLT3	シグナル伝達	28%
NPM1	細胞増殖の制御	27%
DNMT3A	DNAメチル化	26%
IDH1/IDH2	DNAメチル化	20%
NRAS/KRAS	シグナル伝達	12%
RUNX1	転写因子	10%
TET2	DNAメチル化	8%
TP53	がん抑制遺伝子	8%
CEBPA	転写因子	6%
WT1	がん抑制遺伝子	6%
PTPN11	シグナル伝達	4%
KIT	シグナル伝達	4%
Loss of 5 / del (5q)	染色体欠失	8%
Loss of 7 / del (7q)	染色体欠失	10%
11q23	クロマチン修飾	4%
t (15;17)	転写因子キメラ	9%
t (8;21)	転写因子キメラ	4%
Inv (16)	転写因子キメラ	6%

[文献2) より改変]

initiating クローン (= pre-leukemia クローン) が生じる. このクローンが細胞増殖に関与する driver 変異 (*FLT3*, *RAS* 変異など) を獲得して founding クローンとなり, AML 発症の優位なクローンとなる. さらに複数の passenger 変異が加わり, AML は初診時から複数の遺伝子変異を有するサブクローンで構成される (図1).

2 急性白血病のリスク分類

a. ゲノム情報に基づいた治療の層別化

- AMLの予後予測は染色体異常に基づき, 予後良好, 中間, 不良の3群に分類され, 寛解後層別化治療が提唱されてき

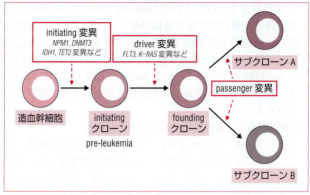

図1 AML発症におけるクローン進化

[文献3)より改変]

表2 染色体異常と遺伝子変異に基づくAML予後分類

予後分類	染色体異常	遺伝子変異
良好群	t (8;21) inv (16) または t (16;16) t (15;17)	Normal cytogenetics: NPM1変異陽性/FLT3-ITD陰性 CEBPA両アレル変異陽性
中間群	Normal cytogenetics +8 t (9;11) other nondefined	t (8;21): c-KIT変異陽性 inv (16) または t (16;16): c-KIT変異陽性
不良群	Complex (≧3 abnormal clones) -5, 5q-, -7, 7q- 11q23 -non t (9;11) inv (3), t (3;3) t (6;9) t (9;22)	Normal cytogenetics: FLT3-ITD陽性

[NCCN: NCCN Clinical Practice Guidelines in Oncology, Acute Myeloid Leukemia, 2015]

た.しかし,予後中間群に分類された正常核型AMLも,FLT3, NPM1, CEBPA変異などによりヘテロな分子病態を呈し,その予後も多様であることから,染色体異常と遺伝子変異を組み合わせた新たな予後予測が提唱された(NCCNガイドライン:表2).

- 正常核型でも，*FLT3*-ITD (internal tandem duplication) 変異陽性であれば予後不良に分類され，*FLT3*-ITD 変異陰性かつ *NPM1* 変異陽性または両側アレルにおいて *CEBPA* 変異陽性であれば予後良好群へ分類される．さらに，t (8;21) や inv (16) など core binding factor (CBF) 白血病においても，*KIT* 変異陽性であれば予後良好群から予後中間群に分類される．

b. 網羅的遺伝子変異解析に基づく予後層別化

- 次世代シークエンサーを用いた網羅的遺伝子解析の結果，新たに検出された遺伝子変異群と従来の染色体異常・遺伝子変異とを組み合わせた解析により予後が大きく異なることが明らかにされた[4]．

- 単独の遺伝子変異としては，*FLT3, MLL, ASXL1, PHF6* 変異陽性は予後不良，*CEBPA, IDH2* 変異陽性は予後良好因子として抽出された．遺伝子変異の組み合わせでは，*FLT3*-ITD 変異陰性群では，*NPM1* かつ *IDH1/2* 変異陽性群は予後良好であるが，*MLL, TET2, ASXL1, PHF6* いずれかの変異陽性群は予後不良と亜分類された．*FLT3*-ITD 変異陽性群では，*MLL, DNMT3A, TET2* 変異，8 トリソミーのいずれかが陽性かつ *CEBPA* 変異陰性であれば予後不良と分類された．以上の結果から，染色体異常および遺伝子変異の組み合わせに基づく AML の新たな予後層別化が提唱された (**表3**)．

- daunorubicin (DNR) 通常量と高用量で寛解導入治療された群に分けた解析結果では，*DNMT3A, NPM1, MLL* いずれかの変異陽性例では高用量 DNR 治療群で予後が改善されるが，これらの遺伝子変異陰性群では DNR 投与量では予後に影響を与えなかった．

- AML 初診時に迅速な遺伝子変異解析が可能となれば，初発寛解導入療法からリスク分類に基づく治療層別化が可能となり，予後改善に寄与できると期待される．

表3 新たな遺伝子変異に基づく AML 予後分類

染色体	遺伝子変異		予後
良好群	すべて		良好
中間群	*FLT3*-ITD 変異陰性	*NPM1* かつ *IDH1/2* 変異陽性	
	FLT3-ITD 変異陰性	*ASXL1, MLL, PHF6, TET2* すべて変異陰性	中間
	FLT3-ITD 変異陰性・陽性	*CEBPA* 変異陽性	
	FLT3-ITD 変異陽性	*MLL, TET2, DNMT3A* すべて変異陰性、かつ8トリソミー陰性	
	FLT3-ITD 変異陰性	*MLL, TET2, ASXL1, PHF6* いずれかが変異陽性	不良
	FLT3-ITD 変異陽性	*MLL, TET2, DNMT3A* 変異、8トリソミーのいずれかが陽性かつ *CEBPA* 変異陰性	
不良群	すべて		

[文献4) より引用]

● 文献

1) Kandoth C et al : Mutational landscape and significance across 12 major cancer types. Nature **502** : 333-339, 2013
2) The Cancer Genome Atlas Research Network : Genomic and epigenomic landscapes of adult de novo acute myeloid leukemia. N Engl J Med **368** : 2059-2074, 2013
3) Welch JS et al : The origin and evolution of mutations in acute myeloid leukemia. Cell **150** : 264-278, 2012
4) Patel JP et al : Prognostic relevance of integrated genetic profiling in acute myeloid leukemia. N Engl J Med **366** : 1079-1089, 2012

2 骨髄異形成症候群（MDS）の発症機構・病態・リスク分類

1 骨髄異形成症候群（MDS）の疾患概念

- 造血幹細胞がクローン性に増殖する疾患
- 無効造血（骨髄では過形成，末梢血では1～3系統の血球減少）と血液細胞の異形成を特徴とする．
- 急性骨髄性白血病（AML）への移行のリスクが高い．
- 多様性に富み，芽球，単球，環状鉄芽球の存在割合などから，FAB分類においては5つの病型に（RA, RARS, RAEB, RAEB-t, CMML），WHO分類（第4版）においては，さらに血球減少の系統数，染色体異常の情報を追加し，7つの病型（RCUD, RARS, RCMD, RAEB-1, RAEB-2, MDS-U, MDS with isolated del (5q)）に分類される．
- MDS類縁疾患には骨髄異形成/骨髄増殖性腫瘍（MDS/MPN），MPN，AML，再生不良性貧血（AA）があり，相互移行する場合がある．
- AMLとは芽球数の割合で区別されており，その境界はFAB分類では30％，WHO分類では20％である．

2 MDSの発症機構・病態

- 造血幹細胞におけるゲノム遺伝子異常（単塩基置換，欠失，挿入，染色体転座など）が蓄積し，造血幹細胞のクローン性増殖，血球分化の異常，アポトーシスなどを引き起こし，MDSが発症すると推測されている．以下の因子をコードする遺伝子の異常が報告されている[1]（図1, 2）．
  - ⅰ）エピゲノム関連因子：DNAメチル化関連因子（TET2, IDH1/2, DNMT3Aなど），ヒストンメチル化関連因子（EZH2, ASXL1, UTXなど）
  - ⅱ）スプライシング関連因子：mRNA生成に関与（U2AF1, SF3B1, SRSF2, ZRSR2など）

2. 骨髄異形成症候群（MDS）の発症機構・病態・リスク分類

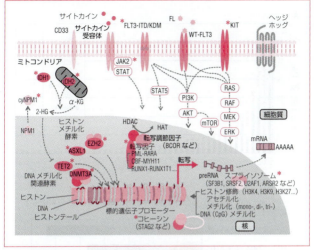

図1 MDSにおけるシグナル伝達と転写調節

MDS細胞の膜表面には，種々の膜貫通型受容体が存在する．細胞外からの刺激を受けた受容体は，リン酸化などを介してシグナルを細胞内に伝達する．核内ではヒストンメチル化，アセチル化，DNAメチル化などのエピジェネティックな調節機構や，転写因子，転写調節因子によって，遺伝子発現が緻密に調節される．preRNAが転写によって産生されると，スプライソソーム複合体によってスプライシングが起こり，mRNAとして蛋白の翻訳に利用される．MDSにおいて遺伝子異常が認められる因子を＊で示す．MDSにおいては，ヒストンやDNA修飾に関わるエピゲノム関連因子，スプライシング関連因子，染色体分裂に関与するコヒーシン複合体などに変異が集積し，正常な遺伝子発現機構の破綻が病態に重要であると推測される．

ITD : internal tandem duplication mutation, KDM : kinase domain mutation, FL : FLT ligand, 2-HG : 2-hydroxyglutarate, α-KG : alpha-ketoglutarate, cyNPM1 : cytoplasmic（mutated）NPM1, HMT : histone methyltransferases, HDAC : histone deacetylases, HAT : histone acetyltransferases, TF : transcription factors

ⅲ）コヒーシン関連因子：染色体分裂や転写調節に関与（STAG2, RAD21, SMC1A, SMC3 など）

- 上記ⅰ），ⅱ），ⅲ）それぞれにおける遺伝子変異は概して重複せず（互いに排他的），それらの機能がMDSの病態に重要であることが示唆される．

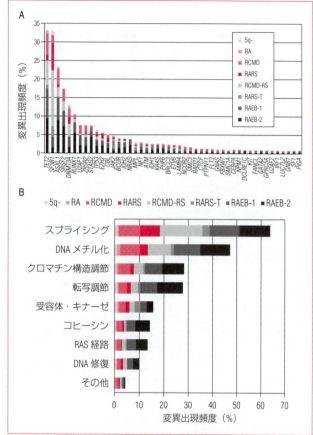

図2 MDSに認められる遺伝子変異の出現頻度

[文献1) より引用]

A. MDSに反復して認められる既知の104の遺伝子変異，欠失をターゲットシークエンス法などで検出した（n=944）.
B. 同解析によって得られた遺伝子変異出現頻度を機能別に示した.

- 上記遺伝子異常のいくつかはAMLにおいても検出される．AMLにおいて特徴的なclass I 遺伝子変異（主にシグナル伝

達関連因子をコードする遺伝子の異常で細胞の増殖亢進に関与）や classⅡ遺伝子変異（主に転写因子をコードする遺伝子の異常で細胞の分化障害に関与）は，MDS においては頻度が少ない．
- MDS に反復して変異が認められる 20 遺伝子に着目した，全リスク MDS 患者（n=213）に対するターゲットシークエンス解析の結果では，約 95％の症例に少なくとも 1 つの遺伝子変異が確認された[2]．
- MDS の発症や病勢進行，AML への移行には，いくつかの遺伝子異常の蓄積が必要とされる．
- 環状鉄芽球を特徴とする RARS/RCMD-RS 症例の約 75％に *SF3B1* 変異を認める．
- 放射線や抗腫瘍薬は遺伝子異常を引き起こす原因となり得る．WHO 分類（第 4 版）では，放射線治療，化学療法歴のある症例を治療関連骨髄性腫瘍として分類する．

3 MDS のリスク分類

a. International Prognostic Scoring System (IPSS)

- 初発無治療 MDS 患者を対象とした，日本を含む既存の代表的な研究グループによる予後解析データベースを集積し，再解析を行って得られたリスク分類（n=816，うち AML 移行例 n=759）[3]
- 骨髄芽球割合，染色体異常，血球減少の系統数をそれぞれスコア化し，その合計点によって，生存期間と AML 移行率におけるリスクを 4 群に層別化した（図 3A，表 1）．
- 骨髄芽球割合は，FAB 分類に従い 30％までがスコア化されている．
- 古い分類であるが，簡便であり，臨床試験を含め実臨床で頻用されている．

b. WHO classification-based Prognostic Scoring System (WPSS)

- WHO 分類（第 3 版）における病型分類，染色体核型（IPSS と同様の分類），赤血球輸血依存性（なし，あり）によってス

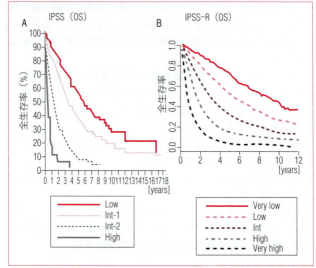

図3 初発未治療 MDS 患者のリスク分類別全生存率（Kaplan-Meier 曲線）

[文献 3, 5) より改変]

A. IPSS (n=816), B. IPSS-R (n=7,012)（**表 1, 2** 参照）

コア化する分類法[4]
- WPSS は病状の変化にも対応しており，経過中のそれ以降の予後予測に使用することが可能

c. Revised IPSS (IPSS-R)
- わが国を含む世界各国から集積された無治療初発 MDS 7,012 例のデータに基づくリスク分類[5]（**図 3B，表 2, 3**）
- IPSS と比べ，芽球割合や染色体異常がより重要視され，点数配分が細分化されている．
- 各系統の血球減少について，それぞれ臨床的および統計学的に有用な値によってスコア化されている．
- 全生存率においては年齢を加味した年齢調整 IPSS-R を計算可能（http://www.mds-foundation.org/ipss-r-calculator/）

表1 国際予後スコアリングシステム (IPSS) と予後リスク群

予後因子	スコア				
	0	0.5	1.0	1.5	2.0
骨髄芽球割合	<5%	5〜10%	—	11〜20%	21〜30%
染色体異常[*1]	良好	中間	不良	—	—
血球減少	0/1	2/3	—	—	—

[*1] 染色体異常:良好;正常核型, -Y, del (5q), del (20q), 不良;複雑核型 (3つ以上の異常) または7番染色体異常, 中間;上記以外の異常

予後リスク群	リスクスコア	患者の割合[*2] (%)	生存期間中央値(年)	25%AML移行期間(年)
Low	0	33 [15]	5.7	9.4
Int-1	0.5〜1.0	38 [48.5]	3.5	3.3
Int-2	1.5〜2.0	22 [23.5]	1.2	1.1
High	≧2.5	7 [13]	0.4	0.2

[*2] わが国のMDS 400例における解析結果を [ ] 内に示す(厚生労働科学研究費補助金難治性疾患克服研究事業「特発性造血障害疾患の診療の参照ガイド」平成25年度改訂版より).

[文献3) より改変]

d. 遺伝子異常によるリスク分類

- MDSに反復して認められる遺伝子変異の有無に着目した予後層別化の試みがなされている[1].
- 複数遺伝子の変異はターゲットシークエンス法などの網羅的解析によって同定されるが,現時点においてはごく限られた研究施設のみで施行可能である.

● 文献

1) Haferlach T et al : Landscape of genetic lesions in 944 patients with myelodysplastic syndromes. Leukemia 28 : 241-247, 2014
2) Bejar R et al : TET2 mutations predict response to hypomethylating agents in myelodysplastic syndrome patients. Blood 124 : 2705-2712, 2014
3) Greenberg P et al : International scoring system for evaluating prognosis in myelodysplastic syndromes. Blood 89 : 2079-2088, 1997
4) Malcovati L et al : Time-dependent prognostic scoring system for predicting survival and leukemic evolution in myelodysplastic syndromes. J

表2 改訂国際予後スコアリングシステム (IPSS-R) と予後リスク群

予後因子	スコア						
	0	0.5	1	1.5	2	3	4
染色体異常[*]	Very good	—	Good	—	Intermediate	Poor	Very poor
骨髄芽球割合	≦2%	—	>2%~<5%	—	5%~10%	>10%	—
ヘモグロビン値 (g/dL)	≧10	—	8~<10	<8	—	—	—
血小板数 (/mm³)	≧10万	—	5万~<10万	<5万	—	—	—
好中球数 (/mm³)	≧800	<800	—	—	—	—	—

予後リスク群	リスクスコア	患者の割合 (%)	生存期間中央値 (年)	25%AML移行期間 (年)
Very low	≦1.5	19	8.8	NR (到達せず)
Low	>1.5~3	38	5.3	10.8
Intermediate	>3~4.5	20	3	3.2
High	>4.5~6	13	1.6	1.4
Very high	>6	10	0.8	0.73

［文献5) より改変］

Clin Oncol **25**：3503-3510, 2007

5) Greenberg PL et al : Revised international prognostic scoring system for myelodysplastic syndromes. Blood **120**：2454-2465, 2012

表3 IPSS-Rにおける染色体リスク群

染色体リスク群	染色体核型	生存期間中央値(年)	25%AML移行期間(年)	IPSS-Rにおける症例の割合(%)
Very good (4%[*1]/3%[*2])	-Y, del(11q)	5.4	NR(到達せず)	4
Good (72%[*1]/66%[*2])	Normal, del(5q), del(12p), del(20q), double abnormality including del(5q)	4.8	9.4	72
Intermediate (13%[*1]/19%[*2])	del(7q), +8, +19, i(17q), any other single or double independent clones	2.7	2.5	13
Poor (4%[*1]/5%[*2])	-7, inv(3)/t(3q)/del(3q), double including -7/del(7q), complex : 3 abnormalities	1.5	1.7	4
Very poor (7%[*1]/7%[*2])	Complex : >3 abnormalities	0.7	0.7	7

〔文献5)より改変〕

*1 IWG-PMデータベース多変量解析の結果(n=7,012)
*2 Schanzらの報告による(n=2,754)(Schanz J et al : J Clin Oncol 30 : 820-829, 2012)

3 慢性骨髄性白血病（CML）の発症機構・病期・リスク分類

1 慢性骨髄性白血病（CML）の発症機構

- 多能性造血幹細胞の異常に起因する骨髄増殖性腫瘍の1つ
- 染色体相互転座 t (9;22)（q34;q11.2）で派生した Philadelphia 染色体（Ph 染色体）による BCR-ABL1 チロシンキナーゼの制御不能の活性化が白血病化の原因（図1）
- チロシンキナーゼ阻害薬（TKI）の作用機序を図2に示す．
- 年間10万人に1〜2人の頻度で発症し，年齢中央値は55〜65歳
- 顆粒球系細胞（好中球から骨髄芽球までの全分化段階）の増加

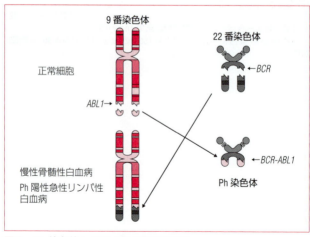

図1 Ph 染色体と *BCR-ABL1* 融合遺伝子

[JALSG (http://www.jalsg.jp/leukemia/cause.html) より引用]

ABL1 遺伝子がある9番染色体長腕と *BCR* 遺伝子がある22番染色体長腕の相互転座によりできた Ph 染色体上に *BCR-ABL1* 融合遺伝子が新たに生じる．

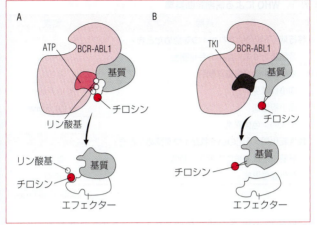

図2 BCR-ABL1 チロシンキナーゼの ATP 結合部位に競合的に結合する TKI の作用機序

A. BCR-ABL1 チロシンキナーゼは ATP 結合部位に ATP を結合させ，そのリン酸基を用いて基質をリン酸化する．
B. BCR-ABL1 チロシンキナーゼの ATP 結合部位の構造に合わせて分子デザインされた TKI が競合的に結合し，基質がリン酸化されないことで，その下流のシグナル伝達が阻害される．これにより細胞増殖が抑制され，アポトーシスの誘導により CML 細胞が選択的に傷害される．

- 無治療の場合は貧血，易疲労感，肝脾腫などが出現
- *BCR-ABL1* 融合遺伝子（および翻訳蛋白）はほとんどが Major *BCR-ABL1*（P210）であるが，*BCR* 遺伝子の切断点の違いにより minor *BCR-ABL1*（P190）が稀に存在する．

2 CML の病期

- 慢性期（CP），移行期（AP）または急性転化期（BP）に病期を分類する．
- WHO による病期診断基準を表1に示す[1]．
- AP/BP では盗汗，発熱，全身倦怠感，骨痛，脾腫，貧血や出血症状に加え易感染性を示す．
- BP では髄外腫瘍形成や中枢神経白血病を認めることがある．

表1 WHO による病期診断基準

病期	定義
移行期（下記のいずれか1つを認めたとき）	
骨髄または末梢血中の芽球割合	10~19%
末梢血中の好塩基球割合	≧20%
血小板減少	<10万/mm^3
血小板増加	>100万/mm^3
付加的染色体異常	あり
急性転化期（下記のいずれか1つを認めたとき）	
骨髄または末梢血中の芽球割合	≧20%
髄外腫瘤形成	あり

［文献1）より改変］

- 無治療の場合，約5年でCPからAP/BPに移行し，BPの50％生存期間は約1年である．

3 CMLのリスク分類

a. Sokalスコア
- 年齢，左肋骨下脾臓サイズ（cm），血小板数（×10^3/mm^3），末梢血芽球割合（%）にて計算される予後因子[2]
- これらの因子を入力するとリスクを自動計算してくれるHP（http://www.leukemia-net.org/content/leukemias/cml/cml_score/index_eng.html）
- スコアが0.8未満を低リスク，0.8~1.2を中リスク，1.2以上を高リスクに分類
- IRIS試験におけるimatinib治療を受けた患者の5年無増悪生存率（PFS）は低リスク群97％，中リスク群92％，高リスク群83％と有意差を認めた（p=0.002）[3]．

b. EUTOSスコア
- 好塩基球割合と脾臓のサイズのみで計算される予後因子[4]
- $7 \times$ basophils（%）$+ 4 \times$ spleen size（cm）
- スコアが87以下の低リスク群と87より大きい高リスク群の2リスク群に分類

- imatinib治療による5年PFSは低リスク群90%に比較し高リスク群が82%と有意に低い（p=0.006）[4].

c. 付加的染色体異常
- double Ph, 8トリソミー, 17qの同腕染色体, 19トリソミーを付加的染色体異常のなかでもmajor routeと呼ぶ.
- 5年PFSにおいてmajor routeをもつCML症例は付加的染色体異常をもたない通常のPh陽性CML-CPと比べ有意に予後不良であった（50% vs 90%, 0<0.001）[5].

d. ELN基準で判定する長期生存のサロゲートマーカーとしての分子遺伝学的寛解：MMRとEMR（表2）
- 分子遺伝学的大寛解（major molecular response（MMR）：*BCR-ABL1*≦0.1%）の達成は長期予後を約束する. imatinib投与後12ヵ月までにMMRを達成したoptimal症例ではCML-AP/BCへの移行が8年時点までない[6].
- 早期分子遺伝学的寛解（early molecular response（EMR）：

表2 ELN2013による新規CML-CPに対するTKIの治療効果判定基準

評価ポイント	至適効果 Optimal	要注意 Warning	治療の失敗 Failure
治療前	指標なし	高リスク 付加的染色体異常（major routeのみ）	指標なし
治療3ヵ月	*BCR-ABL1* ≦10% Ph+ ≦35%	*BCR-ABL1* >10% Ph+ 36~95%	CHR未達成 Ph+ >95%
治療6ヵ月	*BCR-ABL1* ≦1% Ph+ 0%	*BCR-ABL1* 1~10% Ph+ 1~35%	*BCR-ABL1* >10% Ph+ >35%
治療12ヵ月	*BCR-ABL1* ≦0.1%	*BCR-ABL1* 0.1~1%	*BCR-ABL1* >1% Ph+ >0%
以降, 時期を問わず	*BCR-ABL1* ≦0.1%	Ph染色体をもたないクローンに認められる染色体異常（-7/7q-）	CHRの消失 CCyRの消失 確定したMMRの消失 *ABL1*点突然変異 付加的染色体異常

［文献8）より引用］

治療3ヵ月 BCR-$ABL1$≦10%)の達成は長期予後を約束する.BCR-$ABL1$ を>10%,1〜10%,<1%達成の3つに分けると5年全生存率(OS)は imatinib 投与群で87%,94%,97%と有意差を認めた(p=0.012, p=0.004)[7].

● 文献
1) Swerdlow SH et al (eds) : WHO Classification of Tumours of Haematopoietic and Lymphoid Tissues, 4th Ed, International Agency for Resarch on Cancer (IARC), Lyon , 2008
2) Sokal JE et al : Prognostic discrimination in "good-risk" chronic granulocytic leukemia. Blood **63** : 789-799, 1984
3) Druker BJ et al : Five-year follow-up of patients receiving imatinib for chronic myeloid leukemia. N Engl J Med **355** : 2408-2417, 2006
4) Hasford J et al : Predicting complete cytogenetic response and subsequent progression-free survival in 2060 patients with CML on imatinib treatment : the EUTOS score. Blood **118** : 686-692, 2011
5) Fabarius A et al : Impact of additional cytogenetic aberrations at diagnosis on prognosis of CML : long-term observation of 1151 patients from the randomized CML Study IV. Blood **118** : 6760-6768, 2011
6) Deininger M et al : International randomized study of interferon vs STI571 (IRIS) 8-year follow up : sustained survival and low risk for progression or events in patients with newly diagnosed chronic myeloid leukemia in chronic phase (CML-CP) treated with imatinib. Blood (ASH Annual Meeting Abstracts) **114** : 1126, 2009
7) Hanfstein B et al : Early molecular and cytogenetic response is predictive for long-term progression-free and overall survival in chronic myeloid leukemia (CML). Leukemia **26** : 2096-2102, 2012
8) Baccarani M et al : European LeukemiaNet recommendations for the management of chronic myeloid leukemia : 2013. Blood **122** : 872-884, 2013

4 リンパ腫の病理・分類

- リンパ腫の WHO 分類を**表 1** に示す．また，当教室における組織型別発生頻度を**図 1** に示す．

表 1　リンパ腫の WHO 分類（抜粋）

◆**前駆リンパ系腫瘍**
- B リンパ芽球性白血病/リンパ腫
- T リンパ芽球性白血病/リンパ腫

◆**成熟 B 細胞腫瘍**
- 慢性リンパ性白血病/小リンパ球性リンパ腫
- リンパ形質細胞性リンパ腫
- 形質細胞腫瘍
- 粘膜関連リンパ組織型節外性辺縁帯（MALT）リンパ腫
- 濾胞性リンパ腫
- マントル細胞リンパ腫
- びまん性大細胞型 B 細胞リンパ腫
- Burkitt リンパ腫

◆**成熟 T 細胞および NK 細胞腫瘍**
- 成人 T 細胞白血病/リンパ腫
- 節外性鼻型 NK/T 細胞リンパ腫
- 菌状息肉症
- 原発性皮膚 CD30 陽性 T 細胞リンパ増殖異常症
- 末梢性 T 細胞リンパ腫
- 血管免疫芽球性 T 細胞リンパ腫
- 未分化大細胞リンパ腫

◆**Hodgkin リンパ腫**

◆**免疫不全関連リンパ増殖性疾患**

［文献 1）より改変］

1 B 細胞性リンパ腫

a. びまん性大細胞型 B 細胞リンパ腫（diffuse large B-cell lymphoma：DLBCL）（図 2）

- 悪性リンパ腫で最も多い組織型．高悪性度 B 細胞性リンパ腫

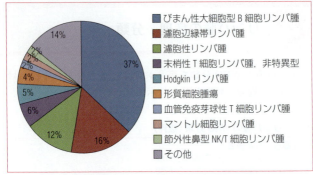

図1 組織型別発生頻度(岡山大学第二病理 1989〜2013年)

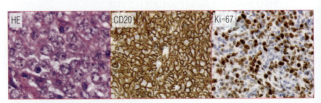

図2 DLBCLの病理組織像
大型の腫瘍細胞がびまん性に増殖．CD20陽性，Ki-67 labeling index : high

b. Burkitt リンパ腫 (Burkitt lymphoma) (図3)
- 小児と若年者に多くみられる高悪性度B細胞性リンパ腫
- MYC遺伝子と免疫グロブリン(Ig)遺伝子の相互転座t(8;14)をもつ．
- 流行地型，非流行地型，免疫不全関連のものがある．

c. 濾胞性リンパ腫 (follicular lymphoma) (図4)
- 胚中心由来B細胞が起源とされる．一部の症例で高悪性度化し，DLBCLとなる．
- 消化管(十二指腸，空腸，回腸)原発の症例は非常に予後が良好であることが知られる．
- t(14;18)転座($BCL2$遺伝子と免疫グロブリン(Ig)遺伝子の相互転座)をもつ(80〜90%)．

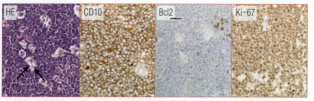

図3 Burkitt リンパ腫の病理組織像
繊細なクロマチンをもつ腫瘍細胞がびまん性に増殖し、tingible macrophage（矢印）が散見される（starry sky appearance）. 腫瘍細胞は CD10 陽性、Bcl2 陰性であり、Ki-67 labeling index はほぼ 100％

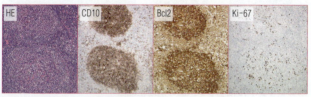

図4 濾胞性リンパ腫の病理組織像
centrocyte と centroblast が結節状に増殖. CD10 陽性, Bcl2 陽性, Ki-67 labeling index : low

d. MALT リンパ腫（extranodal marginal zone lymphoma）（図5）

- 二次的に形成された節外性のリンパ組織に発生（消化管, 気管支, 甲状腺, 唾液腺など）
- 胃 MALT リンパ腫の特徴
  i) *H.pylori* 感染によるもの：除菌により寛解. DLBCL への transform の可能性
  ii) t (11;18)/*API2-MALT1* 陽性例：除菌抵抗性. 高悪性度化は起こさない.

e. マントル細胞リンパ腫（mantle cell lymphoma）（図6）

- マントル層由来 B 細胞が起源とされる. 比較的予後不良
- 転座：t (11;14) (q13;q32)（*cyclin D1* 遺伝子と免疫グロブリン（*Ig*）遺伝子の相互転座）

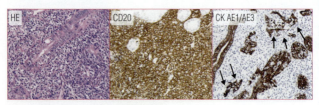

図5　MALTリンパ腫の病理組織像
HE染色で腫瘍細胞が腺管を破壊性に増殖している（LEL）．CK AE1/AE3染色では上皮が染色され，腺管の破壊と変形が明瞭である（矢印）．

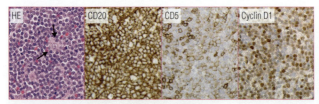

図6　マントル細胞リンパ腫の病理組織像
HE染色で単調な腫瘍細胞の増殖を示し，pink macrophageを認める（矢印）．腫瘍細胞はCD20陽性，CD5陽性で，Cyclin D1が核に陽性

f. リンパ形質細胞性リンパ腫（lymphoplasmacytic lymphoma：LPL）

- 形質細胞分化を示すB細胞性腫瘍
- 単クローン性IgM血症を伴うものを原発性マクログロブリン血症（WM）と呼ぶ．

2 T/NK細胞性リンパ腫

a. 末梢性T細胞リンパ腫，非特異型（peripheral T-cell lymphoma, not otherwise specified：PTCL-NOS）

- T細胞性リンパ腫のなかで，ほかに分類されないものが除外的にこの疾患単位に含まれる．

b. 血管免疫芽球性T細胞リンパ腫（angioimmunoblastic T-cell lymphoma：AITL）

- 濾胞内のヘルパーT細胞由来とされるリンパ腫
- 組織：淡明細胞の増殖，高内皮細静脈の増生，濾胞樹状細胞

の増生が特徴

c. 未分化大細胞リンパ腫 (anaplastic large cell lymphoma: ALCL)
- 大型の CD30 陽性細胞が増殖する T 細胞性リンパ腫
- ALK 陽性例と陰性例があり,後者では予後不良

d. 成人 T 細胞白血病・リンパ腫 (adult T-cell leukemia/lymphoma: ATL)
- HTLV-1 感染により発症 (ATLA 陽性)
- 組織像は多彩.CD4 陽性,CD25 陽性

e. 節外性鼻型 NK/T 細胞リンパ腫 (extranodal NK/T cell lymphoma, nasal: ENKL)
- NK 細胞あるいは細胞障害性 T 細胞由来で,EB ウィルスが関連する.
- 鼻腔,鼻咽頭,副鼻腔を中心とした節外臓器に好発
- 通常の CHOP 療法は無効である.

3 Hodgkin リンパ腫

a. 結節性リンパ球優位型 Hodgkin リンパ腫 (NLPHL)
- 大型腫瘍細胞 [lymphocyte predominant (LP) 細胞] の増殖を示す B 細胞性腫瘍
- 大型細胞は CD20 陽性,CD30 陰性

b. 古典的 Hodgkin リンパ腫 (classical Hodgkin lymphoma) (図 7)
- 多彩な炎症細胞の浸潤を背景として大型細胞が増殖

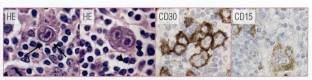

図 7 古典的 Hodgkin リンパ腫の病理組織像
単核の Hodgkin cell (矢印) と 2 核の Reed-Sternberg cell (矢頭).それらの腫瘍細胞は CD30 陽性,CD15 陽性

4 免疫不全関連リンパ増殖性疾患 (immunodeficiency-associated lymphoproliferative disorder)

- 組織学的には DLBCL や Hodgkin リンパ腫などと類似した形態をとる.
- 原因として，原発性免疫異常症，HIV 感染関連，移植後，ほかの医原性免疫不全症がある．近年，関節リウマチに対する methotrexate (MTX) によるリンパ増殖性疾患 (LPD) が多く報告されている．

●文献
1) Swerdlow SH et al (eds): WHO Classificiatioin of Tumours of Haematopoietic and Lymphoid Tissues, 4th ed, IARC, Lyon, 2008
2) 森 茂郎 (監): リンパ腫アトラス 改訂・改題 第4版, 文光堂, 東京, 2014

リンパ腫の病期・予後分類

- 悪性リンパ腫の治療には，3つの要素が必要である．
- 1つ目は病理組織学的診断に基づく病型診断である．現在では病型別に治療方針が異なるため「悪性リンパ腫である」という診断だけでは治療はできない．
- 2つ目は，全身の疾患の広がりを示す臨床病期である．
- 3つ目は，予後を予測する予後分類である．
- こうした分類も，新知見の蓄積によって改訂されていく．2014年にはpositron emission tomography（PET）検査をふまえた最新の病期分類であるLugano分類が発表された[1]．

1 病期分類の変遷

- 悪性リンパ腫の病期分類は，長らく1971年のAnn Arber分類に基づいてきた[2]．Ann Arber分類はもともとHodgkinリンパ腫の分類であったが，非Hodgkinリンパ腫にも準用されてきた．試験開腹を実施しない臨床病期（clinical staging：CS）と試験開腹によるリンパ節生検をふまえた正確な病理病期（pathological staging：PS）に分かれていたほか，肝浸潤の有無には肝機能検査も用いられていた．
- computed tomography（CT）検査の普及に伴い，1989年のCotswolds修正では，CT検査を含めるように改訂された[3]．これにより病期分類目的の試験開腹は行われなくなった．
- 節外性リンパ腫では，こうした節性リンパ腫の病期分類が臨床にそぐわない場合があり，消化管リンパ腫の独自の病期分類が1994年にLugano分類として公表された[4]．
- 中枢神経原発リンパ腫[5]や皮膚リンパ腫[6]では，別の病期分類がある．

2 Lugano分類（2014）

- 最新のLugano分類（2014）[1]は，議論の過程では限局期と進

表1 リンパ腫の病期分類

病期	病変部位	節外臓器浸潤（E 指定）
限局期		
Ⅰ期	1つのリンパ節または1箇所の隣接したリンパ領域に限局	リンパ節病変を伴わない節外臓器単独病変
Ⅱ期	横隔膜の同側に限局する2箇所以上のリンパ領域	リンパ節病変は半身内にとどまり，隣接臓器への限局性浸潤を伴う
Ⅱ bulky 期	Ⅱ期で巨大（bulky）病変を伴う	用いない
進行期		
Ⅲ期	横隔膜の両側にわたるリンパ領域，もしくは上半身のリンパ領域と脾臓の浸潤	用いない
Ⅳ期	隣接しない非リンパ領域への浸潤	用いない

［文献1）より引用］
PET 陽性のリンパ腫では PET-CT 検査に基づき，PET 陰性のリンパ腫では CT 検査に基づく．

行期の2つの区分にしようという大胆な変更も提案されたが，過去の Ann Arber 分類[2)]を踏襲したⅠ～Ⅳ期分類に落ち着いた．1箇所に病変が限局する場合はⅠ期であり，上半身もしくは下半身に限局する場合がⅡ期，半身を越える場合がⅢ期，リンパ節外も含めた全身への進展がⅣ期である（表1）．節外病変に関する E 指定も存続した．

- Ann Arber 分類との大きな違いは，PET 陽性の場合 PET をふまえた病期診断が定義されたことである．各病型に関する PET の陽性率もペア論文で報告された（表2）[7)]．
- 治療反応性に関しては PET による定義が加えられ，metabolic response という用語が正式に採用された．
- 病期診断に関しては骨髄病変の検索方法に関して変化があり，Hodgkin リンパ腫では PET 検査が実施されていれば骨髄検査は行わなくてよいことになった．びまん性大細胞型 B 細胞リンパ腫に関しても PET および magnetic resonance

表2 リンパ腫の病型別のPET陽性率

区分	病型	陽性率（%）
高陽性率	Hodgkinリンパ腫	97~100
	びまん性大細胞型B細胞リンパ腫	97~100
	濾胞性リンパ腫	97~100
	マントル細胞リンパ腫	100
	Burkittリンパ腫	100
	節性辺縁帯B細胞リンパ腫	100
	リンパ芽球性リンパ腫	100
	末梢性T細胞リンパ腫	86~98
	未分化大細胞リンパ腫	94~100*
	節外性NK/T細胞リンパ腫	83~100
	免疫芽球性T細胞リンパ腫	78~100
	菌状息肉症	83~100
	Sézary症候群	100*
中陽性率	MALTリンパ腫	54~81
	小リンパ球性リンパ腫	47~83
	腸症型T細胞リンパ腫	67~100
	脾辺縁帯B細胞リンパ腫	53~67
	辺縁帯B細胞リンパ腫，非特定	67
	皮下脂肪織炎様T細胞リンパ腫	71
低陽性率	皮膚原発T細胞リンパ腫	40~60
	リンパ腫様丘疹症	50
	皮膚B細胞リンパ腫	0

［文献7）より改変］

＊皮膚病変での陽性率は高くない．

imaging（MRI）検査で骨髄病変が証明された場合は骨髄穿刺および生検は不要であると定められた．
- PETおよびMRIの陰性例では骨髄生検が変わらず必要であり，そのほかの病型では従来通りの骨髄検査が必要である．
- 骨髄検査とPETに関する事項は，すべて過去のPET検査に関する論文のメタ解析結果を反映したものである．

3 予後分類

- リンパ腫の患者の臨床経過や予後は，同じ病型の同じ病期であっても異なるため，予後を予測する分類が各病型で発表されている．これは予後分類とも呼ばれ，年齢や臨床症状，血液検査データなど，日常臨床で通常得られるデータから構成されている．
- 予後分類は個々の患者の治療方針決定に役立つだけでなく，臨床研究の患者層別化にも用いられている．

a. International Prognostic Index (IPI)

- IPI は 1993 年に 1,000 例を超える症例の臨床的予後因子を多変量解析して得られた予後分類である（**表3**)[8]．
- もともとは Working Formulation 分類の aggressive lymphoma F, G, H 群を対象としていた．WHO 分類のびまん性

表3 IPI と R-IPI

- 年齢＞60 歳
- 病期≧Ⅲ期
- LDH＞正常上限
- PS＞1
- 節外病変≧2 箇所

上記 5 つの因子のうち，あてはまる因子の数で以下に分類する．

Low risk	0, 1
Low-intermediate risk	2
High-intermediate risk	3
High risk	4, 5

60 歳以下の場合は，病期，LDH, PS の 3 つの因子で以下のように分類する．（年齢調整 IPI）

Low risk	0
Low-intermediate risk	1
High-intermediate risk	2
High risk	3

R-IPI では，5 つの因子で以下のように分類する．

Very good	0
Good	1, 2
Poor	3〜5

表4 NCCN-IPI

・年齢	40歳以下	0
	41~60歳	1
	61~75歳	2
	76歳以上	3
・LDH	正常上限まで	0
	正常上限を超え,3倍まで	1
	正常上限の3倍を超える	2
・病期	Ⅰ期,Ⅱ期	0
	Ⅲ期,Ⅳ期	1
・節外病変(骨髄,中枢神経,肝,消化管,肺)	なし	0
	あり	1
・PS	0,1	0
	2以上	1
上記5つのスコアの合計で,以下に分類する.		
Low risk		0, 1
Low-intermediate risk		2, 3
High-intermediate risk		4, 5
High risk		6以上

大細胞型B細胞リンパ腫に相当するが,濾胞性リンパ腫,マントル細胞リンパ腫,末梢性T細胞リンパ腫,未分化大細胞リンパ腫,節外性NK/T細胞リンパ腫などでも予後予測できる.

- rituximab使用例に限った解析から,区分を変更したrevised IPI(R-IPI)が報告された[9].最近では,National Comprehensive Cancer Network(NCCN)のデータベースに登録された1,650例の患者データから,年齢とLDHではスコアを分けて計算するNCCN-IPIも考案された(**表4**)[10].

b. International Prognostic Score (IPS)

- Hodgkinリンパ腫における予後分類として1998年に発表された(**表5**)[11].
- 7つの因子を用いて5つのリスクグループに分ける方法で,

表5 IPS

- 年齢≧45歳
- 病期Ⅳ期
- 男性
- 血清アルブミン値<4 g/dL
- ヘモグロビン値<10.5 g/dL
- WBC≧15,000/mm^3
- リンパ球数<600/mm^3 または<WBC の 8%

上記7つの因子のうち，あてはまる因子の数で以下に分類する．

Low risk	0, 1
Intermediate risk	2, 3
High risk	4~7

もしくは

Low risk	0~2
High risk	3~7

スコア0~2と3以上の2グループに分ける簡便法が臨床現場での使用には適している．

c. Follicular Lymphoma International Prognostic Index (FLIPI)

- 濾胞性リンパ腫専用の予後予測モデルとして5,000例を超えるデータから提案された（**表6**）[12]．
- また，当初の提案では欠損値が多いなどの理由で除外された$β_2$ミクログロブリンなどのデータを含めて，現実よりも理想的なモデルを構築したものがFLIPI2として後年に紹介された[13]．

d. Prognostic Index for T-cell lymphoma (PIT)

- 末梢性T細胞リンパ腫，非特異型（PTCL-NOS）に対して考案された予後予測モデルである（**表7**）[14]．

e. Mantle cell lymphoma International Prognostic Index (MIPI)

- マントル細胞リンパ腫に提案されたやや複雑なリスク分類である[15]．385例の解析結果に基づき，**表8**のような計算式で出したMIPIスコアで3つのリスク群に分類する方法と，これらの各因子を4段階にスコア化して計算する simplified

表6 FLIPI・FLIPI2

FLIPI

- 年齢＞60歳
- 病期≧Ⅲ期
- LDH＞正常上限
- ヘモグロビン値＜12 g/dL
- 病変リンパ節領域数＞4箇所

上記5つの因子のうち，あてはまる因子の数で以下に分類する．

Low risk	0, 1
Intermediate risk	2
High risk	3〜5

FLIPI2

- 年齢＞60歳
- 骨髄病変の存在
- β_2 ミクログロブリン＞正常上限
- ヘモグロビン値＜12 g/dL
- 最大リンパ節病変長径＞6 cm

上記5つの因子のうち，あてはまる因子の数で以下に分類する．

Low risk	0
Intermediate risk	1, 2
High risk	3〜5

表7 PIT

- 年齢＞60歳
- PS＞1
- LDH≧正常上限×2
- 骨髄浸潤

上記4つの因子のうち，あてはまる因子の数で以下に分類する．

Low risk	0
Low-intermediate risk	1
High-intermediate risk	2
High risk	3, 4

MIPI（簡易 MIPI）がある．

- わが国の rituximab を含む治療を受けたマントル細胞リンパ腫 501 例のデータをもとに，revised MIPI（R-MIPI）という

表8 MIPI

MIPI

MIPI score＝[0.03535×age (years)]
　　　　＋0.6978 (if PS＞1)
　　　　＋[1.367－log10 (LDH/ULN)]
　　　　＋[0.9393－log10 (WBC count)]

上記スコアの値により，以下に分類する．

Low risk	5.7 未満
Intermediate risk	5.7 以上，6.2 未満
High risk	6.2 以上

Simplified MIPI

・年齢	50 歳未満	0
	50〜59 歳	1
	60〜69 歳	2
	70 歳以上	3
・PS	0, 1	0
	2 以上	2
・LDH	正常上限×0.67 未満	0
	正常上限×0.67 以上，正常上限未満	1
	正常上限以上，1.5 倍未満	2
	正常上限の 1.5 倍以上	3
・WBC	6,700/mm³ 未満	0
	6,700〜9,999/mm³	1
	10,000〜14,999/mm³	2
	15,000/mm³ 以上	3

上記4つのスコアの合計で，以下に分類する．

Low risk	0〜3
Intermediate risk	4, 5
High risk	6 以上

予後分類が最近報告された（**表9**）[16]．

4 総括

- 悪性リンパ腫の治療法が変わればリスク分類も変わる．リス

表9 R-MIPI

・年齢	65歳以下	0
	66歳以上	1
・PS	0, 1	0
	2以上	2
・LDH	正常上限まで	0
	正常上限を超える	1
・WBC	15,000/mm^3 以下	0
	15,000/mm^3 を超える	1
・骨髄浸潤	なし	0
	あり	1
・血清アルブミン	3.5 g/dL 未満	0
	3.5 g/dL 以上	1

上記6つのスコアの合計で, 以下に分類する.

Low risk	0
Low-intermediate risk	1
High-intermediate risk	2, 3
High risk	4以上

ク分類は, 治療法の変遷とともに今後も変化していく. 最新の適切な分類法でリスクを評価して, 患者治療に役立てることが重要である.

● 文献

1) Cheson BD et al : Recommendations for initial evaluation, staging, and response assessment of Hodgkin and non-Hodgkin lymphoma : the Lugano classification. J Clin Oncol **32** : 3059-3068, 2014
2) Carbone PP et al : Report of the committee on Hodgkin's disease staging classfication. Cancer Res **31** : 1860-1861, 1971
3) Lister TA et al : Report of a committee converted to discuss the evaluation and staging of patients with Hodgkin's disease : Cotswolds meeting. J Clin Oncol **7** : 1630-1636, 1989
4) Rohatiner A et al : Report on a workshop convened to discuss the pathological and staging classifications of gastrointestinal tract lymphoma. Ann Oncol **5** : 397-400, 1994

5) Abrey LE et al : Report of an international workshop to standardize baseline evaluation and response criteria for primary CNS lymphoma. J Clin Oncol **23** : 5034-5043, 2005
6) Olsen EA et al : Clinical end points and response criteria in mycosis fungoides and Sézary syndrome : a consensus statement of the International Society for Cutaneous Lymphomas, the United States Cutaneous Lymphoma Consortium, and the Cutaneous Lymphoma Task Force of the European Organisation for Research and Treatment of Cancer. J Clin Oncol **29** : 2598-2607, 2011
7) Barrington SF et al : Role of imaging in the staging and response assessment of lymphoma : consensus of the International Conference on Malignant Lymphomas Imaging Working Group. J Clin Oncol **32** : 3048-3058, 2014
8) The International Non-Hodgkin's Lymphoma Prognostic Factors Project : A predictive model for aggressive non-Hodgkin's lymphoma. N Engl J Med **329** : 987-994, 1993
9) Sehn LH et al : The revised International Prognostic Index (R-IPI) is a better predictor of outcome than the standard IPI for patients with diffuse large B-cell lymphoma treated with R-CHOP. Blood **109** : 1857-1861, 2007
10) Zhou Z et al : An enhanced International Prognostic Index (NCCN-IPI) for patients with diffuse large B-cell lymphoma treated in the rituximab era. Blood **123** : 837-842, 2014
11) Hasenclever D, Diehl V : A prognostic score for advanced Hodgkin's disease. N Engl J Med **339** : 1506-1514, 1998
12) Solal-Céligny P et al : Follicular lymphoma international prognostic index. Blood **104** : 1258-1265, 2004
13) Federico M et al : Follicular lymphoma international prognostic index 2 : a new prognostic index for follicular lymphoma developed by the international follicular lymphoma prognostic factor project. J Clin Oncol **27** : 4555-4562, 2009
14) Gallamini A et al : Peripheral T-cell lymphoma unspecified (PTCL-U) : a new prognostic model from a retrospective multicentric clinical study. Blood **103** : 2474-2479, 2004
15) Hoster E et al : A new prognostic index (MIPI) for patients with advanced-stage mantle cell lymphoma. Blood **111** : 558-565, 2008
16) Chihara D et al : Prognostic model for mantle cell lymphoma in the rituximab era : a nationwide study in Japan. Br J Haematol **170** : 657-668, 2015

II

薬物療法の実践

A. 白血病／MDS
B. リンパ腫

1 初発急性骨髄性白血病（non-APL）の寛解導入療法

Ⅱ．薬物療法の実践 白血病／MDS

レジメン							
Day	1	2	3	4	5	6	7
• idarubicin（IDR） 12 mg/m², 点滴静注	↓	↓	↓				
• cytarabine（Ara-C） 100 mg/m², 持続静注	↓	↓	↓	↓	↓	↓	↓
• daunorubicin（DNR） 50 mg/m², 点滴静注	↓	↓	↓	↓	↓		
• Ara-C 100 mg/m², 持続静注	↓	↓	↓	↓	↓	↓	↓

検査実施時期とその指標

白血病細胞崩壊が終了し，DIC や腫瘍崩壊症候群を脱する時期までは連日採血をすることが多いが，以降は週に 3 回程度行うことを原則とし，状況に応じて追加する．発熱をきたした場合には血液培養のほか，レントゲン撮影を行い，CT 撮影も状況に応じて考慮する．

主な副作用と発現期間の目安：詳細は本文の「主な副作用と対策」参照

Day	0	10	20	30	40〜
	化学療法期	汎血球減少期		血球回復期	晩期
悪心・嘔吐（急性）					
悪心・嘔吐（遅延性）					
脱毛					
アレルギー					
漏出性皮膚障害					
漏出性皮膚障害（後遺症）					
発熱, 出血, 感染症					
DIC（感染症に伴う）					
DIC（白血病に伴う）					
口内炎, 下痢, 食欲不振					
心筋障害（心不全），呼吸不全					
腫瘍崩壊症候群（TLS）					
二次発がん					

1 レジメン

- 若年成人初発急性骨髄性白血病（AML）に対する標準的寛解導入療法はアントラサイクリン系薬［idarubicin（IDR）または高用量 daunorubicin（DNR）］＋標準量 cytarabine（Ara-C）とされる．
- わが国の無作為比較試験 JALSG AML201 試験の結果から65歳未満の初発AMLに対する標準的寛解導入療法は IDR 12 mg/m² 3日間または DNR 50 mg/m² 5日間＋Ara-C 100 mg/m² 7日間が推奨される[1]．
- アントラサイクリン系薬の選択については，前者の場合は骨髄抑制が強く有害事象（敗血症や早期死亡）の頻度が高いこと，後者の場合は積算量による心毒性を考慮する．

2 適応（患者条件）

- 急性骨髄性白血病（AML）
- 造血器腫瘍診療ガイドライン（2013年版）での適応基準[1,2]は以下
  - ⅰ）年齢：65歳未満
  - ⅱ）心機能：左室駆出率 50％以上
  - ⅲ）肺機能：PaO_2 60 Torr 以上または SpO_2 90％以上
  - ⅳ）肝機能：総ビリルビン 2.0 mg/dL 以下
  - ⅴ）腎機能：血清クレアチニン施設基準の1.5倍以下
  - ⅵ）感染症：制御不能な感染がない．

3 骨髄抑制の期間

- JALSG AML201 試験の結果は，以下（表1）[1]
  - ⅰ）好中球数 1,000/mm³ 未満の期間の中央値は IDR 群で28日，DNR 群27日
  - ⅱ）血小板数 10万/mm³ 未満の期間の中央値は IDR 群で25日，DNR 群で24日

表 1 JALSG AML201 試験の結果

	IDR 群	DNR 群	p 値
症例数	532	525	
年齢(歳)	47 (15~64)	47 (15~64)	0.781
完全寛解 (95%CI) (%)	78.2 (74.5~81.5)	77.7 (73.8~80.9)	0.79
全生存率 (%)	48	48	0.54
無再発生存率 (%)	41	41	0.97
WBC 最低値 (/mm^3)	300 (0~1,100)	300 (0~1,400)	0.774
好中球数<1,000/mm^3 の期間(日)	28	27	0.0011
血小板数<10 万/mm^3 の期間(日)	25	24	0.0034
敗血症 (%)	8.7 (6.2~11.1)	4.9 (3.0~6.9)	0.021
出血 (%)	3.6 (2.0~5.1)	4.4 (2.6~6.1)	0.532
60 日以内の早期死亡 (%)	4.7	2.1	0.026

4 コース数

- Japan Adult Leukemia Study Group (JALSG) は1コースの寛解導入で非寛解の場合は同じ治療を繰り返すとしている.
- AML201 試験の結果[1]では1コースの完全寛解 (CR) 率が IDR 群で 64.1%, DNR 群で 61.1% であり, 非寛解症例では2コース目の治療で約半数が CR となっている.

5 投与前の対応・投与中の対応・投与後の対応

a. 腫瘍崩壊症候群(TLS)

- 日本臨床腫瘍学会の腫瘍崩壊症候群 (TLS) 診療ガイダンスによると AML における TLS の発症は 3.4~17% で, 以下のようにリスク分類を行う.
  - i) 低リスク:白血球数 (WBC) が 25,000/mm^3 未満で LDH が施設基準値の2倍未満
  - ii) 中間リスク:WBC 25,000/mm^3 以上 WBC 10 万/mm^3 未満
  - iii) 高リスク:WBC 10 万/mm^3 以上

- 上記の高リスクには大量輸液, 利尿薬, 血液透析などを適切に実施し, 腎障害, 高尿酸血症, 高リン・低カルシウム, 高カリウム血症の発症や増悪を防ぐのがよい.
- rasburicase は尿酸を尿中に溶解しやすいアラントインに代謝する遺伝子組み換え型尿酸オキシダーゼである. このため血中尿酸濃度を急速に低下させる TLS の治療および予防薬として rasburicase は使用されている. その副作用は溶血性貧血, メトヘモグロビン血症, アナフィラキシーであり, グルコース-6-リン酸脱水素酵素 (G6PD) 欠損を有する患者では, 重篤な溶血性貧血を生ずるため, 本薬剤の禁忌となっている.

b. 感染予防

- 腸管滅菌, 無菌室または水平層流式無菌ベッドによる対応を行うことが望ましい.
- 特に DNR と異なり IDR に関しては添付文書中に「易感染状態になるので, 感染予防として無菌状態に近い状況下 (無菌室, 簡易無菌室など) で治療を行うなど十分な対策を講じること.」との記載がある.

c. 結核の既感染

- isoniazid の予防投与を行う.

d. CR の確認

- 治療の影響がなくなり, 末梢血が好中球数 1,500/mm^3 (WBC 3,000/mm^3) 以上かつ, 血小板数 10 万/mm^3 以上に回復した時点で骨髄穿刺を実施し Cheson らの基準で判定する (**表2**)[3].

6 治療成績

- JALSG AML201 試験の CR 率は IDR 群で 78.2%, DNR 群で 77.5% と報告されている (**表1**)[1].
- 海外からも 60 歳未満 AML のアントラサイクリン系薬 + Ara-C の寛解導入による CR 率は 60〜80% と報告されている.

表2 AMLにおける治療効果判定基準（International Working Group）

	好中球数	血小板数	赤血球	骨髄芽球割合	髄外病変	その他
CR	>1,000/mm³	>10万/mm³	輸血回避	<5%	−	
CR with incomplete recovery (CRi)	好中球数<1,000/mm³ または血小板数<10万/mm³ が残存		−	<5%	−	
Morphologic leukemia-free state	問わない			<5%	−	
Partial remission (PR)	>1,000/mm³	>10万/mm³	輸血回避	5~25%で，治療前の芽球割合の50%以下		phase I, IIのクリニカルトライアルにのみ使用
Cytogenetic CR (CRc)	問わない				−	診断時の染色体異常の消失（分裂中期の20細胞で評価）
Molecular CR (CRm)	定義はない					分子標的の消失

［文献3）より改変］

7 主な副作用と対策

a．骨髄抑制

- 輸血，抗菌薬との支持療法に関しては，輸血・好中球減少性発熱などのガイドラインを参照．
- 一方，検出菌に関しては，各自施設での分離菌の種類と薬剤感受性を熟知しておくことも重要である．

b．悪心・嘔吐

- 制吐薬の予防投与が望ましい．

c. 播種性血管内凝固症候群（DIC）

- DIC スコアで発症している症例に対して thrombomodulin α（リコモジュリン）を積極的に使用している．

8 困ったときの工夫

- 初診時の WBC が 10 万/mm^3 以上の hyperleucosytosis 症例に対し，われわれは TLS 対策として寛解導入療法前に hydroxycarbamide（ハイドレア）内服を先行している．

●文献

1) Ohtake S et al : Randomized study of induction therapy comparing standard-dose idarubicin with high-dose daunorubicin in adult patients with previously untreated acute myeloid leukemia : the JALSG AML201 Study. Blood **117** : 2358-2365, 2011
2) NCCN : NCCN Clinical Practice Guidelines in Oncology, Acute Myeloid Leukemia, Version 1, 2015
3) Cheson BD et al : Revised recommendations of the International Working Group for Diagnosis, Standardization of Response Criteria, Treatment Outcomes, and Reporting Standards for Therapeutic Trials in Acute Myeloid Leukemia. J Clin Oncol **21** : 4642-4649, 2003

② 初発急性骨髄性白血病（non-APL）の寛解後療法（移植適応を含む）

レジメン							
Day	1	2	3	4	5	8	10
◆HiDAC療法（JALSG AML201）							
● cytarabine（Ara-C） 2 g/m², 3時間点滴静注	↓↓	↓↓	↓↓	↓↓	↓↓		
◆多剤併用地固め療法（JALSG AML201）							
第1コース							
● mitoxantrone（MIT） 7 mg/m², 点滴静注	↓	↓	↓				
● Ara-C 200 mg/m², 持続静注	↓	↓	↓	↓	↓		
第2コース							
● daunorubicin（DNR） 50 mg/m², 点滴静注	↓	↓	↓				
● Ara-C 200 mg/m², 持続静注	↓	↓	↓	↓	↓		
骨髄回復後 methotrexate（MTX）15 mg＋Ara-C 40 mg＋prednisolone（PSL）10 mg（髄注）							
第3コース							
● aclarubicin（ACR） 20 mg/m², 点滴静注	↓	↓	↓	↓	↓		
● Ara-C 200 mg/m², 持続静注	↓	↓	↓	↓	↓		
第4コース							
● etoposide（VP-16） 100 mg/m², 点滴静注	↓	↓	↓	↓	↓		
● Ara-C 200 mg/m², 持続静注	↓	↓	↓	↓	↓		
● vincristine（VCR） 0.8 mg/m², 点滴静注						↓	
● vindesine（VDS） 2 mg/m², 点滴静注							↓

検査実施時期とその指標

通常隔日採血を週 3 回程度行うことを原則とし，状況に応じて追加する．発熱をきたした場合には血液培養のほか，レントゲン撮影を行い，CT 撮影も状況に応じて考慮する．便秘に対しては腹部のレントゲン撮影を積極的に行う．

主な副作用と発現期間の目安：詳細は本文の「主な副作用と対策」参照

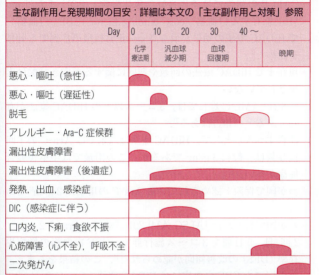

1 レジメン

- 急性骨髄性白血病（AML）では寛解後地固め療法を行わないと再発が必至であり，寛解を維持するため種々の寛解後療法が行われる．
- Cancer and Leukemia Group B（CALGB）は，cytarabine（Ara-C）通常量（100 mg/m^2/日，5 日間持続静注），中等量（400 mg/m^2/日，5 日間持続静注）および Ara-C 大量療法（high dose Ara-C, HiDAC：3 g/m^2，2 回/日，3 時間点滴静注，Day1, 3, 5 投与）の 3 群間を前向きに比較し，60 歳以下の症例において HiDAC 療法の有効性を報告した[1]．
- 地固め療法の比較試験（JALSG AML201）でアントラサイク

リン系薬を含む多剤併用地固め療法と HiDAC 療法に有意差はなかった.

a. HiDAC 療法

- CALGB の報告では予後良好染色体異常 t (8;21) または inv (16) を有する白血病 [core binding factor (CBF) 白血病] で HiDAC 療法の効果が最も高く, 正常核型の症例でも効果を認めた[2].
- 現在まで HiDAC 療法の回数や期間に関する前向き試験は実施されていない.
- t (8;21) AML に対しては, 3 コース以上の HiDAC 療法が有効であるとの報告はある[3].
- 注意すべき点として, HiDAC 療法は欧米では Ara-C の 1 回投与量は一般に 3 g/m^2 であるが, この用量では中枢神経合併症が多い.
- わが国で保険上認められている Ara-C の用量は 2 g/m^2 である.
- わが国で行われた JALSG AML201 試験で, Ara-C 2 g/m^2, 2 回/日, 5 日間を 3 コース施行群で, CBF 白血病の無病生存率 (DFS) の改善傾向が認められた[4]. この結果をふまえ, わが国でも CBF 白血病には HiDAC 療法 (Ara-C 2 g/m^2) 3 コースが推奨されている.

b. HiDAC 療法以外の地固め療法

- JALSG は AML97 試験において, 寛解症例を対象に従来の 3 回の地固め療法+6 回の維持療法と 4 回の地固め療法のみの比較を行ったが, DFS, 全生存率 (OS) ともに両群間に差は認められなかった[5]. このことから, 地固め療法を 4 回行い, 維持療法を行わないことが JALSG の基本方針となった.
- わが国で行われた JALSG AML201 試験で, CBF 白血病以外においては, HiDAC 2 g/m^2, 2 回/日, 5 日間を 3 コース施行群で, 過去の多剤併用療法と比較し, DFS, OS ともに両群間に差は認められなかった[4].

c. AML の寛解期の同種移植適応

- meta-analysis による研究［24 の臨床研究（3,638 症例）を対象］から，第一寛解期の AML の予後不良および予後中間の症例では，移植による OS が有意に勝るが，予後良好染色体を有する症例では移植の優位性は確認できなかった[6]．この結果から，染色体による層別化による第一寛解期移植の適応が明確となった．
- 日本人に上記の結果をあてはめることの妥当性は十分に検証されていないが，わが国で施行されたランダム化比較試験でも同様の結果が得られている．しかし，この比較試験は予後因子の定義が異なっていること（染色体異常のみではない），症例が少なくコンプライアンスも低かったという問題がある[7]．
- 最近では，遺伝子変異の有無も予後因子として注目され，ランダム化比較試験のサブグループ解析で，予後中間に層別される正常核型 AML においても *NPM1* 変異があり *FLT3-ITD* 変異のない症例では，第一寛解期 HLA 適合血縁者間移植は不要であることが確認されている[8]．

2 適応

- 予後良好群を除く寛解が得られた若年者（65 歳未満）AML 症例

3 骨髄抑制の期間

- JALSG AML201 試験の結果からは好中球数 $1,000/mm^3$ 以下の期間の中央値は HiDAC 群の 1 コース目で 13 日，2 コース目以降は 14 日間，多剤併用地固め療法群で 11.5〜13 日間と報告されている[4]．

4 コース数

- 前述のように，標準的地固め療法は CBF 白血病には 3 コースの HiDAC 療法，それ以外には 4 コースの多剤併用地固め療法がわが国のガイドラインで推奨されている．

5 治療前の対応・治療中の対応・治療後の対応

a. HiDAC療法に際しての注意

①点眼
- 角膜・結膜障害の対策として副腎皮質ステロイドを1日数回以上点眼する.

②ステロイド
- Ara-C症候群による発熱や発疹の対策としてAra-C投与前に副腎皮質ステロイド［hydrocortisone（HDC）100 mgなど］の静注を考慮する.
- 感染に起因しないと思われる発熱があった場合も同薬の投与を考慮する.

③ G-CSF 投与
- 地固め中はG-CSFを積極的に使用している.

b. 多剤併用療法に際しての注意
- イレウス：地固め療法4コース目（ビンカアルカロイドを含むレジメン）は便秘に注意が必要で，適宜 dinoprost（プロスタルモン・F）の投与を行う.

6 治療成績

- JALSG AML201試験の結果は，5年DFSはHiDAC療法群で43％，多剤併用地固め療法群で39％，5年OSはそれぞれ58％，56％と報告されている.

7 レジメンの注意点・確認点

- 中枢神経障害，骨髄抑制の遷延を防ぐためHiDAC療法の3時間投与を厳守する.
- 60歳以上の患者にはHiDAC療法のAra-Cは1.5 g/m^{2}に減量する.

8 主な副作用と対策

- 骨髄抑制：「Ⅱ-1. 初発急性骨髄性白血病の寛解導入療法」参照

- 悪心・嘔吐:「Ⅱ-1. 初発急性骨髄性白血病の寛解導入療法」参照

9 困ったときの工夫

- European LeukemiaNet (ELN) の勧告や NCCN のガイドラインでは高齢者や重症感染症を併発した症例以外の AML 症例への G-CSF の投与は推奨していないが,American Society of Clinical Oncology (ASCO) のガイドラインでは寛解導入療法後の G-CSF 投与は妥当,地固め療法後は推奨できるとしている.
- 地固め療法終了後の末梢血の WT1 値が早期再発に関わる因子と報告されている[9]ことから,地固め終了時の WT1 値は移植適応の判断に際し参考になる.

●文献

1) Mayer RJ et al : Intensive postremission chemotherapy in adults with acute myeloid leukemia. Cancer and Leukemia Group B. N Engl J Med **331** : 896-903, 1994
2) Bloomfield CD et al : Frequency of prolonged remission duration after high-dose cytarabine intensification in acute myeloid leukemia varies by cytogenetic subtype. Cancer Res **58** : 4173-4179, 1998
3) Byrd JC et al : Patients with t (8;21) (q22;q22) and acute myeloid leukemia have superior failure-free and overall survival when repetitive cycles of high-dose cytarabine are administered. J Clin Oncol **17** : 3767-3775, 1999
4) Miyawaki S et al : A randomized comparison of 4 courses of standard-dose multiagent chemotherapy versus 3 courses of high-dose cytarabine alone in postremission therapy for acute myeloid leukemia in adults : the JALSG AML201 Study. Blood **117** : 2366-2372, 2011
5) Miyawaki S et al : A randomized, postremission comparison of four courses of standard-dose consolidation therapy without maintenance therapy versus three courses of standard-dose consolidation with maintenance therapy in adults with acute myeloid leukemia : the Japan Adult Leukemia Study Group AML 97 Study. Cancer **104** : 2726-2734, 2005
6) Koreth J et al : Allogeneic stem cell transplantation for acute myeloid leukemia in first complete remission : systematic review and meta-analysis of prospective clinical trials. JAMA **301** : 2349-2361, 2009
7) Sakamaki H et al : Allogeneic stem cell transplantation versus chemo-

therapy as post-remission therapy for intermediate or poor risk adult acute myeloid leukemia : results of the JALSG AML97 study. Int J Hematol **91** : 284-292, 2010
8) Schlenk RF et al : German-Austrian Acute Myeloid Leukemia Study Group. Mutations and treatment outcome in cytogenetically normal acute myeloid leukemia. N Engl J Med **358** : 1909-1918, 2008
9) Miyawaki S et al : Prognostic potential of detection of WT1 mRNA level in peripheral blood in adult acute myeloid leukemia. Leuk Lymphoma **51** : 1855-1861, 2010

3 再発・難治性急性骨髄性白血病（non-APL）

レジメン				
	Day	1		15〜
◆gemtuzumab ozogamicin（GO）単独療法				
・**gemtuzumab ozogamicin（GO）** 9 mg/m²/日，2時間点滴静注		↓		↓
併用薬（GO投与前後に用いる）				
・**granisetron** 3 mg/100 mL（バッグ製剤）/日，点滴静注 GO投与の1時間前		↓		↓
・**hydrocortisone（HDC）** 100 mg×2〜3回/日，点滴静注， GO投与前1時間，投与後1時間，（5時間）		↓ ↓(↓)		↓ ↓(↓)
・**diphenhydramine** 50 mg/日，内服		↓		↓
・**acetaminophen** 100 mg/日，2〜3回内服		↓ ↓(↓)		↓ ↓(↓)
検査実施時期とその指標：詳細は本文の「休薬の規定」「減量・中止の規定」参照				
PS：0〜2		○		○
制御不能な感染症がない		○		○
重篤な肝障害がない（総ビリルビン≦施設基準値上限）		○		○
重篤な腎障害がない（血清クレアチニン≦2.0 mg/dL）		○		○
重篤な肺疾患がない		○		○
血小板数≧50,000/mm³		○		○
末梢WBC＜30,000/mm³		○		○
主な副作用と発現時期の目安：詳細は本文の「主な副作用と対策」参照				
infusion reaction				
血球減少				
感染症				
肝障害				
VOD/SOS				
腫瘍崩壊症候群（TLS）				
肺毒性				

1 レジメン

gemtuzumab ozogamicin (GO) 単独療法

- gemtuzumab ozogamicin (GO) 9 mg/m^2+生理食塩水 100 mL, 2 時間で点滴静注
- Day 1, 少なくとも 14 日間の投与間隔をあけて (Day 15 以降), 2 回目を投与する.

- 再発・難治性急性骨髄性白血病 (AML) の再寛解導入療法には, 大量 cytarabine (Ara-C) ± idarubicin あるいは mitoxantrone (MIT), MIT + etoposide + Ara-C (MEC 療法) などがある. 欧米では FLAG (fludarabine + Ara-C + G-CSF) 療法が用いられるが, わが国では F と G の保険適用がない.

2 適応

- 再発または難治性の CD33 陽性 AML
- 下記のいずれかの患者を対象とする.
  i) 大量 Ara-C (HiDAC) 療法など (「Ⅱ-1, 2 初発急性骨髄性白血病」参照) に不応性
  ii) 抵抗性が予測される難治性患者
  iii) 高齢者 (60 歳以上の初回再発)
  iv) 第二再発以降
  v) 同種造血幹細胞移植後の再発

3 1 コースの期間

- 44~57 日 (2 回目投与は Day 15~28 に投与され, 投与後 29 日目までを 1 コースとする)

4 コース数

- 1 コース (この投与法での 3 回目以降の安全性・有効性は確立していない)

5 休薬の規定

- PS≧3
- 血小板数<50,000/mm^3
- 好中球数<500/mm^3
- 制御不能な感染症がある．
- 総ビリルビン≧施設基準値の上限
- AST/ALT>施設基準の2.5倍

6 減量・中止の規準（1回目投与で判定）

- 血小板回復の遅延：投与後6週の血小板数<50,000/mm^{3}で2回目中止
- 好中球の回復遅延：好中球数<500/mm^{3}で2回目中止，500~1,500/mm^{3}は2回目減量
- 肝障害の発現：肝障害発現した場合は，減量を考慮
- VOD/SOSの発症：2回目投与中止
- 造血幹細胞移植療法の選択：2回目以降は減量あるいは中止

7 投与前の対応・投与中の対応・投与後の対応

a. 投与前の対応

i) 末梢WBC<30,000/mm^3 にコントロール
ii) 制吐薬（granisetron）を投与1時間前に点滴静注する．
iii) infusion reaction予防のため，抗ヒスタミン薬（diphenhydramine），鎮痛薬（acetaminophen）は投与1時間前に内服，副腎皮質ステロイド［hydrocortisone：HDC（ハイドロコートン）やmethylprednisolone（mPSL）］を投与1時間前に点滴静注する．

b. 投与中の対応

i) GOは2時間かけて点滴投与とし，急速投与は行わない．
ii) 全身状態の観察：バイタルサインのモニター

c. 投与後の対応

i) infusion reactionの治療としてGO投与終了後1時間

(必要に応じて5時間後)に副腎皮質ステロイドを点滴静注し,鎮痛薬1〜2回内服を追加する.
ⅱ)投与終了後24時間はバイタルサインをモニターする.
ⅲ)種々の副作用の早期発見のため,投与翌日より血液・生化学検査を頻回に行う.

8 治療成績

- GOはAML細胞に表出されるCD33を標的とするモノクローナル抗体と強力なカリキアマイシンとの抗体抱合薬である.
- 欧米での臨床第Ⅱ相試験の結果,$9\,mg/m^2$,Day 1とDay 15(骨髄の回復が不十分な場合は適宜延長)の2回投与が標準的投与法である.
- 再発・難治性AMLに対して全奏効割合(OR割合)は26%,50%無病生存期間は完全寛解(CR)例で6.3ヵ月が得られる[1].国内の臨床試験においても,同じ治療法でOR(CR+CRp)割合30%とGO単独療法の効果が認められた[2].初発AMLに対しては,GOは$3\,mg/m^2$の低用量あるいは$9\,mg/m^2$分割($3\,mg/m^2×3$回)投与とほかの抗白血病薬との併用療法で高い有効性が認められている[3〜5].

9 レジメンの注意点・確認点

- 骨髄抑制による重篤な感染症,貧血,出血,腎障害,肝障害などの種々の合併症を認める可能性があり,血液内科専門医を中心とした設備の整ったチーム医療の提供できる施設での治療が望ましい.

10 患者への指導ポイント

- 再発・難治性AMLに対する再寛解導入療法であり,種々の副作用について説明し,特に感染予防(口腔内・肛門部の清潔維持)を指導する.

11 主な副作用と対策

a. 血球減少関連
- Grade 3 以上の血小板減少 64.4％, 好中球減少 24.1％, 白血球減少 21％, 貧血 15.2％, 発熱性好中球減少症 (FN) 39.7％ を認める.
- AML の支持療法と同様に, 好中球減少に対しては感染予防を, 血小板減少に対しては血小板輸血で出血リスクを低減し, 貧血にはヘモグロビン値≧7.0〜8.0 g/dL を維持するよう赤血球輸血を行う.

b. 感染症
- Grade 3 以上の感染症は 49.4％ に認められ, 主たる感染症の種類は, 敗血症, 肺炎, 帯状疱疹, 肺真菌症などであり, 適切な抗菌薬による治療を行う.

c. 肝毒性
- Grade 3 以上の肝障害は静脈閉塞性肝疾患を含めて 25.7％ に認めた. 肝機能 (AST/ALT など) 異常は 12.1％, 肝障害は 8％ に認め, 肝庇護薬の投与などの対症療法が必要である.

d. 静脈閉塞性肝疾患 (veno-occlusive disease : VOD)/肝類洞閉塞性症候群 (sinusoidal obstruction syndrome : SOS)
- 国内市販後調査では, 発現頻度は全 Grade が 5.36％, Grade 3 以上が 4.41％ で, 死亡例 (9 例) の報告がある. 発現時期は投与後 3〜14 日が多く, 2 回目投与後では 15 日以降 100 日を越えて発現した症例も認められた. 特に GO 投与前後の造血幹細胞移植患者ではその頻度が高くなる.
- GO の 1 回目投与から 6 週間以内, または最終投与から 4 週間以内に, ①高ビリルビン血症 (>2 mg/dL), ②肝腫大に起因する右上腹部痛の発現, ③GO 投与後 72 時間以内に 2.5％ を超える急激な体重増加や腹水貯留を伴う体重増加を認めた場合は, VOD/SOS を疑い対症療法を行う.
- VOD/SOS の治療は肝毒性薬剤の中止, 肝庇護, 疼痛軽減, 腹水への処置といった支持療法が主体となる.

- 重症 VOD の治療薬である defibrotide は，国内未承認薬で現在治験が施行されている．
- GO の 1 回目投与で VOD/SOS が認められた場合は，2 回目の GO は減量または休薬が必要である．

e. infusion reaction
- 国内開発試験では 100％に認められた副作用であるが，抗ヒスタミン薬，副腎皮質ステロイド，鎮痛薬の前投薬により抑制が可能であり，市販後調査では，全体で 53.6％，Grade 3 以上は 27.3％に低減した．
- 症状として，発熱，悪寒，血小板減少，貧血，悪心，CRP 増加，肝機能障害などが認められる．

f. 肺障害
- 全体（4.6％），Grade 3 以上（4％）と頻度は少ないが，間質性肺炎では死亡例の報告もあり，注意が必要である．
- 呼吸苦，胸水貯留など患者の症状に注意し，胸部画像診断を適宜行い，対症療法が必要である．

g. 腫瘍崩壊症候群（TLS）
- 発症頻度は 3.1％で，投与後 2～5 日で発現する．
- GO 前の WBC を 30,000/mm^3 以下とし，TLS を疑う場合は適切な対症療法が必要である．

12 困ったときの工夫
- 合併症を有する再発・難治性高齢者 AML では，はじめから 9 mg/m^2 ではなく，2～3 回に分割（4 mg/m^2×2 回あるいは 3 mg/m^2×3 回）した投与を試みている．患者の状態で投与を適宜中断できるため，重篤な副作用の発現なく効果を得ることができる．

● 文献

1) Larson RA et al : Final report of the efficacy and safety of gemtuzumab ozogamicin (Mylotarg) in patients with CD33-positive acute myeloid leukemia in first recurrence. Cancer **104** : 1442-1452, 2005
2) Kobayashi Y et al : Phase I/II study of humanized anti-CD33 antibody conjugated with calechiamicin, gemtuzumab ozogamicin, in relapsed or

refractory acute myeloid leukemia : final results of Japanese multicenter cooperative study. Int J Hematol **89** : 460-469, 2009
3) Burnett AK et al : Identification of patients with acute myeloblastic leukemia who benefit from the addition of gemtuzumab ozogamicin : results of the MRC AML15 trial. J Clin Oncol **29** : 369-377, 2011
4) Castaigne S et al : Effect of gemtuzumab ozogamicin on survival of adult patients with de-novo acute myeloid leukaemia (ALFA-0701) : a randomised, open-label, phase 3 study. Lancet **379** : 1508-1516, 2012
5) Usui N et al : Phase I trial of gemtuzumab ozogamicin in intensive combination chemotherapy for relapsed or refractory adult acute myeloid leukemia (AML) : Japan Adult Leukemia Study Group (JALSG)-AML206 study. Cancer Sci **102** : 1358-1365, 2011

4 高齢者急性骨髄性白血病（non-APL）

1 レジメン

a. 寛解導入療法（BH-AC＋DNR療法）

レジメン									
Day	1	2	3	4	5	6	7	8	9〜28
◆寛解導入療法（BH-AC＋DNR療法）									
daunorubicin（DNR） 40 mg/m²（65〜69歳），30分点滴静注 または 30 mg/m²（70〜79歳），30分点滴静注	↓	↓	↓						
enocitabine（BH-AC） 200 mg/m²，3時間点滴静注	↓	↓	↓	↓	↓	↓	↓	↓	
検査実施時期とその指標：詳細は本文の「休薬の規定」「減量・中止の基準」参照									
総ビリルビン 2.0 mg/dL 未満	○								
血清クレアチニン 2.0 mg/dL 未満	○								
心エコー左室駆出率 50% 以上	○								
SpO₂ 90% 以上	○								
HIV 抗原抗体陰性	○								
HCV 抗体陰性	○								
HBs 抗原陰性	○								
主な副作用と発現期間の目安：詳細は本文の「主な副作用と対策」参照									
好中球減少									
血小板減少									
貧血									
悪心・嘔吐，食欲不振									
発熱									
皮疹									

4. 高齢者急性骨髄性白血病（non-APL）

- daunorubicin（DNR）40 mg/m^2（70 歳以上は 30 mg/m^2）＋生理食塩水 50 mL，30 分点滴静注．Day 1〜3
- enocitabine（BH-AC）200 mg/m^2 ＋生理食塩水 250 mL，3 時間点滴静注．Day 1〜8
- 寛解達成まで 1〜2 コース施行
- 次の化学療法までの間隔は 4 週間以上

- ほかのレジメンとして，cytarabine（Ara-C）＋DNR 療法，Ara-C＋IDR 療法がある．

b. 地固め療法第 1 コース（BH-AC＋MIT 療法）

レジメン						
Day	1	2	3	4	5	6〜28
◆地固め療法第 1 コース（BH-AC＋MIT 療法）						
mitoxantrone（MIT） 7 mg/m^2（65〜69 歳），30 分点滴静注 または 5 mg/m^2（70〜79 歳），30 分点滴静注	↓	↓	↓			
BH-AC 200 mg/m^2，3 時間点滴静注	↓	↓	↓	↓	↓	
検査実施時期とその指標：詳細は本文の「休薬の規定」「減量・中止の基準」参照						
WBC 3,000/mm^3 以上	○					
好中球数 1,500/mm^3 以上	○					
血小板数 10 万/mm^3 以上	○					
主な副作用と発現期間の目安：詳細は本文の「主な副作用と対策」参照						
好中球減少						■
血小板減少						■
貧血						■
悪心・嘔吐，食欲不振	■					
発熱						■
皮疹						■

- mitoxantrone(MIT)7 mg/m² (70歳以上は5 mg/m²) + 生理食塩水 50 mL, 30分点滴静注. Day 1～3
- BH-AC 200 mg/m² + 生理食塩水 250 mL, 3時間点滴静注. Day 1～5
- 次の化学療法までの間隔は4週間以上

- ほかのレジメンとして,Ara-C + MIT療法がある.

c. 地固め療法第2コース（BH-AC+DNR+VP-16療法）

レジメン						
Day	1	2	3	4	5	6～28
◆地固め療法第2コース（BH-AC+DNR+VP-16療法）						
DNR 30 mg/m² (65～69歳), 30分点滴静注 または 25 mg/m² (70～79歳), 30分点滴静注	↓	↓				
etoposide（VP-16） 100 mg/m² (60～69歳), 2時間点滴静注 または 75 mg/m² (70～79歳), 2時間点滴静注	↓	↓	↓			
BH-AC 200 mg/m², 3時間点滴静注	↓	↓	↓	↓	↓	
検査実施時期とその指標：詳細は本文の「休薬の規定」「減量・中止の基準」参照						
第1コース参照						
主な副作用と発現期間の目安：詳細は本文の「主な副作用と対策」参照						
第1コース参照						

- DNR 30 mg/m² (70歳以上は25 mg/m²) + 生理食塩水 50 mL, 30分点滴静注. Day 1～2
- etoposide（VP-16）100 mg/m² (70歳以上は75 mg/m²) + 生理食塩水 250 mL, 2時間点滴静注. Day 1～3
- BH-AC 200 mg/m² + 生理食塩水 250 mL, 3時間点滴静注. Day 1～5
- 次の化学療法までの間隔は4週間以上

- ほかのレジメンとして,Ara-C＋DNR 療法がある.

d. 地固め療法第 3 コース（BH-AC＋ACR 療法）

レジメン						
Day	1	2	3	4	5	6〜28
◆地固め療法第 3 コース（BH-AC＋ACR 療法）						
aclarubicin（ACR） 14 mg/m² (65〜69 歳), 30 分点滴静注 または 10 mg/m² (70〜79 歳), 30 分点滴静注	↓	↓	↓	↓	↓	
BH-AC 200 mg/m², 3 時間点滴静注	↓	↓	↓	↓	↓	
検査実施時期とその指標：詳細は本文の「休薬の規定」「減量・中止の基準」参照						
第 1 コース参照						
主な副作用と発現期間の目安：詳細は本文の「主な副作用と対策」参照						
第 1 コース参照						

- aclarubicin（ACR）14 mg/m²（70 歳以上は 10 mg/m²）＋生理食塩水 50 mL, 30 分点滴静注.Day 1〜5
- BH-AC 200 mg/m²＋生理食塩水 250 mL, 3 時間点滴静注.Day 1〜5
- 髄注までの間隔は 4 週間以上

- ほかのレジメンとして,Ara-C＋ACR 療法がある.

e. 髄注

レジメン		
Day	1	2〜
◆髄注（以下の3剤を混合して髄注）		
• methotrexate（MTX）15 mg/body	↓	
• cytarabine（Ara-C）40 mg/body		
• prednisolone（PSL）10 mg/body		
検査実施時期とその指標：詳細は本文の「休薬の規定」「減量・中止の基準」参照		
WBC 3,000/mm³ 以上	○	
好中球数 1,500/mm³ 以上	○	
血小板数 10万/mm³ 以上	○	
主な副作用と発現期間の目安：詳細は本文の「主な副作用と対策」参照		
頭痛		
悪心・嘔吐		

- methotrexate（MTX）15 mg/body ＋ Ara-C 40 mg/body ＋ prednisolone（PSL）10 mg/body
- 3剤を混合して髄注．Day 1のみ

2 適応

- 急性骨髄性白血病（AML）65歳以上80歳未満（急性前骨髄球性白血病を除く）

3 1コースの期間

- 5〜8日間の化学療法後に約3週間の休薬を行う約4週間

4 コース数

- 寛解達成まで寛解導入療法1〜2コースと寛解後（地固め）療法3コースおよび髄注

5 休薬の規定

- WBC 3,000/mm³ 未満
- 好中球数 1,500/mm³ 未満
- 血小板数 10 万/mm³ 未満
- 感染徴候あり（38℃以上の発熱など）

6 減量・中止の基準

a. 減量基準
- 定まった減量基準はない．
- 血球減少が遷延する場合は休薬期間延長を考慮する．
- ただし原疾患再燃や治療不応の可能性も検討する．

b. 中止基準
- 寛解導入療法2コースで寛解に到達しない症例
- 地固め療法中に再発した症例
- 治療開始後に全身状態が悪化し治療継続が困難と判断した症例
- Grade 3以上の非血液毒性が出現し，担当医が継続困難と判断した場合

7 投与前の対応・投与中の対応・投与後の対応

a. 治療開始前の対応
- 芽球の形質が骨髄性であること，FAB分類のM3（APL）でないことを確認する．
- PS：0～2
- 重篤な感染症や心疾患の合併，そのほかの合併症の有無に注意する．
- 低形成白血病でないことを確認する．低形成白血病で末梢WBCが1,500/mm³ 未満の場合は適応外である．

b. 投与前の対応
- 高齢者では中止基準に合致しなくても全身状態を確認した上で，多剤併用化学療法を行えない場合がある．

c. 投与中の対応
- 代謝拮抗薬は皮疹や発熱などのアレルギー症状が出ることがある.

d. 投与後の対応
- 投与開始後数日で骨髄抑制をきたすので, laminar air flow 下の管理, 抗菌薬, 抗真菌薬の予防投与などを考慮する.

8 治療成績

- 65〜79歳の新規発症患者をランダムに割り付けた. BH-AC 200 mg/m² 8日間と DNR 40 mg/m²（70歳以上は30 mg/m²）3日間に用量を固定した治療（固定治療群）と治療8日目と10日目の骨髄所見により治療を追加する（最大は BH-AC 12日, DNR 7日）個別化治療群を比較した. 完全寛解（CR）率は固定治療群で60.1％, 個別化治療群は63.6％で差がなかった. 4年無再発生存率（RFS）は9％と18％であった[1].

9 レジメンの注意点・確認点

- BH-AC 溶解時には, あらかじめ沸騰させた水浴中でバイアルを約10分間加熱する.
- 近年の実臨床では BH-AC の代わりに Ara-C を用いることが多い. 種々の文献から BH-AC 200 mg/m² を Ara-C 100 mg/m² 24時間持続点滴に置き換えることができると思われる[2,3]. Ara-C は1日量を2〜3回に分割して24時間持続点滴投与とする. ほとんどの文献では寛解導入療法で用いる Ara-C 投与期間は8日間ではなく7日間となる.
- VP-16 溶解時の濃度により結晶が析出することがあるので 0.4 mg/mL 以下になるように濃度を調整すること. また VP-16 点滴時にはフタル酸ジ-(2-エチルヘキシル)を含む点滴セット, カテーテルなどの使用を避けること.
- 骨髄抑制による白血球減少期に重症感染症を伴う場合は, 骨髄中の白血病細胞が15％以下であれば短期間の G-CSF 投与を行ってもよい.

10 患者への指導ポイント

- 副作用がある治療法であり,白血球減少時には感染症のリスクが高いことに注意する.

11 主な副作用と対策

a. 血小板減少・貧血
- 血小板数が 20,000/mm^3 以上を維持できるよう血小板製剤を,ヘモグロビン値 7 g/dL を維持できるよう赤血球製剤を輸血する.

b. 白血球減少
- 発熱時以外は G-CSF をできるだけ使用しない.
- 腸内常在菌による感染予防目的(消化管殺菌)でニューキノロン系薬を予防投与してもよい.
- 口腔粘膜・食道粘膜真菌症の発症予防のため,抗真菌薬をあらかじめ服用する.

c. 感染症
- 可能な限り laminar air flow 下に患者を収容する.
- 感染症発症時には,十分量の抗菌薬を早期より投与し,無効時には抗真菌薬全身投与を開始する.予防投与がある場合は異なる抗真菌薬を選択する.
- 感染症発症時には G-CSF を使用してもよいが,白血病細胞増加時には中止する.
- 結核の既往歴を有する患者には,isoniazid の予防投与を行う.

d. 悪心・嘔吐
- セロトニン受容体(5-HT$_3$ 受容体)拮抗薬や aprepitant などの制吐薬を十分使用する.

12 困ったときの工夫

- WBC 3,000/mm^3 未満,好中球数 1,500/mm^3 未満,血小板数 10 万/mm^3 未満が続く場合は休薬期間を延長する.

● 文献

1) Wakita A et al : Randomized comparison of fixed-schedule versus response-oriented individualized induction therapy and use of ubenimex during and after consolidation therapy for elderly patients with acute myeloid leukemia : the JALSG GML200 Study. Int J Hematol **96** : 84-93, 2012
2) Rowe JM et al : A phase 3 study of three induction regimens and of priming with GM-CSF in older adults with acute myeloid leukemia : a trial by the Eastern Cooperative Oncology Group. Blood **103** : 479-485, 2004
3) Goldstone AH et al : Attempts to improve treatment outcomes in acute myeloid leukemia (AML) in older patients : the results of the United Kingdom Medical Research Council AML11 trial. Blood **98** : 1302-1311, 2001

5 初発急性前骨髄球性白血病（APL）

	レジメン													
Day	0	1	2	3	4	5	6	7	8	9	10	11	～	max 60
◆寛解導入療法														
• **tretinoin（ATRA）** 45 mg/m², 分 3 内服		↓	↓	↓	↓	↓	↓	↓	↓	↓	↓	↓	…	↓
• **idarubicin（IDR）** 12 mg/m², 30 分静注		(↓)	(↓)	(↓)										
• **cytarabine（Ara-C）** 80 mg/m², 持続静注		(↓)	(↓)	(↓)	(↓)	(↓)								
検査実施時期とその指標：詳細は本文の「休薬の規定」「減量・中止の基準」参照														
骨髄穿刺 （寛解時：芽球割合＜5%）	○	−	−	−	−	−	−	−	−	−	−	−	−	○
RQ-PCR（*PML-RARA*） （寛解時：＜10² copy/μg RNA）	○	−	−	−	−	−	−	−	−	−	−	−	−	○
好中球数 （回復時：＞1,000/mm³）	○	○	○	○	○	○	○	○	○	○	○	○	～	○
血小板数 （回復時：＞10 万/mm³）	○	○	○	○	○	○	○	○	○	○	○	○	～	○
主な副作用と発現期間の目安：詳細は本文の「主な副作用と対策」参照														
出血傾向														
APL 分化症候群（DS）														
発熱（好中球減少に起因するもの）														

1 レジメン（図1）

a. 寛解導入療法

- 治療前の末梢 WBC および急性前骨髄球性白血病（APL）細胞数により以下の A 群，B 群，C 群で治療を開始し，治療中 APL 細胞が増加した場合は D 群の追加治療を行う．全トランス型レチノイン酸（ATRA）は完全寛解（CR）後も地固

め療法開始前日まで連日経口投与する.
- WBC<3,000/mm³ かつ APL 細胞数<1,000/mm³ の場合,ATRA 単独(A 群)治療を行う.WBC が 3,000/mm³ 以上 10,000/mm³ 未満あるいは APL 細胞数≧1,000/mm³ の場合,idarubicin(IDR)+Ara-C を併用する(B 群).WBC が 10,000/mm³ 以上の場合,IDR+Ara-C を併用する(C 群).B 群では WBC が 3,000/mm³ 未満でも APL 細胞数≧1,000/mm³ の場合,化学療法を併用する.
- 治療開始後 2 週間は頻回に白血球分画を検査し,APL 細胞の増多の有無を判定し,APL 細胞数≧1,000/mm³ であれば同日より化学療法を追加する(D 群).
- ATRA 投与中,WBC 50,000/mm³ 以上の増加時には休薬し,WBC の減少を待って再開する.それ以下でも,APL 分化症候群(DS)の可能性に注意する.
- Ara-C は 1 日投与量を 24 時間持続点滴静注とする.IDR は生理食塩水 100 mL に溶解して 30 分で点滴する.

b. 地固め療法

- 地固め療法は好中球数 1,500/mm³,血小板数 10 万/mm³ 以上となったら開始する.
- Ara-C は 1 日投与量を 24 時間持続点滴静注とする.MIT,DNR,IDR は生理食塩水 100 mL に溶解して 30 分で点滴する.
- 第 2 コース終了後,血小板数が 10 万/mm³ 以上に回復次第,MTX 15 mg/body+Ara-C 40 mg/body+PSL 10 mg/body の髄注を行う.

c. 維持療法

- *PML-RARA* 融合遺伝子産物を標的とした微小残存病変(MRD)の測定にて 10^2 コピー/μg RNA 未満であれば,分子生物学的寛解(MR)として,維持療法を開始する.
- ATRA を 14 日間経口投与し,以後 14 日間と 2 ヵ月間休薬する.この 3 ヵ月間を 1 コースとする.これを 2 年間 8 コース施行する.

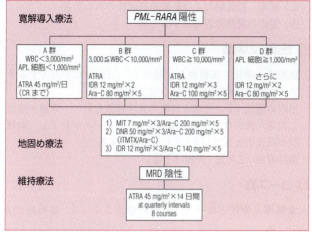

図1 初発APLの治療

ATRA：tretinoin（全トランス型レチノイン酸），IDR：idarubicin，Ara-C：cytarabine，MIT：mitoxantrone，DNR：daunorubicin，MTX：methotrexate

2 適応

a. 患者条件

- 形態学的にAPLと診断したら，*PML-RARA*の結果を待たず治療を開始する．
- 本病名を告知された上で，本治療法に関して本人より同意が得られた症例

b. 除外規定

- 下記の理由などにより医師が不適当と判断した患者
  i）コントロール不良な感染症（活動性の結核を含む）を有する患者
  ii）重篤な合併症を有する患者（悪性高血圧，うっ血性心不全，腎不全，肝不全，急性心筋梗塞，重症の不整脈，肝硬変，コントロール不能な糖尿病，肺線維症，間質性肺炎，治療中の活動性肺炎，酸素吸入療法中，吐下血や気道からの出血など）

iii) 妊娠, 授乳婦および妊娠の可能性のある患者
iv) 重症の精神障害を有する患者

3 各治療の期間

- 寛解導入療法：末梢血と骨髄血で, APL 細胞が消失するまで, ATRA を最大 60 日経口投与する.
- 地固め療法：1 コース 5 日間の化学療法を行い, 骨髄が回復し次第, 次の化学療法を施行する. 3 コースが終了し, 血球数が回復するまでに 2~3 ヵ月間を要する.
- 維持療法：2 年間（詳細は上述）

4 コース数

- 寛解導入療法 1 コース, 地固め療法 3 コース, 維持療法 8 コース

5 休薬の規定

- ATRA 投与中 DS が診断もしくは疑われる場合, dexamethasone (DEX) を投薬するとともに ATRA を一時休薬する.

6 減量・中止の基準

- 高度の骨髄抑制, 重症感染症, 心不全などのため化学療法の全量投与が危険と予想される場合, これを減量, 中止する.
- ATRA 無効例, ATRA 副作用の高度発現例

7 投与前の対応・投与中の対応・投与後の対応

a. 治療開始前の対応

- 併発する播種性血管内凝固症候群 (DIC) に対して, 抗凝固療法を行い, 十分量の血小板と新鮮凍結血漿 (FFP) を投与する.
- 発熱や頻呼吸などの症状から DS の併発に注意し, 胸部 CT を撮影する[1].

b. 寛解導入療法

①寛解導入療法中の対応

- 出血傾向に対しては十分量の補充療法を行う．
- 発熱，体重増加，頻呼吸や呼吸困難感などの呼吸症状，肺の浸潤影，胸水や心囊水の貯留，血圧低下，腎機能障害などの所見に注意する．
- SpO_2 のモニタリングを行い，DS が疑われれば，胸部 CT を行い，DEX の投与を行う（後述）．
- 頭痛を訴える場合，頭部 CT にて pseudotumor の有無をチェックする．
- 地固め療法に備え，全身の感染巣のチェックや感染予防薬の内服などの対策を始める．

②寛解導入療法後の対応

- APL 細胞が消失し，上述の基準に到達後，骨髄穿刺を施行し CR を確認する．
- 確認後はすみやかに地固め療法に移行する．
- 地固め療法に際しては，腸内・気道内殺菌を施設の判断により適宜行い，可及的に laminar air flow 下に患者を収容する．

c. 地固め療法

①地固め療法中の対応

- APL の地固め療法では高度の骨髄抑制がしばしば起こる．
- 感染症に対しては，感染巣の検索を行いながら十分量の抗菌薬を投与するが，効果が十分でない場合，抗真菌薬を早期より開始する．必要であれば G-CSF の投与を行う．

②地固め療法後の対応

- 全3コースが終了し，造血が回復した時点で骨髄検査を施行し，CR の継続を確認するとともに，real time RT-PCR（RQ-PCR）法により，骨髄血の *PML-RARA* 融合遺伝子産物を MRD の指標とし測定する．
- MR の症例は維持療法を開始する．

d. 維持療法

①維持療法中の対応

- 骨髄穿刺を3ヵ月おきに施行し MRD をモニタリングする．

- 骨髄穿刺ができない例では、やむを得ず末梢血にて行う。この場合、WT1 も MRD として有用なマーカーである。

②維持療法後の対応
- 維持療法終了後の2年間は再発が多く、維持療法期間と同様の対応をする。

8 治療成績

- 同様の寛解導入療法と地固め療法が行われた JALSG APL97 研究では 6 年全生存率 (OS) は 83%、無病生存率 (DFS) は 69% であった[2]。

9 レジメンの注意点・確認点

- 寛解導入療法の WBC による層別化と寛解導入中の出血傾向と白血球増加そして DS の発症に注意する。

10 患者への指導ポイント

- 出血傾向と DS、血球減少には注意が必要である。これらの早期症状の発現時には担当医にすみやかに連絡すること、感染予防の重要性を話す。

11 主な副作用と対策

a. 血球減少 (併用する化学療法投与量により頻度は異なる)
- 感染症の発症には注意し、発症した場合には早期に治療を開始する (前述)。

b. DS (12%)
- 発熱、呼吸困難、胸水貯留、肺浸潤、間質性肺炎、肺うっ血、心嚢液貯留、低酸素血症、低血圧、肝不全、腎不全、多臓器不全などが発現し、重篤な転帰をたどることがあり、早期症状を見過ごさない。
- 疑いのある場合、早期に DEX の投与を行い、ATRA の中止を考慮する。

c. 白血球増多症 (5%)
- 末梢 APL 細胞数が $1,000/mm^3$ を超えた場合には、化学療法

を併用する.
- 白血球増多が著明である場合,ATRAを減量または休薬する(前述).
- 好塩基球増多症が発現した場合は高ヒスタミン血症に注意する.

d. 皮疹(5%)
- 発疹,紅斑,皮膚乾燥などの皮膚障害を起こすことがある.
- 増悪する場合,prednisolone(PSL)や抗ヒスタミン薬を併用する.
- Grade 3以上で休薬または中止する.

e. 血栓症,血管炎(頻度不明)
- 脳梗塞,肺梗塞,そのほかの動脈または静脈血栓症などが現れることがあり,症状が認められた場合には,適切な処置を行う.

12 困ったときの工夫

- ATRA不応例,不耐例に対しては,亜ヒ酸(ATO)やGOの投与を考える.
- 近年予後が著明に改善した白血病であるが,習熟した専門医の指導下で治療する必要があり,困った場合には躊躇せず,APL治療の専門家に連絡をとる.

●文献
1) Sanz MA et al : Management of acute promyelocytic leukemia : recommendations from an expert panel on behalf of the European LeukemiaNet. Blood 113 : 1875-1891, 2009
2) Asou N et al : A randomized study with or without intensified maintenance chemotherapy in patients with acute promyelocytic leukemia who have become negative for PML-RARalpha transcript after consolidation therapy : the Japan Adult Leukemia Study Group (JALSG) APL97 study. Blood 110 : 59-66, 2009

6 再発急性前骨髄球性白血病 (APL)

レジメン														
Day	0	1	2	3	4	5	6	7	8	9	10	11	~	max 60

◆寛解導入療法

	0	1	2	3	4	5	6	7	8	9	10	11	~	max 60
arsenic trioxide (ATO) 0.15 mg/kg, 3 時間静注		↓	↓	↓	↓	↓	↓	↓	↓	↓	↓	↓	…	↓
idarubicin (IDR) 12 mg/m², 30 分静注		(↓)	(↓)	(↓)										
cytarabine (Ara-C) 80 mg/m², 持続静注		↓	(↓)	(↓)	(↓)	(↓)								

検査実施時期とその指標:詳細は本文の「休薬の規定」「減量・中止の基準」参照

	0	1	2	3	4	5	6	7	8	9	10	11	~	max 60
骨髄穿刺(寛解時:芽球割合<5%)	○	−	−	−	−	−	−	−	−	−	−	−	−	○
RQ-PCR (*PML-RARA*) (寛解時:<10² copy/μg RNA)	○	−	−	−	−	−	−	−	−	−	−	−	−	○
好中球数 (回復時:>1,500/mm³)	○	○	○	○	○	○	○	○	○	○	○	○	~	○
血小板数 (回復時:>10 万/mm³)	○	○	○	○	○	○	○	○	○	○	○	○	~	○
心電図	←――――――――――――――――――→													
sPO₂	←――――――――――――――――――→													

主な副作用と発現期間の目安:詳細は本文の「主な副作用と対策」参照

出血傾向														
APL 分化症候群 (DS)														
心電図異常														
末梢神経障害														
肝機能異常														
皮膚障害														
発熱(好中球減少に起因するもの)														

1 レジメン（図1）

a. 寛解導入療法

- 治療前の末梢WBCおよび急性前骨髄球性白血病（APL）細胞数により以下のA群，B群，C群で治療を開始し，途中APL細胞が増加した場合はD群の追加治療を行う．
- 亜ヒ酸（arsenic trioxide：ATO）は1日1回，0.15 mg/kgを5％ブドウ糖液250 mLに溶解し点滴静注し完全寛解（CR）が確認されるまで連日投与する．
- WBC＜3,000/mm^{3}かつAPL細胞数＜1,000/mm^{3}の場合のみATO単独（A群）治療を行う．WBCが3,000/mm^{3}以上10,000/mm^{3}未満あるいはAPL細胞数≧1,000/mm^{3}の場合，idarubicin（IDR）＋cytarabine（Ara-C）を併用する（B群）．WBCが10,000/mm^{3}以上の場合，IDR＋Ara-Cを併用する（C群）．B群ではWBCが3,000/mm^{3}未満でもAPL細胞数≧1,000/mm^{3}の場合は化学療法を併用する．
- 治療開始後数週間は頻回に白血球分画を検査し，APL細胞の増多の有無を判定し，APL細胞数≧1,000/mm^{3}であれば，その当日より化学療法を追加する（D群）．
- ATO投与中，WBC 50,000/mm^{3}以上の増加時には休薬し，WBCの減少を待って再開する．それ以下でも，APL分化症候群（DS）の可能性に注意する．
- Ara-Cは1日投与量を24時間持続点滴静注とする．IDRは生理食塩水100 mLに溶解して30分で点滴静注する．
- 臨床試験として，海外でATOとtretinoin（ATRA）の併用が行われ，優れた結果が出ているが[1]，わが国ではJALSG APL215Rとして研究が進められつつある．

b. 地固め療法

- 地固め療法は好中球数1,500/mm^3，かつ血小板数10万/mm^{3}以上となったら開始する．
- ATOは1日1回点滴静注し（前述），週5日，25日間投与する．1コース終了後，血球回復が認められ次第，同様に2コース目を開始する．

- 2コース終了後,血小板数が 10万/mm³ 以上に回復次第,methotrexate (MTX) 15 mg/body + Ara-C 40 mg/body + prednisolone (PSL) 10 mg/body の髄注を行う.

c. 強化療法

- 骨髄穿刺で CR を確認するとともに,*PML-RARA* 融合遺伝子産物を標的とした微小残存病変 (MRD) の測定を行い 10^2 コピー/μg RNA 未満であれば,分子生物学的寛解 (MR) とする.
- MR に到達している症例では,自家末梢血幹細胞移植 (auto-PBSCT) を行う.
- auto-PBSCT が不可能である場合,gemtuzumab ozogamicin (GO) の投与が行われる.

① auto-PBSCT

- 幹細胞採取の前処置として Ara-C 2 g/m² を 12時間毎に 3時間かけ 8回 (4日間) 点滴投与し,G-CSF を Day 6 より投与する.詳細は各施設のレジメンおよび日本造血細胞移植学

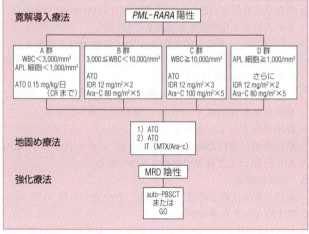

図1 再発 APL の治療

ATO: arsenic trioxide (亜ヒ酸), IDR: idarubicin, Ara-C: cytarabine, MTX: methotrexate, GO: gemtuzumab ozogamicin, auto-PBSCT: 自家末梢血幹細胞移植

会(JSHCT)のガイドラインに沿う.
- auto-PBSCT の前処置は,busulfan(BUS)(総量 12 mg/kg:1 mg/kg×4回/日×3日間,Day −6,−5,−4)+melphalan(L-PAM)(総量 140 mg/m^2:70 mg/m^2/日×2日間,Day −3,−2),またはそれに準ずるものとする.
- auto-PBSCT とその支持療法は各施設のレジメンおよび JSHCT のガイドラインに準じて行う.

② GO
- GO 3 mg/m^2 を生理食塩水または5%ブドウ糖液 500 mL に溶解し,2時間で点滴静注する.2〜4週間あけて2回投与する[2]).
- 投与に際して,その詳細はマイロターグ添付文書「マイロターグ適正使用のために」(http://www.jshem.or.jp/shittukan/pdf/myt.pdf)を参照する.

2 適応

a. 患者条件
- 形態的に FAB 分類の M3 または M3v に該当し,分子生物学的に *PML-RARA* 融合遺伝子産物の存在を証明できる APL
- 再発 APL であることを告知され,本治療に関して本人より同意が得られた症例

b. 除外規定
- 下記の理由などにより医師が不適当と判断した患者
  ⅰ)コントロール不良な感染症(活動性の結核を含む)を有する患者
  ⅱ)重篤な合併症を有する患者(悪性高血圧,うっ血性心不全,腎不全,肝不全,急性心筋梗塞,重症の不整脈,肝硬変,コントロール不能な糖尿病,肺線維症,間質性肺炎,治療中の活動性肺炎,酸素吸入療法中,吐下血や気道からの出血など)
  ⅲ)QTc が 500 msec 以上,房室ブロック,重症不整脈などの心電図異常を有する患者

iv）妊娠，授乳婦および妊娠の可能性のある患者
v）重症の精神障害を有する患者

3 各治療の期間

- 寛解導入療法：末梢血と骨髄血で，APL細胞が消失するまで，ATOを最大60日投与する．
- 地固め療法：1コース5週間のATOの投与を行い，血球が回復し次第，2コース目を開始する．2コースが終了し，骨髄が回復するまでに約3ヵ月を要する．
- 強化療法：末梢血幹細胞採取からauto-PBSCTに1～2ヵ月を要する．

4 コース数

- 寛解導入療法1コース，地固め療法2コース，強化療法1コース

5 休薬の規定

- ATO投与中DSが疑われる場合，dexamethasone (DEX)を投薬しATOの一時休薬を考慮する．

6 減量・中止の基準

- 危険な不整脈，Grade 3以上の肝機能障害，皮膚障害や末梢神経障害，重症感染症，心膜炎，心不全などのためATOの全量投与が危険と予想される場合，これを減量，中止する．副作用が改善してATOを増量または再投与する場合は慎重に行う．
- ATO不応例

7 投与前の対応・投与中の対応・投与後の対応

a. 治療開始前の対応

- 併発する播種性血管内凝固症候群（DIC）に対して，抗凝固療法を行い，十分量の血小板と新鮮凍結血漿（FFP）を投与する．

- 発熱や頻呼吸の症状から DS の併発に注意し,胸部 CT を撮影する[1].

b. 寛解導入療法

① 寛解導入療法中の対応
- 出血傾向に対しては十分量の補充療法を行う.
- 発熱,体重増加,頻呼吸や呼吸困難感などの呼吸症状,胸痛,胸水や心囊水の貯留,末梢神経障害,肝機能障害,高血糖,胸部浸潤影などに注意する.
- SpO_2 のモニタリングを行い,DS が疑われれば,胸部 CT を撮影し DEX を投与する.
- 頭痛を訴える場合,頭部 CT にて pseudotumor の有無をチェックする.
- 心電図を定期的にチェックし,QT 延長,危険な不整脈の出現に注意する.

② 寛解導入療法後の対応
- APL 細胞が消失し,上述の血球回復基準に到達後,骨髄穿刺を施行し CR を確認する.確認後はすみやかに地固め療法に移行する.

c. 地固め療法

① 地固め療法中の対応
- APL の地固め療法は寛解導入療法時と比較して ATO の副作用は発現しにくいが,同様の症状や検査値異常に注意する.
- 骨髄抑制による感染症に対しては,感染巣の検索を行いながら十分量の抗菌薬を投与するが,効果の十分でない場合,抗真菌薬を早期より開始する.必要であれば G-CSF の投与を行う.

② 地固め療法後の対応
- 全 2 コースが終了し,造血が回復した時点で骨髄検査を施行し,CR の継続を確認するとともに,real time RT-PCR 法により,骨髄血の *PML-RARA* 融合遺伝子産物を MRD の指標として測定する.
- MR の症例は強化療法を開始する.強化療法は auto-PBSCT

が標準であるが，施行できない場合，GOを投与する．
- 強化療法が施行できない場合，tamibaroteneによる維持療法などを考慮する．

d. 強化療法

① 強化療法中の対応
- auto-PBSCTに関しては各施設のレジメン，JSHCTのガイドラインに準じて行う．
- GO投与例では，投与後に出現することがあるinfusion reaction（発熱，悪寒，呼吸困難など）を予防，軽減させるために，GO投与1時間前に副腎皮質ステロイド（hydrocortisone：HDC），鎮痛薬（acetaminophenなど）の投与を行い，その後も必要に応じ，これらの薬剤を追加投与する．
- GO投与中，投与終了後4時間はバイタルサインを観察する．
- また急激な体重増加，右上腹部痛，肝脾腫大，腹水貯留，ビリルビンの増加などの静脈閉塞性肝疾患（VOD）を含む肝障害が観察された場合，肝庇護療法を行う．

② 強化療法後の対応
- 強化療法終了後の2年間は再々発が多く，*PML-RARA*融合遺伝子産物を指標としたMRDのモニタリングをする．
- 骨髄血の方が末梢血より，1.5 log感度が高く骨髄穿刺時に併せて行われるが，患者の心理状態や予後因子にも配慮しながら進める．
- やむを得ない場合，末梢血にて行うが，指標としてWT1も併用するとよい．

8 治療成績

- 同様の治療が行われたJALSG APL205R研究では5年全生存率（OS）は77％，無イベント生存率（EFS）は65％であった[3]．

9 レジメンの注意点・確認点

- 寛解導入療法のWBCによる層別化と寛解導入中の出血傾

向，DSの発症に注意する．
- 上述したATOの副作用に注意する．
- auto-PBSCTやGO投与に際しては上述したように特有の副作用があり，注意が必要である．

10 患者への指導ポイント

- 再寛解導入時の出血傾向とDSには注意が必要である．
- ATOには記載したように特有の副作用がある．これらの早期症状の発現時にはすみやかに担当医に連絡すること，化学療法併用例では感染予防の重要性を話す．

11 主な副作用と対策（寛解導入，地固め療法）

a. 骨髄抑制（化学療法投与量により頻度は異なる）

- ATO治療によるGrade 3以上の白血球減少は約20％に認められる．感染症の発症には注意し，発症した場合には早期に治療を開始する（前述）．

b. DS

- Grade 3以上のDSは3〜8％に認められ，発熱，呼吸困難，胸水貯留，肺浸潤，間質性肺炎，肺うっ血，心嚢液貯留，低酸素血症，低血圧，肝不全，腎不全，多臓器不全などが発現し，重篤な転帰をたどることがあるため早期症状を見過ごさない．
- 疑いのある場合すみやかにDEXの投与を行い，一時的なATOの中止を考慮する．

c. 白血球増多

- Grade 3以上は2〜10％に認められる．末梢APL細胞数が1,000/mm^{3}を超えた場合には，化学療法を併用する．
- 白血球増多が著明である場合，ATOを減量または休薬する（前述）．

d. 心電図異常

- Grade 3以上のQT延長は約15％に認められる．治療中500 msec以上のQTcの延長を認めた場合，QTcの回復を待ってATOを再開する．QT延長はtorsade de pointes（TdP）型

の心室性不整脈を引き起こすことがある.
- そのほかの危険な心室性不整脈,完全房室ブロックは時として致命的となる.重症不整脈の既往,うっ血性心不全に加えて,QT延長を起こす薬剤(抗精神病薬のchlorpromazine, haloperidol, pimozideなど,抗うつ薬のimipramineなど,抗不整脈薬のamiodarone, bepridil, disopyramide, procainamide, quinidine, sotalolなど,抗菌薬のclarithromycin, erythromycinなど,抗真菌薬のfluconazoleなど,そのほか,probucol, famotidine, propiverine, domperidone, pentamideineなど)やカリウム排泄型利尿薬の投与,低カリウム血症,低マグネシウム血症が存在する場合は注意する.該当する併用薬は投与を中止あるいは変更し電解質の補正などを行う.

e. 末梢神経障害
- ATOにより,錯感覚,感覚減退などの末梢神経障害を起こす場合がある.ATOによるGrade 3以上の神経障害は1〜5%に認められ,休薬や投与中止などが必要となるが,多くは可逆的であり,中止とともに消失する.

f. 高血糖
- ATOや合併症に対する副腎皮質ステロイドの投与により,血糖値の上昇を起こすことがある.ATOによるGrade 3以上の高血糖は1〜5%に認められる.必要例にはインスリンを投与する.

g. 皮膚障害
- ATOにより発疹出現,皮膚障害を起こすことがある.下腿より出現することが多く,増悪する場合,prednisolone (PSL)や抗ヒスタミン薬を併用する.Grade 3以上で休薬や中止する.
- 帯状疱疹の合併を時に認め,早期治療開始に留意する.

h. 肝機能障害
- ATOによる肝機能障害はしばしば認められる.報告にもよるが,Grade 3以上は7〜28%に認められ,その場合は休薬または中止する.

12 困ったときの工夫

- ATO,auto-PBSCT,GO の投与は治療に習熟した専門医の指導下で行う必要があり,躊躇せず,APL 治療の専門家に連絡をとる.

● 文献
1) Sanz MA et al : Management of acute promyelocytic leukemia: recommendations from an expert panel on behalf of the European Leukemia Net. Blood **113** : 1875-1891, 2009
2) Takeshita A et al : Efficacy of gemtuzumab ozogamicin (GO) monotherapy on relapsed/refractory acute promyelocytic leukemia (APL). Blood **118** : 667-668, 2011
3) Yanada M et al : Phase 2 study of arsenic trioxide followed by autologous hematopoietic cell transplantation for relapsed acute promyelocytic leukemia. Blood **121** : 3095-3102, 2013

7 急性リンパ性白血病（non-Ph）の寛解導入療法

レジメン										
Day	1	2	3	4	8	11	12	13	14	21
◆hyper-CVAD 療法										
● cyclophosphamide（CPM） 300 mg/m², 3時間点滴静注 12時間毎	↓↓	↓↓	↓↓							
● mesna 600 mg/m², 24時間持続静注	↓	↓	↓							
● vincristine（VCR） 2.0 mg/body, 2〜3分で静注				↓		↓				
● doxorubicin（DXR） 50 mg/m², 30分点滴静注				↓						
● dexamethasone（DEX） 40 mg/m², 30分点滴静注	↓	↓	↓	↓		↓	↓	↓	↓	
● methotrexate（MTX） 12 mg/body, 髄注		↓								
● cytarabine（Ara-C） 100 mg/body, 髄注					↓					

検査実施時期とその指標：詳細は本文の「休薬の規定」「減量の基準」参照
治療開始後は2〜3回/週程度血算・生化学・凝固系検査を施行

主な副作用と発現期間の目安：詳細は本文の「主な副作用と対策」参照
好中球減少
血小板減少
貧血
悪心・嘔吐
発熱
腫瘍崩壊症候群（TLS）
出血性膀胱炎
末梢神経障害
便秘
高血糖

1 レジメン

hyper-CVAD 療法

- cyclophosphamide (CPM) 300 mg/m² + 生理食塩水 500 mL, 3 時間で点滴静注. 12 時間毎 6 回. Day 1～3
- mesna 600 mg/m² + 生理食塩水 200 mL, 24 時間持続静注. Day 1～3
- vincristine (VCR) 2.0 mg/body + 生理食塩水 20 mL, 2～3 分で静注. Day 4, 11
- doxorubicine (DXR) 50 mg/m² + 生理食塩水 100 mL, 30 分で点滴静注. Day 4
- dexamethasone (DEX) 40 mg/m² + 5％ブドウ糖液 100 mL, 30 分で点滴静注. Day 1～4, 11～14
- methotrexate (MTX) 12 mg/body + 生理食塩水 5 mL, 髄注. Day 2
- cytarabine (Ara-C) 100 mg/body, 髄注. Day 8

2 適応

- 急性リンパ性白血病 (ALL)
- Burkitt リンパ腫

3 1 コースの期間

- WBC＞3,000/mm³, 血小板数＞60,000/mm³ となり次第, 寛解後療法で述べる HD-MA 療法を開始するので明確な治療期間はない. およそ 3～4 週間

4 コース数

- 「II-8. 急性リンパ性白血病の寛解後療法」参照

5 休薬の規定

- 「II-8. 急性リンパ性白血病の寛解後療法」参照

6 減量の基準

- 2.0 mg/dL＜総ビリルビン≦3.0 mg/dL：VCR 1 mg/body, DXR 37.5 mg/m^2
- 3.0 mg/dL＜総ビリルビン≦4.0 mg/dL：VCR 1 mg/body, DXR 25.0 mg/m^2
- 4.0 mg/dL＜総ビリルビン：VCR 1 mg/body, DXR 12.5 mg/m^2

7 投与前の対応・投与中の対応・投与後の対応

a. 投与前の対応

- *BCR-ABL1* 陰性 ALL であることの確認：PCR 法にて確認
- 心機能の確認：心エコー
- 感染症の有無の確認，治療
- 播種性血管内凝固症候群（DIC）の有無の確認，治療
- ハイドレーション開始（2,000 mL/日以上の輸液，「主な副作用と対策」参照）
- allopurinol 内服開始．腫瘍量によっては rasburicase の使用を検討（「主な副作用と対策」参照）

b. 投与中の対応

- アレルギー反応の有無の確認
- バイタルチェック
- 急性悪心・嘔吐の対応

c. 投与後の対応

- 副作用に対する対応の確認
- 腫瘍崩壊症候群（TLS）の有無の確認：尿量（6～8 時間毎にチェックする），DIC マーカーの確認

8 治療成績

- 15 歳以上の成人 ALL 患者 204 人（年齢中央値 39.5 歳，9％の Burkitt 型 ALL と 16％の Ph 陽性 ALL を含む）に対して行われた第Ⅱ相試験での成績は完全寛解率（CR）91％，5 年全生存率（OS）39％であった．Ph 陽性症例を除いた場合は

それぞれ 91%,45% であった.
- 思春期・若年成人 ALL に対しては成人用に開発されたプロトコールよりも小児用に開発されたプロトコールの方が治療成績がよいことが示されている.
- 一方で,hyper-CVAD 療法は成人用プロトコールであっても小児型治療と遜色のない治療成績であることも示されている.

9 レジメンの注意点・確認点

- 使用される薬剤の種類が多く,投与スケジュールが複雑なので注意する.

10 患者への指導のポイント

- 主な副作用と発現時の対応の説明をする.
- 好中球減少時の感染予防のための食事指導,手洗い,うがいの励行

11 主な副作用と対策

a. 骨髄抑制
- 骨髄抑制は必発である.Day 5 から好中球回復まで G-CSF 投与を行う(原法では 5 μg/kg,2 回/日だが,わが国では保険適用がない).
- 血小板数 20,000/mm^3 以上を維持するよう適宜血小板輸血(1 回 10~15 単位を 2~3 回/週)
- ヘモグロビン値 7 g/dL 以上を維持するよう適宜赤血球輸血

b. 悪心・嘔吐
- 高度催吐性リスクに分類される.5-HT$_3$ 受容体拮抗薬(Day 1~4, 11)および aprepitant(Day 1~3)予防投与を行う(DEX は治療として投与されているので追加は不要).

c. 出血性膀胱炎
- 出血性膀胱炎の予防として,mesna 600 mg/m^2 を CPM 投与終了まで 24 時間持続静注する.

d. TLS

- 2〜3 L/日の輸液を行い1日尿量＞2,000 mL を確保し，allopurinol を投与する．
- WBC≧10万/mm^3，LDH≧基準値の2倍，腎障害，血清尿酸値上昇，血清リン酸値上昇，血清カリウム値上昇のいずれかが認められれば TLS ハイリスク症例であり，rasburicase 0.10〜0.20 mg/kg/日（治療開始の4時間前までに開始，症状に応じて3〜7日間継続）を使用する．

12 困ったときの工夫

- 嘔吐が強いときには aprepitant 投与を Day 5 まで延長できる．

● 文献

1) Kantarjian HM et al : Results of treatment with hyper-CVAD, a dose-intensive regimen, in adult acute lymphocytic leukemia. J Clin Oncol 18 : 547-561, 2000

急性リンパ性白血病（non-Ph）の寛解後療法（移植適応を含む）

レジメン											
Day	1	2	3	4	7	8	9	11	14	16	18
◆HD-MA療法											
● methotrexate（MTX） 1,000 mg/m² （200 mg/m²，2時間点滴に続き 800 mg/m²，22時間点滴）	↓										
● calcium folinate（LV） 15 mg/body，MTX終了24時間 後から6時間毎8回*		↓↓↓ ↓↓↓	↓↓↓ ↓↓↓								
● cytarabine（Ara-C） 3 g/m²，2時間点滴静注，12時間毎		↓↓	↓↓								
● methylprednisolone（mPSL） 50 mg/body，15分で点滴静注	↓↓	↓↓	↓↓								
● MTX 12 mg/body，髄注		↓									
● Ara-C 100 mg/body，髄注						↓					
検査実施時期とその指標：詳細は本文の「休薬の規定」「減量の基準」参照											
MTX血中濃度		○	○	○							
尿量・尿pH測定	○	○	○	○							
血算・生化学		○	○	○	○	○		○	○	○	○
主な副作用と発現期間の目安：詳細は本文の「主な副作用と対策」参照											
好中球減少						▬▬▬▬▬▬▬					
血小板減少						▬▬▬▬▬▬▬					
貧血								▬▬▬▬▬			
悪心・嘔吐		▬▬▬									
発熱	▬▬▬▬										
腎障害		▬▬									
肝障害		▬▬									
皮疹	▬▬▬										
高血糖	▬▬▬▬										

＊増量規定に関しては「主な副作用と対策」を参照

1 レジメン

HD-MA療法

- methotrexate (MTX) 1,000 mg/m² + 生理食塩水 500 mL, 200 mg/m² を最初の2時間で点滴静注. 残りの800 mg/m² を22時間で点滴静注. Day 1
- calcium folinate (LV) 15 mg + 生理食塩水 20 mL, 静注. MTX投与終了24時間後から開始. 6時間毎8回. Day 3, 4. MTX血中濃度により増量規定あり(「主な副作用と対策」参照)
- cytarabine (Ara-C) 3 g/m² + 生理食塩水 200 mL, 2時間で点滴静注. 12時間毎4回. Day 2, 3
- methylprednisolone (mPSL) 50 mg + 生理食塩水 50 mL, 15分で点滴静注. 12時間毎6回. Day 1～3
- methotrexate (MTX) 12 mg/body + 生理食塩水 5 mL, 髄注. Day 2
- Ara-C 100 mg/body, 髄注. Day 8

2 適応

- 急性リンパ性白血病(ALL)
- Burkittリンパ腫

3 1コースの期間

- WBC>3,000/mm³, 血小板数>60,000/mm³ となり次第, 次コースを開始するので明確な治療期間はない. およそ2～3週間

4 コース数 (治療終了までの予定)

- 同種造血幹細胞移植を行わない場合, 寛解導入療法で説明したhyper-CVAD療法と本療法を交互に繰り返し合計8コース行う.
- 上記治療の終了した後, 下記維持療法を治療開始より2年経過するまで継続する.

- 維持療法：vincristine (VCR) 2 mg/body + 生理食塩水 20 mL（静注，Day 1），prednisolone (PSL) 200 mg（内服分2 朝・昼食後 Day 1〜5），mercaptopurine (6-MP) 150 mg（内服分3 毎食前 Day 1〜28），MTX 20 mg/m^2（内服分1 朝食後 Day 1, 8, 15, 22）．1コース28日
- 日本血液学会造血器腫瘍診療ガイドライン（2013年版）では，血縁・非血縁を問わずHLA 8座一致のドナーが得られれば第一寛解期での同種造血幹細胞移植が推奨される（若年者を小児プロトコールで治療した場合はこの限りではない）．

5 休薬の規定

- WBC＞3,000/mm^3，血小板数＞60,000/mm^3 の回復が得られるまでは休薬となる．長期間回復がない場合は適宜骨髄の状態を確認する．

6 減量の基準

- 1.5 mg/dL≦血清クレアチニン≦2.0 mg/dL：MTX 750 mg/m^2
- 2.0 mg/dL＜血清クレアチニン：MTX 500 mg/m^2，Ara-C 1 g/m^2
- 患者年齢が60歳以上またはMTX投与終了時のMTX血中濃度≧20 μM：Ara-C 1 g/m^2
- 第4コース以降のHD-MA療法で，それ以前の同療法で骨髄抑制以外のGrade 3以上の有害事象を発症した場合：MTX 750 mg/m^2，Ara-C 2 g/m^2 →（減量後も有害事象を繰り返したとき）MTX 500 mg/m^2，Ara-C 1.5 g/m^2 → MTX 250 mg/m^2，Ara-C 1 g/m^2
- hyper-CVAD療法はそれ以前の同療法の有害事象に応じた減量はしない．
- 抗がん薬の髄注はCNS浸潤ハイリスク症例（LDH＞基準値の2.7倍 かつ proliferative index（%S+G$_2$M）≧14%）で8コースすべて，低リスク症例（上記いずれも該当せず）で2コース，検査不能でリスク不明症例は4コースと定められて

いるが，わが国では proliferative index は一般には測定されないので4コースの施行（第1〜4コース）が妥当

7 投与前の対応・投与中の対応・投与後の対応

a. 投与前の対応
- HD-MTX 投与前内服禁止薬（「主な副作用と対策」参照）確認
- MTX 血中濃度測定日が休日にならないことの確認（「主な副作用と対策」参照）
- 大量輸液，尿アルカリ化，利尿薬投与開始の確認（「主な副作用と対策」参照）

b. 投与中の対応
- 尿量測定，尿 pH 測定（「主な副作用と対策」参照）
- LV レスキューの実施（「主な副作用と対策」参照）
- MTX 血中濃度測定と数値に応じた対応の実施（「主な副作用と対策」参照）

c. 投与後の対応
- 副作用に対する対応の確認

8 治療成績

- 15歳以上の成人 ALL 患者204人（年齢中央値39.5歳，9%の Burkitt 型 ALL と16%の Ph 陽性 ALL を含む）に対して行われた第Ⅱ相試験での成績は CR 率91%，5年全生存率（OS）39%であった．Ph 陽性症例を除いた場合はそれぞれ91%，45%であった．

9 レジメンの注意点・確認点

- MTX の大量投与は MTX の投与速度と LV レスキューを開始するタイミングが，治療効果と有害事象の頻度に関連するために厳密に定められている．MTX の投与を計画通りの時間に開始し，終了することが重要で，スタッフに周知徹底する必要がある．
- MTX 大量投与に関連する検査，処置が煩雑なのでスケ

ジュールをよく確認し，スタッフと事前にしっかりとした打ち合わせをする．
- MTX血中濃度の測定が平日しかできない施設ではMTX投与開始日はできるだけ月曜日か火曜日とする．

10 患者への指導のポイント

- 主な副作用と発現時の対応の説明をする．
- 大量輸液と利尿薬の投与により尿頻回となるので，その必要性につきよく説明する．

11 主な副作用と対策

a. MTX関連有害事象

- MTX排泄遅延による腎障害，肝障害，粘膜障害，骨髄障害などを予防するために，以下の処置を徹底する．
- MTX開始72時間前からST合剤内服中止．MTX開始時からLVレスキュー終了まで，furosemide，NSAIDs内服中止
- MTX開始12時間前から3,000 mL/日の輸液，sodium bicarbonate投与による尿アルカリ化，spironolactone内服（25 mg，12時間毎）開始．6時間毎の尿量測定（スケールを設定し尿量が少ないときにはspironolactoneの追加投与をして尿量3,000 mL/日を確保），尿pH測定（pH<7.0でsodium bicarbonate 20 mL追加投与）を行う．
- MTX投与終了24時間後からLV 15 mgの静注（6時間毎8回）を開始する．
- MTX血中濃度が以下の条件に該当するときにはLV投与量を50 mgに増量する．投与終了時>20 μM，投与終了後24時間値>1 μM，投与終了後48時間値>0.1 μM．LVレスキューはMTX血中濃度が0.1 μM以下になるまで続ける．

b. 悪心・嘔吐

- 中等度催吐性リスクに分類される．5-HT_3受容体拮抗薬（Day 1～4, 11）予防投与を行う（DEXは治療としてmPSLが投与されているので追加は不要）．

c. 発熱・皮疹

- Ara-C の副作用として出現することがある．予防として Ara-C 投与前にステロイドの投与を行うが，mPSL の投与が行われるので追加は不要

d. 骨髄抑制

- 骨髄抑制は必発である．Day 4 から好中球回復まで G-CSF 投与を行う（原法では 5 μg/kg, 2 回/日だが日本では保険適用がない）．
- 血小板数 20,000/mm^3 以上を維持するよう適宜血小板輸血（1 回 10〜15 単位を 2, 3 回/週）
- ヘモグロビン値 7 g/dL 以上を維持するよう適宜赤血球輸血

12 困ったときの工夫

- MTX 血中濃度が高値遷延しても骨髄抑制以外の重篤な有害事象が起こらなければ，次回以降の MTX は減量しない．
- MTX による口内炎，下痢が重篤なときには LV 15 mg を 100 mL の蒸留水に希釈して 1 日数回咳嗽，内服させる．

●文献

1) Kantarjian HM et al : Results of treatment with hyper-CVAD, a dose-intensive regimen, in adult acute lymphocytic leukemia. J Clin Oncol **18** : 547-561, 2000

治療関連白血病

レジメン									
Day	1	2	3	4	5	6	7	10	20
• cytarabine（Ara-C） 100 mg/m², 24時間持続静注	↓	↓	↓	↓	↓	↓	↓		
Ara-Cに以下のDNRもしくはIDRを併用する									
• daunorubicin（DNR） 50 mg/m², 30分持続静注	↓	↓	↓	↓	↓				
• idarubicin（IDR） 12 mg/m², 30分持続静注	↓	↓	↓						
検査実施時期とその指標：詳細は本文の「休薬・減量の規定」「中止の基準」参照									
PS：0〜2	○								
制御不能な感染症がない	○								
重篤な臓器障害がない	○								
心電図異常なし (心エコーを行った場合はEF>50%)	○								
主な副作用と発現期間の目安：詳細は本文の「主な副作用と対策」参照									
血球減少									
悪心・嘔吐									
発熱									
腫瘍崩壊症候群（TLS）									

1 レジメン

- cytarabine（Ara-C）100 mg/m² + 生理食塩水 500〜1,000 mL, 24時間持続静注. Day 1〜7
- daunorubicin（DNR）50 mg/m² + 生理食塩水 100 mL, 30分点滴静注. Day 1〜5

  もしくは
- Ara-C 100 mg/m² + 生理食塩水 500〜1,000 mL, 24時間持続

静注．Day 1～7
- idarubicin (IDR) 12 mg/m^2 + 生理食塩水 100 mL, 30 分点滴静注．Day 1～3

- 治療関連白血病の治療法はまとまった報告が少なく，現状では個々の患者の状態と白血病の予後因子により治療法を選択している．
- 染色体核型が予後良好群の場合では，上記 Ara-C とアントラサイクリン系薬による標準的な強力化学療法で寛解導入を行い，その後高用量 Ara-C 療法で地固め療法を行うのが妥当と考えられる．
- 染色体が予後中間群の場合には標準的な強力化学療法を行い，HLA 一致ドナーが得られる場合には，同種造血幹細胞移植を施行するのが妥当と考えられる．

2 適応

- 急性骨髄性白血病（AML）
- 治療関連急性前骨髄球性白血病（APL）の場合には初発 APL に準じた化学療法を行う．
- 治療関連急性リンパ性白血病は稀と考えられているが，その場合には急性リンパ性白血病に準じた治療を行う．

3 1コースの期間

- 1コースで寛解に到達しない場合は，原則 4 週以降に同療法あるいは寛解後療法を開始する．

4 コース数

- 寛解に到達した場合はすみやかに寛解後療法に移行する．
- 寛解に到達しない場合，同療法を再度施行してもよい．

5 休薬・減量の規定

- 全身状態が保たれ，Eastern Cooperative Oncology Group (ECOG) により提唱される performance status (PS) が 0～

2であれば化学療法を考慮するが，それ以外の症例では適宜減量，休薬が必要となる．
- 特にPS不良症例では輸血や感染症治療といった支持療法が中心になることも多い．

6 中止の基準

- 心機能異常またはその既往歴のある患者では，DNRもしくはIDRの中止が望ましい．
- アントラサイクリン系薬の未治療例でDNRの総投与量が25 mg/kgを超えると重篤な心筋障害を発症することが多くなるので，その際はDNRとIDRの投与は中止が望ましい．

7 投与前の対応・投与中の対応・投与後の対応

a. 治療開始前の対応

- 確定診断，全身評価を行う：治療関連白血病は細胞障害性物質や放射線への曝露歴のある患者に発症する．
- 強力化学療法が可能か判断する：治療関連急性骨髄性白血病（t-AML）患者では前治療の影響，年齢，染色体核型により治療戦略が異なるため，治療前評価を慎重に行う．参加可能な臨床試験があれば参加することが推奨されるが，参加可能な臨床試験がない場合は，患者の治療歴，年齢，臓器障害の有無，制御不能な感染症の有無，一次腫瘍の状態により強力化学療法が可能かを判断する．
- 無菌室での管理が可能か確認
- 感染症に対する抗菌薬の投与

b. 投与前の対応

- 腫瘍崩壊症候群（TLS）の予防
- 感染症に対する抗菌薬の投与
- 副作用について再確認

c. 投与中の対応

- アレルギー反応の有無を確認．バイタルチェック
- 強い悪心・嘔吐への対応
- 骨髄抑制に対する適切な輸血療法

- 感染症に対する抗菌薬の投与
- TLSへの対処

d. 投与後の対応
- 副作用に対する対応の確認,緊急連絡について確認
- 骨髄抑制に対する適切な輸血療法
- 感染症に対する抗菌薬の投与

8 治療成績

- t-AML全体としては,化学療法での寛解率は低く,200人のt-AML患者の寛解導入率が63%,4年全生存率(OS)が25.5%との報告がある[1].
- 染色体予後良好群にはt(8;21),inv(16),t(15;17)の染色体異常が含まれる.これらの患者では従来の化学療法で寛解に至る可能性が高く,地固め療法後長期生存を望める可能性がある.生存期間中央値が18ヵ月との報告がある[2].
- 染色体予後中間群には正常核型,予後良好群にも不良群にも含まれないほかの異常が含まれる.予後中間群では生存期間中央値は11ヵ月との報告がある[2].
- 染色体予後不良群には3q21q26異常,del 5q,del 7q,11q23異常,12p異常,17p異常,-5,-7の染色体異常やt(8;21),inv(16),t(15;17)を除く3種以上の異常といった複雑核型が含まれる.染色体が予後不良群の場合には従来の治療への反応性は不良であり,これらのグループの患者の生存期間中央値は5.6ヵ月であったとの報告がある[3].

9 レジメンの注意点・確認点

- 骨髄抑制による重篤な感染症,貧血,出血,腎障害,肝障害などの種々の合併症を認める可能性があり,血液内科専門医を中心とした設備の整ったチーム医療の提供できる施設での治療が望ましい.
- Ara-Cに併用するアントラサイクリン系薬はDNRとIDRでは治療成績は同等であるが,IDRを併用した場合にはより重篤な骨髄抑制に注意が必要である.

10 患者への指導ポイント

- 粘膜障害が強く発現するため,口腔内や肛門部からの感染予防を指導する.具体的にはうがいを頻回に行い,肛門部の清潔を保つ(排便後の洗浄など)よう指導する.

11 主な副作用と対策

a. 骨髄抑制
- 発熱時には感染症を疑い,各種培養検査を施行したのち,広域抗菌薬投与を行う.
- 血球減少期(貧血,血小板減少症)には適宜輸血を行う.

b. 悪心・嘔吐
- 十分な制吐薬を使用する.1日1回の制吐薬でコントロール困難な場合は追加投与も行う.

c. TLS
- LDH 高値症例,白血球増加症例ではリスクが高くなるため注意を要する.
- 十分な水分負荷,allopurinol の投与などを行う.
- 尿量,継続的心臓モニタリングとともに,電解質,クレアチニン,尿酸の測定も行う.

12 困ったときの工夫

- 一部の症例で Ara-C による薬剤性発熱が認められるが,少量のステロイド投与でコントロールできる場合が多い.
    例:hydrocortisone (HDC) 100 mg+生理食塩水 50 mL,点滴静注.1日1,2回
    prednisolone (PSL) 20 mg+生理食塩水 50 mL,点滴静注.1日1,2回 など
- PS が良好で,染色体が予後中間群の場合には標準的な強力化学療法を行い,HLA 一致ドナーが得られる場合には同種造血幹細胞移植を施行するのが妥当と考えられる.よって早期より同種造血幹細胞移植のための HLA 適合ドナーの有無について検索を行うべきである.

- ドナーが得られない場合や移植合併症による致死率が高いと予想される場合には地固め療法を行う.
- t-AMLの患者では特に,前治療に関連した臓器障害,正常な造血幹細胞の減少,骨髄間質のダメージ,慢性的な免疫不全状態,抗菌薬耐性菌の保菌といった臨床的問題があげられることがあるため,要注意である.

● 文献

1) Kayser S et al : The impact of therapy-related acute myeloid leukemia (AML) on outcome in 2853 adult patients with newly diagnosed AML. Blood **117** : 2137-2145, 2011
2) Schoch C et al : Karyotype is an independent prognostic parameter in therapy-related acute myeloid leukemia (t-AML) : an analysis of 93 patients with t-AML in comparison to 1091 patients with de novo AML. Leukemia **18** : 120-125, 2004
3) Kern W et al : Prognosis in therapy-related acute myeloid leukemia and impact of karyotype. J Clin Oncol **22** : 2510-2511, 2004

再発・難治性急性リンパ性白血病（non-Ph）

レジメン												
Day	1	2	3	4	5	6	7	11	12	13	14	21
◆hyper-CVAD/MA 療法												
A コース（第 1,3,5,7 コース）												
• cyclophosphamide（CPM） 300 mg/m², 2〜3 時間で静注, 12 時間毎	↓↓	↓↓	↓↓									
• vincristine（VCR） 2 mg, 静注				↓				↓				
• doxorubicin（DXR） 50 mg/m², 2 時間で静注				↓								
• dexamethasone（DEX） 40 mg, 静注または内服				↓	↓	↓	↓	↓	↓	↓	↓	
B コース（第 2,4,6,8 コース）												
• methotrexate（MTX） 1 g/m², 24 時間で静注	↓											
• cytarabine（Ara-C） 3 g/m², 2 時間で静注, 12 時間毎		↓↓	↓↓									
• methylprednisolone（mPSL） 50 mg, 静注 1 日 2 回	↓↓	↓↓	↓↓									
検査実施時期とその指標：詳細は本文の「休薬の規定」「減量・中止の基準」参照												
WBC 20,000/mm³	○	○	○	○	○			○				○
血小板数 60,000/mm³	○	○	○	○	○			○				○
主な副作用と発現期間の目安：詳細は本文の「主な副作用と対策」参照												
骨髄抑制												
悪心・嘔吐												
粘膜障害												
神経障害												
肝機能障害												
出血性膀胱炎												

1 レジメン

a. Aコース（第1, 3, 5, 7コース）

- cyclophosphamide（CPM）300 mg/m² + 生理食塩水 100 mL, 2～3時間で点滴静注. 12時間毎に6回. Day 1～3
- vincristine（VCR）2 mg + 生理食塩水 10 mL, 静注. Day 4, 11
- doxorubicin（DXR）50 mg/m² + 生理食塩水 100 mL, 2時間で点滴静注. Day 4
- dexamethasone（DEX）40 mg, 静注または経口. Day 1～4, 11～14

b. Bコース（第2, 4, 6, 8コース）

- methotrexate（MTX）1 g/m² + 生理食塩水 500 mL, 24時間で持続静注. Day 1
- calcium folinate（LV）15 mg（増量時50 mg）+ 生理食塩水 50 mL, 静注. MTX投与終了12時間後に開始. 6時間毎に血中濃度が 0.1 μM 未満になるまで. Day 2～
- cytarabine（Ara-C）3 g/m² + 生理食塩水 200 mL（Ara-C 1 g/m² + 生理食塩水 200 mL, 60歳を超える患者）, 2時間で点滴静注. 12時間毎に4回. Day 2, 3
- methylprednisolone（mPSL）50 mg + 生理食塩水 50 mL, 静注2回. Day 1～3

- AとBのコースを交互に繰り返す.
- G-CSF 5 μg/kg 皮下注射2回/日を化学療法終了24時間後から開始し, WBCが 30,000/mm³ 以上になるまで継続する[1].
- 文献2）では, CPM投与開始から終了12時間後まで mesna 600 mg/m² + 生理食塩水 500 mL を持続投与している[2].
- MTX投与時には十分な輸液（100～150 mL/時）, sodium bicarbonate（メイロン）, acetazolamide（AZA）（ダイアモックス）の投与を行い, 尿量を確保し尿pHを7.0以上に保つ.

2 適応

- 急性リンパ性白血病（ALL）
- 再発・難治性 ALL

3 1コースの期間

- WBC の回復〜3 週間

4 コース数

- A と B を交互に計 8 コース行う．

5 休薬の規定

- WBC 20,000/mm^3 かつ血小板数 60,000/mm^3 を超えるか Day 21 の早い方で次のコースを開始する[1]．
- 文献 2) では WBC 3,000/mm^3 かつ血小板数 60,000/mm^3 を超えたら次のコースを開始する[2]．
- コントロールが困難な重篤な感染症の合併時
- 大量の胸腹水貯留時は MTX を休薬する．

6 減量・中止の基準

a. 減量の基準

- Ara-C 投与量は 60 歳を超えると 1 g/m^2 に減量する[1]．
- 以下は文献 2) による減量規定[2]
  i）VCR は総ビリルビンが 2 mg/dL 以上では 1 mg に減量する．
  ii）DXR 投与量は総ビリルビンが 2〜3 mg/dL で 25％，3〜4 mg/dL で 50％，4 mg/dL を超えると 75％減量する．
  iii）MTX 投与量は血清クレアチニン 1.5〜2 mg/dL で 25％減量し，2 mg/dL を超えると 50％減量する．
  iv）Ara-C 投与量は 60 歳以上で血清クレアチニンが 2.0 mg/dL 以上か MTX 投与終了時の MTX 濃度が再検しても 20 μM 以上のときに 1 g/m^2 に減量する．
  v）大量 MTX - Ara-C（HD-MA）コースでは重篤な毒性*

に応じて次コースの投与量を 25〜33% 減量する.
* Grade 3, 4 の骨髄抑制に関連した合併症（好中球減少症，血小板減少症以外）
  MTX 投与量は 750 mg/m² → 500 mg/m² → 250 mg/m²
  Ara-C 投与量は 2 g/m² → 1.5 g/m² → 1 g/m²

b. 中止の基準
- 原病の増悪が認められた場合
- 有害事象により治療が継続できない場合
- 患者から治療中止の希望があった場合

7 投与前の対応・投与中の対応・投与後の対応

a. 治療開始前の対応
- 薬剤に対するアレルギーの有無を確認する.
- 胸水・腹水貯留を確認する.

b. 投与前の対応
- 休薬・減量規定を確認する.

c. 投与中の対応
- アレルギー反応や減量規定を確認する.

d. 投与後の対応
- 有害事象を確認する.
- MTX の血中濃度の測定と LV 投与の継続の有無を確認する.

8 治療成績

- 再発・難治性 ALL 66 例中 29 例（44％）で完全寛解（CR）に到達している[1].

9 レジメンの注意点・確認点

- A コースと B コースを交互に行う.
- hyper-CVAD 療法（第 3, 5, 7 コース）は通常重篤な毒性による減量を必要としない.
- HD-MA 療法は重篤な毒性があれば，次コースの投与量を減量する.
- 増強 version もある[3].

10 患者への指導ポイント

- 骨髄抑制はAコースと比べてBコースで強く，感染の合併に注意が必要

11 主な副作用と対策

a. 骨髄抑制
- 化学療法終了24時間後からG-CSF製剤を投与し，血液検査を行う．

b. 悪心・嘔吐
- 5-HT$_3$受容体拮抗薬などを投与する．

c. 粘膜障害
- MTX投与時に口内炎，下痢が起こったときは，LV（ロイコボリン）15 mgを100 mLの蒸留水に希釈して，1日数回含嗽後飲み込ませる．

d. 神経障害
- VCRの減量を検討する．
- 神経症状を伴う白質脳症では以後のMTX，Ara-Cの中止を検討する．

e. 肝機能障害
- 原因となる薬剤の中止を検討する．

f. 出血性膀胱炎
- mesnaを投与する．

12 困ったときの対策

- 大量胸腹水貯留時はMTXの投与を避ける．
- MTXの血中濃度測定可能な曜日を考慮して治療開始日を決定する．

● 文献

1) Koller CA et al : The hyper-CVAD regimen improves outcome in relapsed acute lymphoblastic leukemia. Leukemia **11** : 2039-2044, 1997
2) Kantarjian H et al : Long-term follow-up results of hyperfractionated cyclophosphamide, vincristine, doxorubicin, and dexamethasone (Hyper-

CVAD), a dose-intensive regimen, in adult acute lymphocytic leukemia. Cancer **101** : 2788-801, 2004
3) Faderl S et al : Augmented hyper-CVAD based on dose-intensified vincristine, dexamethasone, and asparaginase in adult acute lymphoblastic leukemia salvage therapy. Clin Lymphoma Myeloma Leuk **11** : 54-59, 2011

11 Ph陽性急性リンパ性白血病

【I. 寛解導入療法】

レジメン									
Day	1	2	3	8	15	21	22	29	42
◆寛解導入療法									
• cyclophosphamide（CPM） 1.2 g/m², 3時間で点滴静注	↓								
• daunorubicin（DNR） 60 mg/m², 1時間で点滴静注	↓	↓	↓						
• vincristine（VCR） 1.3 mg/m²（max 2.0 mg），静注	↓			↓	↓		↓		
• prednisolone（PSL） 60 mg/m², 内服	Day 1〜21 連日内服								
• imatinib 600 mg/body, 内服				Day 8〜42 連日内服					
髄注 • methotrexate（MTX） 15 mg/body • cytarabine（Ara-C） 40 mg/body • dexamethasone（DEX） 4 mg/body								↓	
検査実施時期とその指標：詳細は本文の「適応」「休薬の規定」「減量・中止の基準」参照									
遺伝子検査	Day 8までに遺伝子検査で *BCR-ABL1* が陽性であることが条件								
PS：0〜3	○								
総ビリルビン<2.0 mg/dL	○								
血清クレアチニン<2.0 mg/dL	○								
主な副作用と発現期間の目安：詳細は本文の「主な副作用と対策」参照									
好中球減少									
血小板減少									
悪心・嘔吐									
食欲不振									
腫瘍崩壊症候群（TLS）									
発熱性好中球減少症（FN）									

1 レジメン

JALSG Ph＋ALL208 プロトコール[1]

- cyclophosphamide（CPM）1.2 g/m^2 ＋生理食塩水 500 mL，3 時間で点滴静注．Day 1
- daunorubicin（DNR）60 mg/m^2 ＋生理食塩水 100 mL，1 時間で点滴静注．Day 1〜3
- vincristine（VCR）1.3 mg/m^2（max 2.0 mg/body）＋生理食塩水 20 mL，静注．Day 1, 8, 15, 22
- prednisolone（PSL）60 mg/m^2．Day 1〜21 に内服しその後 7 日間で漸減終了
- imatinib 600 mg/body．原則 1 日 1 回内服．Day 8〜42
- methotrexate（MTX）15 mg/body，cytarabine（Ara-C）40 mg/body，dexamethasone（DEX）4 mg/body を Day 29 に髄注する．

- 海外の報告（Rousselot P et al : Blood **116** : Abstract 172, 2010）では，55 歳以上の 71 人の患者において初回寛解導入療法として dasatinib 140 mg/日＋VCR＋PSL の血液学的寛解率は 89％で，その後の dasatinib 併用化学療法にて 2 年生存率 55.6％であったと報告している．dasatinib は imatinib より強力な BCR-ABL1 阻害力を有し，T315I 変異以外の imatinib 耐性に関する *ABL1* 遺伝子の変異を有する患者においても有効である．しかし消化管出血，胸水貯留などの副作用も認められること，現時点での日本の保険診療では再発，難治性に適応が限られていることから，安全性を検証できる形式の臨床試験での使用が望ましい．

2 適応

- 15〜64 歳までの Ph 陽性急性リンパ性白血病（ALL）患者で下記を満たす．
  i）PS：0〜3
  ii）総ビリルビン値＜2.0 mg/dL

iii）血清クレアチニン値＜2.0 mg/dL
iv）心機能が十分保たれている．

3 1コースの期間

- 42日間
- 芽球割合＜5％で完全寛解（CR）の条件（好中球数1,000/mm³以上，血小板数10万/mm³以上）が得られていなければ，7日間imatinibを中止し，Day 50で地固め療法を開始する．
- 芽球割合＞5％であれば末梢血の状態に関わらずDay 43で地固め療法を開始する．

4 コース数

- 1コース

5 休薬の規定

- Grade 3以上の非血液毒性を認め，医師が投与不適と判断した場合

6 減量・中止の基準

a. 減量基準と減量方法

- 糖尿病患者ではPSLは7日間投与とする．また必要により20 mg/m²に減量する．
- 60〜64歳の患者ではCPMは800 mg/m²，DNRは30 mg/m²，PSLは7日間投与に短縮しその後7日間で漸減終了する．

b. 中止基準

- 治療中の病態の進行を認めた場合
- 対処療法を施行しても継続困難な有害事象を認めた場合
- VCRはイレウスを認めれば中止する．また末梢神経障害に応じて減量・中止を考慮する．
- imatinibの減量・中止基準について
  i）血液毒性：Day 36〜42の期間で，G-CSFの使用にも関

わらず，Grade 4の好中球減少がみられる場合，Grade 4の発熱性好中球減少症（FN）を認めた場合は中止する．

ii）非血液毒性：Grade 2で対処療法による改善がない場合は中止し，Grade 1以下に改善後600 mgで再開する．imatinib由来のGrade 3, 4の有害事象の際は中止しGrade 1以下に改善後400 mgで再開する．ほかの抗がん薬によるGrade 2以下の副作用では減量・中止はしない．

7 投与前の対応・投与中の対応・投与後の対応

a. 投与前の対応
- 減量・中止の基準を確認
- 腫瘍崩壊症候群（TLS）に対する予防を十分に行う．

b. 投与中の対応
- アレルギー反応の有無の確認，バイタルチェック，急性悪心・嘔吐の対応

c. 投与後の対応
- 副作用への対応の確認
- 経口・点滴制吐薬，解熱薬，発疹に対する薬剤，抗菌薬投与の準備をしておく．

8 治療成績

- チロシンキナーゼ阻害薬（TKI）を併用した化学療法でPh陽性ALLの寛解率は向上したが，それでも長期生存には同種骨髄移植療法は不可欠である．
- 未治療Ph陽性ALL患者68人を対象としたわが国のPh＋ALL208研究では寛解導入療法後の血液学的CR率は95.6％で良好な結果が報告されている[1]．また，同時に第一寛解期での移植療法の有効性が示唆されている（3年無病生存率（DFS）：移植群73.0％，非移植群28.0％，p＝0.058）．そのため後述する地固め療法を行いながらすみやかに第一寛解期での同種移植の準備を行う必要がある．

- 近年,dasatinib を使用した化学療法の良好な成績も報告されており,治療抵抗症例,再発症例では積極的な使用が望まれる.

9 レジメンの注意点・確認点

- 年齢,合併症,毒性により減量・中止基準を確認する.

10 患者への指導ポイント

- 予想される血液・非血液毒性とその対応策を説明しておく.

11 主な副作用と対策

a. 骨髄抑制
- 輸血療法,G-CSF で対応する.無菌室を使用する.

b. 悪心・嘔吐
- 抗がん薬投与時には定期的に点滴での制吐薬の使用を行う.
- しかし imatinib の悪心は持続することがあり,適時制吐薬を併用する.
- 食事がとれない際には中心静脈栄養,ビタミン投与を積極的に行う.

c. TLS
- 化学療法開始前から腫瘍量が十分減少するまでの間は十分量の輸液を行う.
- sodium bicarbonate の投与などにより尿 pH を 7.0 以上に保つ.
- 高尿酸血症に対し rasuburicase 0.1〜0.2 mg/kg の投与を化学療法開始 4 時間前までに投与を行う.

d. 感染症対策
- 感染症発症の際には広域な抗菌薬を十分に投与する.
- 抗菌薬投与の効果が不十分な際には,早期に抗真菌薬投与を行う.
- ニューモシスチス肺炎予防で ST 合剤の予防内服を行う.

e. 高血糖
- 積極的にインスリンを併用しコントロールする.

12 困ったときの工夫

- 初診時の全身状態不良患者，重症合併症のある患者，65歳以上の高齢者の際には，寛解導入療法前治療として PSL と imatinib (+VCR) での治療法を検討する[2,3]．血液学的寛解到達後に減弱した寛解導入療法を行う方法を考慮する．

【Ⅱ. 地固め療法：C1】

レジメン								
Day	1	2	3	4	7	15	21	28
◆地固め療法：C1								
● MTX 1 g/m², 24 時間持続静注	↓							
● Ara-C 2 g/m², 12 時間毎に 3 時間で点滴静注		↓↓	↓↓					
● methylprednisolone（mPSL） 50 mg/body, 静注	↓↓	↓↓	↓↓					
● imatinib 600 mg/body, 内服				Day 4〜21 連日内服 →				
髄注 ● MTX 15 mg/body ● Ara-C 40 mg/body ● DEX 4 mg/body		↓						
● calcium folinate（LV） 15 mg/body, MTX 投与開始 36 時間後から 6 時間毎 8 回投与			↓↓ ↓↓↓↓ ↓↓					
検査実施時期とその指標：詳細は本文の「適応」「休薬の規定」「減量・中止の基準」参照								
好中球数≧1,000/mm³	○							
血小板数≧80,000/mm³	○							
血清クレアチニン	○							
AST/ALT	○							
MTX 血中濃度			○	○				
主な副作用と発現期間の目安：詳細は本文の「主な副作用と対策」参照								
好中球減少								
血小板減少								
悪心・嘔吐								
食欲不振								
発熱性好中球減少症（FN）								
粘膜障害								

1 レジメン

- MTX 1 g/m^2 + 5％ブドウ糖液 500 mL．Day 1 に 100 mg/m^2 は 1 時間で投与し，残りの 900 mg/m^2 を 23 時間で持続点滴静注
- Ara-C 2 g/m^2 + 5％ブドウ糖液 500 mL．Day 2, 3 に 12 時間毎に 3 時間かけて 4 回点滴静注
- methylprednisolone (mPSL) 50 mg/body を 1 日 2 回，Day 1～3 に静注する．
- imatinib 600 mg/body/日を Day 4 から Day 21 まで経口投与する．
- MTX 15 mg/body, cytarabine (Ara-C) 40 mg/body, DEX 4 mg/body を Day 1 に髄注する．

2 適応

- 寛解導入療法「1 コースの期間」参照

3 1 コースの期間

- 28 日間

4 コース数

- 地固め療法：C1 → 地固め療法：C2 の繰り返しを 4 サイクル行う．

5 休薬の規定

- Grade 3 以上の非血液毒性を認め，医師が投与不適と判断した場合

6 減量・中止の基準

a. 減量基準

- 60～64 歳の場合，Ara-C 1 g/m^2 に減量する．
- MTX の減量・中止基準
  ⅰ）胸水，腹水など third space への水分貯留がある際には

中止する.
ⅱ) Grade 3以上の肝機能障害がある場合は延期あるいは中止する.
ⅲ) 血清クレアチニンが 2.0 mg/dL 以上の場合は中止する.
ⅳ) 血清クレアチニンが 1.5 mg/dL 以上 2.0 mg/dL 未満の場合は 25％減量する.
ⅴ) 本地固め療法で calcium folinate, LV（ロイコボリン）の増量が必要であった場合, Grade 3以上の腎機能障害がみられた場合は 50～75％減量する.
ⅵ) 本地固め療法で初回治療時に粘膜障害が高度であった場合は 50％減量する.

- Ara-C 投与に伴う中枢神経症状（痙攣, 意識障害）がみられた際には中止する.
- imatinib については寛解導入療法時の減量・中止基準に従う.

b. 中止基準
- 寛解導入療法「中止基準」参照

7 投与前の対応・投与中の対応・投与後の対応

a. 投与前の対応
- 減量・中止の基準を確認. 副作用の発現の確認
- MTX 投与について
  ⅰ) MTX の血中濃度測定が必要なため, 投与スケジュールを考慮する.
  ⅱ) ST 合剤は MTX 開始 72 時間以上前から休薬し LV 投与終了後に再開とする.
  ⅲ) MTX 投与前日から十分な輸液（100～150 mL/時）と, sodium bicarbonate, acetazolamide（AZA）の投与を行い, 尿量を 3,000 mL/日以上, 尿 pH を 7.0 以上に保つ.
  ⅳ) furosemide などの利尿薬, NSAIDs は併用しない.

b. 投与中の対応
- MTX 開始時から LV 投与終了まで 6 時間毎に尿量と尿 pH を測定し, 尿量＜600 mL/6 時間であれば AZA 250 mg を経

口あるいは静脈内投与，尿 pH＜7.0 であれば sodium bicarbonate 20 mL を投与する．
- Ara-C による角膜障害予防のためステロイド点眼薬を 1 日 6 回 4 日間点眼する．
- Ara-C 投与による痙攣発作など Grade 3 以上の中枢神経症状が出ればそれ以降の投与を中止する．

c．投与後の対応

- MTX に対する LV（ロイコボリン）投与について
  ⅰ）MTX 開始 36 時間後より 6 時間毎に 15 mg/body を計 8 回静注投与する．
  ⅱ）MTX 血中濃度測定は経時的に行い，48 時間値，72 時間値は必ず測定する．
  ⅲ）MTX 血中濃度が 48 時間値＞1 μmol/L，72 時間値＞0.1 μmol/L の場合は，50 mg/body（6 時間毎）に増量し，MTX レベルが 0.1 μmol/L 未満になるまで続ける．

8 治療成績

- 寛解導入療法「治療成績」参照

9 レジメンの注意点・確認点

- 投与開始時間，投与時間の厳守
- MTX 投与前からの中止薬剤，大量輸液＋尿のアルカリ化
- MTX 投与後の LV 投与と MTX 血中濃度測定
- Ara-C 投与時のステロイド点眼と中枢神経症状の有無

10 患者への指導ポイント

- 大量輸液に伴う夜間尿の増加などあらかじめ説明しておく．
- ステロイド点眼の意義と方法をあらかじめ説明しておく．

11 主な副作用と対策

a．骨髄抑制，悪心・嘔吐

- 寛解導入療法「主な副作用と対策」参照

b. 粘膜障害

- 口内炎，下痢が起こったときは，LV 15 mg を 100 mL の蒸留水に希釈して，1 日数回含嗽させ，そのまま飲み込ませる．

12 困ったときの工夫

- 当日に MTX の測定結果が得られないときには，30 時間後値も測定し，10 μmol/L 以上の場合は LV を増量する．

【Ⅲ. 地固め療法：C2】

レジメン							
Day	1	2	3	7		21	28
◆地固め療法：C2							
● **CPM** 1.2 g/m², 3時間で点滴静注	↓						
● **DNR** 60 mg/m², 1時間で点滴静注	↓						
● **VCR** 1.3 mg/m² (max 2.0 mg), 静注	↓						
● **PSL** 60 mg/m², 内服	Day 1〜7 連日内服 →						
● **imatinib** 600 mg/body, 内服		Day 2〜21 連日内服 →					
髄注 ● **MTX** 15 mg/body ● **Ara-C** 40 mg/body ● **DEX** 4 mg/body	↓						
検査実施時期とその指標：詳細は本文の「適応」「休薬の規定」「減量・中止の基準」参照							
好中球数≧1,000/mm³	○						
血小板数≧80,000/mm³	○						
主な副作用と発現期間の目安：詳細は本文の「主な副作用と対策」参照							
好中球減少							
血小板減少							
悪心・嘔吐							
食欲不振							
発熱性好中球減少症（FN）							

1 レジメン

- CPM 1.2 g/m² + 生理食塩水 500 mL, 3時間で点滴静注. Day 1
- DNR 60 mg/m² + 生理食塩水 100 mL, 1時間で点滴静注.

Day 1
- VCR 1.3 mg/m² (max 2.0 mg/body) ＋生理食塩水 20 mL，静注．Day 1
- PSL 60 mg/m²．Day 1〜7 に内服投与し，その後 1 週間かけて漸減終了
- imatinib 600 mg/body，1 日 1 回内服．Day 2〜21
- MTX 15 mg/body，Ara-C 40 mg/body，DEX 4 mg/body を Day 1 に髄注する．

2 適応

- G-CSF 中止後 5 日以上で好中球数≧1,000/mm³，血小板数≧80,000/mm³ を満たす．

3 1 コースの期間

- 28 日間

4 コース数

- 地固め療法：C1 →地固め療法：C2 を 4 サイクル繰り返す．

5 休薬の規定

- imatinib については寛解導入療法「休薬の規定」に従う．
- Grade 3 以上の非血液毒性を認め，医師が投与不適と判断した場合

6 減量・中止の基準

a. 減量基準
- 年齢での減量基準はなし．

b. 中止基準
- 寛解導入療法「中止基準」参照

7 投与前の対応・投与中の対応・投与後の対応

- 寛解導入療法「投与前の対応・投与中の対応・投与後の対応」参照

8 治療成績

- 寛解導入療法「治療成績」参照

9 レジメンの注意点・確認点

- C2 では DNR と VCR 投与日は Day 1 のみとなる.
- PSL の投与日数が 7 日間である.

10 患者への指導ポイント

- 寛解導入療法「患者への指導ポイント」参照

11 主な副作用と対策

- 寛解導入療法「主な副作用と対策」参照

【IV. 維持療法】

レジメン						
Day	1	2	3	5	15	28
◆維持療法						
VCR 1.3 mg/m² (max 2.0 mg), 静注	↓					
PSL 60 mg/m², 内服	Day 1〜5 連日内服					
imatinib 600 mg/body, 内服	Day 1〜28 連日内服					
検査実施時期とその指標：詳細は本文の「適応」「休薬の規定」「減量・中止の基準」参照						
好中球数≧1,000/mm³	○					
血小板数≧80,000/mm³	○					
主な副作用と発現期間の目安：詳細は本文の「主な副作用と対策」参照						
好中球減少						
血小板減少						
悪心・嘔吐						
食欲不振						

1 レジメン

- VCR 1.3 mg/m² (max 2.0 mg/body) ＋生理食塩水 20 mL, 静注. Day 1
- PSL 60 mg/m². Day 1～5 に内服投与し終了
- imatinib 600 mg/body, 1 日 1 回内服. Day 1～28

2 適応

- 地固め療法終了し G-CSF 中止後 5 日以上で好中球数≧1,000/mm³, 血小板数≧80,000/mm³ を満たす.

3 1 コースの期間

- 28 日間

4 コース数

- 寛解到達後 2 年目まで 4 週毎に継続する.

5 休薬の規定

- 寛解導入療法「休薬の規定」参照

6 減量・中止の基準

- 維持療法中に Grade 3 以上の血液毒性が認められた場合には, imatinib 投与を一時休止し, Grade 2 以下に回復した時点で imatinib 600 mg/日で再開する. 再度 Grade 3 以上の毒性が認められた場合には, 一時休止し, 100 mg/日ずつ減量して再開することを繰り返すが, 400 mg/日にて再度 Grade 3 以上の有害事象が認められた場合には投与を中止する.

7 投与前の対応

- 血液の状態の確認 (好中球数, 血小板数)
- 感染症の有無の確認
- そのほか, 合併症や末梢神経障害の確認
- 基本的に外来治療のため副作用に対する対応の確認. 緊急連

絡の確認．また経口制吐薬，抗菌薬，解熱薬などあらかじめ処方しておく．

8 治療成績

- 寛解導入療法「治療成績」参照

9 レジメンの注意点・確認点

- VCRの末梢神経障害，PSLに伴うステロイド高血糖に注意する．
- 「imatinibの減量・中止基準」を確認する．

10 患者への指導ポイント

- 副作用は軽微であるが外来治療のため十分注意点を確認しておく．

11 主な副作用と対策

a. 骨髄抑制

- 「imatinibの減量・中止基準」に従う．

●文献

1) Fujisawa S et al : Imatinib-based chemotherapy for newly diagnosed BCR-ABL positive Acute lymphoblastic leukemia : Japan Adult Leukemia Study Group (JALSG) Ph + ALL208 Study. blood **124** : 932, 2014
2) Ottmann OG et al : Imatinib compared with chemotherapy as front-line treatment of elderly patients with Philadelphia chromosome-positive acute lymphoblastic leukemia (Ph + ALL). Cancer **109** : 2068-2076, 2007
3) Vignetti M et al : Imatinib plus steroids induces complete remissions and prolonged survival in elderly Philadelphia chromosome-positive patients with acute lymphoblastic leukemia without additional chemotherapy : results of the Gruppo Italiano Malattie Ematologiche dell'Adulto (GIMEMA) LAL0201-B protocol. Blood **109** : 3676-3678, 2007

小児急性骨髄性白血病

- 一般的には cytarabine (Ara-C) とアントラサイクリン系薬の組み合わせを中心にした寛解導入療法を行った後, 大量 Ara-C を含む強化療法を行う.
- 白血病細胞の染色体異常・遺伝子変異の有無や初期治療反応性などによる再発リスク分類で層別化し, 低リスク群には急性期および晩期合併症の軽減を目指した治療が試み, 高リスク群に対しては第一寛解期での造血幹細胞移植を行う[1,2] (図1).

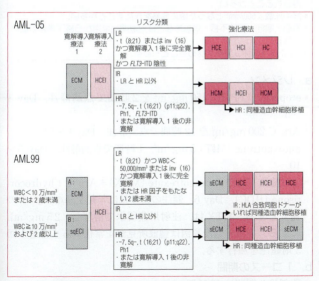

図1 わが国で用いられている小児急性骨髄性白血病に対する治療プロトコール

1 ECM療法（寛解導入療法1）

レジメン												
Day	1	2	3	4	5	6	7	8	9	10	11	12
◆寛解導入療法1：ECM												
etoposide（VP-16） 150 mg/m²/日，2時間点滴静注	↓	↓	↓	↓	↓							
cytarabine（Ara-C） 200 mg/m²/日，12時間点滴静注						↓	↓	↓	↓	↓	↓	↓
mitoxantrone（MIT） 5 mg/m²/日，1時間点滴静注						↓	↓	↓	↓	↓		
3剤髄注（TIT）：methotrexate（MTX） ＋Ara-C＋hydrocortisone（HDC）						↓						

主な副作用と発現期間の目安：詳細は本文の「主な副作用と対策」参照

- 血球減少がDay 7頃から出現する．骨髄回復は治療開始後5〜7週目頃に得られることが多い．
- 好中球数＜500/mm³ となった頃に発熱をきたすことが多い．
- 悪心・嘔吐・食欲不振・倦怠感などは治療開始早期から終了後まで認められる．
- Ara-C投与に伴う発熱を認めることもある．

a. レジメン

- etoposide（VP-16）150 mg/m² を2時間で点滴静注．Day 1〜5
- Ara-C 200 mg/m² を12時間で点滴静注．Day 6〜12
- mitoxantrone（MIT）5 mg/m²，1時間で点滴静注．Day 6〜10
- 3剤髄注（TIT）：methotrexate（MTX）＋Ara-C＋hydrocortisone（HDC），Day 6．髄注の投与量は年齢を基準に**表1**の通りとする．MTXは，注射用蒸留水で溶解し，2.5 mg/mLにする．中枢神経浸潤例は髄液所見が正常化するまで週1回3剤髄注を施行する．

b. 1コースの期間

- 薬剤投与期間は12日間
- Day 40で骨髄検査を行い，芽球の残存がないか確認するこ

表1 髄注の投与量

	3ヵ月未満	1歳未満	1歳	2歳	3歳以上
MTX	3 mg	6 mg	8 mg	10 mg	12 mg
Ara-C	6 mg	15 mg	20 mg	25 mg	30 mg
HDC	10 mg	10 mg	15 mg	20 mg	25 mg

とが望ましく，5％以上の芽球残存が確認されたら造血回復がなくともただちに次コースに進む．芽球の増加を認めなければ造血回復を待って次コースに進む．

c. コース数

- 本レジメン後にもう1コース寛解導入を行った後，大量Ara-Cを含む強化療法を3, 4コース行うことが一般的である（図1）．

d. 減量・休薬・中止の規定

- 臨床的にうっ血性心不全を呈している場合，または心エコー所見にて心筋障害を認める場合（LVSF＜27％，EF＜50％など）には，MITを中止する．
- VP-16投与中に血圧低下が起こった場合には，一旦休薬し，血圧が安定した後に25～50％の投与量で再開する．
- 高ビリルビン血症がある場合は以下に準じてMITとVP-16を減量する．
  ⅰ）直接ビリルビン 2.0～3.0 mg/dL：50％減量
  ⅱ）直接ビリルビン 3.0～5.0 mg/dL：75％減量
  ⅲ）直接ビリルビン＞5.0 mg/dL：回復するまでスキップする
- 腎機能障害がある場合には以下に準じてVP-16を減量する．
  CCr 10～50 mL/分/1.73 m^2：25％減量
  CCr＜10 mL/分/1.73 m^2：50％減量
  化学療法中に血清クレアチニンが基礎値の3倍または正常上限の3倍以上となれば以後の薬剤の投与をすべて中止する．
- CTCAE ver.4.0のGrade 3のアレルギー反応（適切な治療後も遷延・再発するもの）やアナフィラキシーが出現した場合は，以後の原因薬剤の使用を中止する．

- 化学療法中に AST/ALT が正常上限の 20 倍以上となれば以後の薬剤の投与をすべて中止する.
- CTCAE ver.4.0 の Grade 3 以上の感染症を認めた場合は,化学療法中であれば,以降の薬剤の投与をすべて休止する.回復した時点で化学療法を再開してもよい.

e. レジメンの注意点

- 本レジメンを寛解導入療法として用いた AML-05 試験において,診断時 1 歳未満の乳児例の寛解導入療法中死亡が認められた[3] ことを受け,乳児例に対しては初回寛解導入療法における髄注を除いた抗悪性腫瘍薬の投与量を体重換算の上,一律 2/3 量とする.

2 HCEI 療法 (寛解導入療法 2)

レジメン					
Day	1	2	3	4	5
◆寛解導入療法 2：HCEI					
• **VP-16** 100 mg/m²/日, 2 時間点滴静注	↓	↓	↓	↓	↓
• **Ara-C** 3 g/m²/回, 3 時間点滴静注	↓↓	↓↓	↓↓		
• **idarubicin (IDR)** 10 mg/m²/日, 1 時間点滴静注	↓				
• **3 剤髄注 (TIT)**： MTX＋Ara-C＋HDC	↓				
検査実施時期とその指標					
• 治療開始直前に好中球数 500/mm³ 以上, 血小板数 50,000/mm³ 以上					
主な副作用と発現期間の目安：詳細は本文の「主な副作用と対策」参照					

- 血球減少が Day 7 頃から出現する. 骨髄回復は治療開始後 4~5 週目頃に得られることが多い.
- 好中球数<500/mm³ となった頃に発熱をきたすことが多い. 特に α 連鎖球菌敗血症の頻度が高い.
- 悪心・嘔吐・食欲不振・倦怠感などは治療開始早期から終了後まで認められる.
- Ara-C 投与時に発熱・結膜炎を認めることが多い.

a. レジメン

- Ara-C 3 g/m^2, 1回3時間で点滴静注. 12時間毎で1日2回. Day 1〜3
- VP-16 100 mg/m^2, 2時間で点滴静注. Day 1〜5
- idarubicin (IDR) 10 mg/m^2, 1時間で点滴静注. Day 1
- 3剤髄注 (TIT):MTX + Ara-C + HDC を髄注. Day 1. 投与量は「ECM療法」参照

b. 1コースの期間

- 薬剤投与期間は5日間
- 次コースが可能なまでに骨髄回復が得られるのは治療開始から約4〜5週後であることが多い.
- 末梢血で芽球の増加が認められたら,その時点で骨髄を評価し,非寛解であれば早急に次の治療を考慮する.

c. コース数

- 本レジメンを含む寛解導入療法を行った後,大量 Ara-C を含む強化療法を3,4コース行うことが一般的である(図1).

d. 減量・休薬・中止の規定

- 「ECM療法」と同様であるが,大量 Ara-C 療法に伴い以下の点に留意する.
- CTCAE ver.4.0 の Grade 3以上の紅斑・結膜炎を呈した場合は Grade 2以下に回復するまで Ara-C を休薬する.
- CCr が 60 mL/分/1.73 m^2 未満の腎機能障害がある場合には大量 Ara-C の1回投与量を 3 g/m^2→2 g/m^2 に減量する.
- 大量 Ara-C 療法が原因と考えられる CTCAE ver.4.0 の Grade 3以上の中枢神経系障害を認めた場合は,以降の大量 Ara-C 投与について,中止の検討が必要である.

e. レジメンの注意点

- VP-16 と Ara-C の投与間隔は,各薬剤終了後3時間とする.

3 適応

- 診断時年齢が0〜18歳の急性骨髄性白血病(AML)(ただし,急性前骨髄球性白血病とダウン症候群に発症した AML につ

いてはそれぞれの病型に特異的な治療レジメンを用いる）
- 二次性 AML, MDS より進展した AML, NK/myeloid leukemia, および骨髄肉腫に対する有効性は明らかではない.
- 重症細菌感染症や心不全などで全身状態が不良である場合は適応を慎重に判断するべきである.
- PS 0〜2 を適応とするが, PS 3 でも原病に起因する全身状態の低下と判断される場合は適応に含める.

4 投与前の対応・投与中の対応・投与後の対応

a. 治療開始前・投与前の対応
[HCEI 療法]
- 以下の治療開始基準を満たすか確認する.
  i) 好中球数 500/mm^3 以上（最終の G-CSF 投与から 48 時間以上経過している）
  ii) 血小板数 50,000/mm^3 以上（3 日以内の血小板輸血なし）
  *なお, 末梢血中に芽球が増加してきたり, 骨髄にて芽球を 5%以上認めたりする場合は造血回復を待たずただちに本レジメンの開始を検討する.
- 治療遂行に支障のある感染症や臓器障害がみられない.

b. 投与中の対応
- バイタルサインのモニタリング, 悪心・嘔吐の予防と対処
① ECM 療法
- 本治療は AML の初回治療として行われるため腫瘍崩壊症候群（TLS）および播種性血管内凝固症候群（DIC）をきたす危険が高い.
- TLS に対しては輸液量の確保に加え, リスクに応じて allopurinol や rasbricase を投与する.
- また FAB 分類で M4, M4Eo, M5 など単球性白血病の要素を有する症例で, WBC が 50,000/mm^3 以上に増加していると TLS の高リスクとされるため少量 Ara-C（1〜3 mg/kg/回, 静注）で緩徐に細胞減少を試みることもある.
- 治療中は, 細菌（特に α 溶連菌やグラム陰性桿菌）, ウイルス, 真菌などあらゆる病原体が起炎菌となる感染症が発症し

やすいため，標準予防策の徹底に加え，ST合剤予防内服や予防的抗真菌薬の投与など十分な感染予防が推奨される．
- HEPAフィルターやlaminar air flowの使用も考慮すべきである．

② HCEI療法
- Ara-C症候群（後述）の予防のためにAra-C投与前にmethylprednisolone（mPSL）またはprednisolone（PSL）60 mg/m²/回（上限60 mg，30分で点滴静注を1日2回）の投与を推奨する．
- ステロイドの点眼を大量Ara-C開始時から最終投与24時間後まで行い，結膜炎予防を試みる．

c. 投与後の対応
- 高度の骨髄抑制が3週間以上遷延し，好中球減少性発熱はほぼ必発であるため，発熱を認めた場合は血液培養など細菌学的検査を行った上で経験的治療を可及的すみやかに行う必要がある．
- 小児AMLにおいて好中球減少期の予防的G-CSF投与は，非投与群と比べて生存率が改善しないのみならず，一部のサブグループにおいて再発率が上昇することが示唆されているためルチーンで行うべきではない[4]．

[HCEI療法]
- 大量Ara-C後はα溶連菌敗血症の頻度が高いため抗菌薬選択の際に考慮するべきである．
- α溶連菌敗血症から急性呼吸窮迫症候群（ARDS）をきたした際は適切な酸素化を維持するべく呼吸サポートを行い，適宜ステロイドの投与などを考慮する．

5 治療成績

- ECMレジメンを寛解導入療法1コース目に用いたAML99試験において骨髄反応率（本レジメン後の骨髄芽球が5％未満となる割合）は89％であった[1]．
- ECMとHCEIによる寛解導入療法を行ったAML99試験における完全寛解（CR）率は95％で，寛解導入中の死亡率は

1.2%だった[1].
- AML99試験の5年無イベント生存率（EFS）は61%, 5年全生存率（OS）は75%である[1].

6 患者への指導ポイント

- 高度な骨髄抑制による感染症がほぼ必発であるため，患者自身にも手洗いや全身の清潔保持などの必要性を説明し，感染予防を徹底する．

[HCEI療法]
- 大量Ara-Cによる結膜炎（後述）の予防のための点眼を1日3, 4回行う．
- 羞明や呼吸苦など症状の出現について注意するよう指導する．

7 主な副作用と対策

a. ECM療法・HCEI療法共通

① 骨髄抑制
- 貧血と血小板減少については適宜輸血を行い対処する．
- 好中球減少に対しては「投与後の対応」で述べたように予防的G-CSF投与をルチーンで行うべきではないが，重症感染症罹患時は臨床判断を優先する．

② 悪心・嘔吐
- 個々の薬剤の催吐性リスクは軽度〜中等度に分類され，$5-HT_3$受容体拮抗制吐薬の予防投与を行う．

b. HCEI療法

① Ara-C症候群
- 通常，薬剤投与後6〜12時間で発現し，発熱・筋肉痛・骨痛・皮疹・胸痛・結膜炎・倦怠感などを認める．
- 予防のためAra-C投与前のmPSLまたはPSLの投与が推奨される．

② ARDS
- 大量Ara-C後に生じたα溶連菌敗血症に関連して発症し得る．そのため，原因となり得る感染症の予防が重要である．

- G-CSF の使用が本症の発症に関与する可能性も示唆されているため，不用意な G-CSF の使用は慎むべきである．
- 発症した際は致死率が高いため，適切な酸素化を維持するべく呼吸サポートを行い，適宜ステロイドの投与などを考慮する．

③ 結膜炎
- 大量投与された Ara-C が涙液中に移行するため生じる．
- 予防としてステロイド点眼を大量 Ara-C 開始時から最終投与 24 時間後まで行う．

8 困ったときの工夫

- 安易な工夫は治療強度の軽減や，反対に合併症の増加の原因となり得るので，原則としてはプロトコールの遵守を心がけるべきで，主治医の裁量で治療レジメンを安易に変更してはならない．
- 重症細菌感染予防のために予防的抗菌薬投与の有効性を示す報告[5]もあるが耐性菌増加のリスクもあり一般には推奨されない．各施設における培養結果や感染症発生状況を勘案して適応を決定する．

● 文献

1) Tsukimoto I et al : Risk-stratified therapy and the intensive use of cytarabine improves the outcome in childhood acute myeloid leukemia : the AML99 trial from the Japanese Childhood AML Cooperative Study Group. J Clin Oncol 27 : 4007-4013, 2009
2) Tomizawa D et al : Excess treatment reduction including anthracyclines results in higher incidence of relapse in core binding factor acute myeloid leukemia in children. Leukemia 27 : 2413-2416, 2013
3) Tomizawa D et al : Appropriate dose reduction in induction therapy is essential for the treatment of infants with acute myeloid leukemia : a report from the Japanese Pediatric Leukemia/Lymphoma Study Group. Int J Hematol 98 : 578-588, 2013
4) 長谷川大輔，真部淳：小児血液疾患．G-CSF（顆粒球コロニー刺激因子）の基礎と臨床，東條有伸（編），医薬ジャーナル，大阪，p164-174, 2013
5) Kurt B et al : Prophylactic antibiotics reduce morbidity due to septicemia during intensive treatment for pediatric acute myeloid leukemia. Cancer 113 : 376-382, 2008

13 小児急性リンパ性白血病

1 レジメン

a. プロトコール IA, IB

レジメン					
Day	1	8	15	22	29
◆プロトコール IA					
• prednisolone（PSL） 60 mg/m², 分 3 内服	→	連日内服		→	･･･
• vincristine（VCR） 1.5 mg/m², 静注（max 2 mg）		Day 8 ↓	Day 15 ↓	Day 22 ↓	Day 29 ↓
• daunorubicin（DNR） 30 mg/m², 1 時間点滴静注		Day 8 ↓	Day 15 ↓		
• L-asparaginase（L-ASP） 5,000 U/m², 1 時間点滴静注		Day 12 ↓	Day 15 18 21 ↓ ↓ ↓	Day 24 27 ↓ ↓	Day 30 33 ↓ ↓
• methotrexate（MTX） 年齢別用量, 髄注	Day 1 ↓	Day 12 ↓			Day 33 ↓
検査実施時期とその指標：詳細は本文の「休薬の規定」「減量・中止の基準」参照					
WBC	○ ○	○ ○	○ ○	○ ○	○ ○
血小板数	○ ○	○ ○	○ ○	○ ○	○ ○
尿酸	○ ○	○			
血清クレアチニン	○ ○	○			
アミラーゼ			○ ○	○ ○	○ ○
AT-Ⅲ, Fib			○ ○	○ ○	○ ○
骨髄検査	○		○		○
主な副作用と発現期間の目安：詳細は本文の「主な副作用と対策」参照					
腫瘍崩壊症候群（TLS）					
骨髄抑制					
悪心・嘔吐					
中心性肥満					
脱毛					
膵炎					
便秘・末梢神経障害					

13. 小児急性リンパ性白血病

レジメン						
	Day	36	43	50	57	64
◆プロトコール IB						
● PSL 60 mg/m², 分 3 内服		Day 29～37 で漸減				
● cyclophosphamide（CPM） 1,000 mg/m², 1 時間点滴静注		Day 36 ↓				Day 64 ↓
● cytarabine（Ara-C） 75 mg/m², 静注		Day 38～41 ↓↓↓↓	Day 45～48 ↓↓↓↓	Day 52～55 ↓↓↓↓	Day 59～62 ↓↓↓↓	
● mercaptopurine（6-MP） 60 mg/m², 眠前内服		Day 36～57 連日内服				
● MTX 年齢別用量, 髄注			Day 45		Day 59	
検査実施時期とその指標：詳細は本文の「休薬の規定」「減量・中止の基準」参照						
WBC		○ ○	○ ○	○ ○	○ ○	○ ○
AST/ALT		○ ○	○ ○	○ ○	○ ○	○ ○
尿潜血検査		○			○	
骨髄検査						○
主な副作用と発現期間の目安：詳細は本文の「主な副作用と対策」参照						
骨髄抑制						
肝酵素上昇						
Ara-C 症候群						
出血性膀胱炎						

- prednisolone（PSL）60 mg/m², 分 3 内服. 15 mg/m² から開始し, Day 8 までにすみやかに増量
- vincristine（VCR）1.5 mg/m²（max 2 mg）＋ 生理食塩水（1 mg/10 mL となるよう調整），静注
- daunorubicin（DNR）30 mg/m²＋生理食塩水 100 mL, 1 時間で点滴静注
- L-asparaginase（L-ASP）5,000 U/m²＋5％ ブドウ糖液 100 mL, 1 時間点滴静注
- cyclophosphamide（CPM）1,000 mg/m²＋ 生理食塩水 100 mL, 1 時間で点滴静注

- cytarabine (Ara-C) 75 mg/m², 静注
- mercaptopurine (6-MP) 60 mg/m², 眠前に内服
- methotrexate (MTX) 1歳未満 6 mg, 1〜2歳未満 8 mg, 2〜3歳未満 10 mg, 3歳以上 12 mg + 注射用水 (2.5 mg/mL となるよう調整), 髄注

b. プロトコール M

レジメン	Day 1	8	15	22	29	36	43	50	57	64
◆プロトコール M										
6-MP 25 mg/m², 眠前内服	Day 1〜56 連日内服 →									
MTX 5,000 mg/m², 24時間点滴静注		Day 8 ↓		Day 22 ↓		Day 36 ↓		Day 50 ↓		
LV 15 mg/m², 静注 MTX 投与 42, 48, 54 時間後		↓↓↓		↓↓↓		↓↓↓		↓↓↓		
MTX 年齢別用量, 髄注		Day 8 ↓		Day 22 ↓		Day 36 ↓		Day 50 ↓		
検査実施時期とその指標:詳細は本文の「休薬の規定」「減量・中止の基準」参照										
WBC	○	○	○	○	○	○	○	○	○	○
AST/ALT	○	○	○	○	○	○	○	○	○	○
尿中クレアチニン	○	○	○	○	○	○	○	○	○	○
Ccr	○									
主な副作用と発現期間の目安:詳細は本文の「主な副作用と対策」参照										
肝酵素上昇		▅		▅		▅		▅		
腎不全		▅		▅		▅		▅		
白質脳症		▅		▅		▅		▅		

- 6-MP 60 mg/m², 眠前に内服
- MTX 5,000 mg/m² + 生理食塩水 500 mL, 24時間静注. 全体量の10%を30分で投与し, 残りを23.5時間で投与する.
- calcium folinate (LV) 15 mg/m², MTX 投与開始から 42, 48, 54 時間後に静注

- MTX，髄注，投与量はプロトコールⅠと同量

c．プロトコールⅢ

レジメン					
Day	1	8	15	22	29
◆プロトコールⅢ					
● dexamethasone（DEX） 10 mg/m², 分 3 内服	連日内服		Day 16～24 で漸減		
● VCR 1.5 mg/m²（max 2 mg），静注	Day 1 ↓	Day 8 ↓			
● doxorubicin（DXR） 30 mg/m²，1 時間点滴静注	Day 1 ↓	Day 8 ↓			
● L-ASP 10,000 U/m²，筋注	Day 1 Day 4 ↓ ↓	Day 8 Day 11 ↓ ↓			
● CPM 500 mg/m²，1 時間点滴静注			Day 15 ↓		
● Ara-C 75 mg/m²，静注			Day 17～20 ↓↓↓↓	Day 24～27 ↓↓↓↓	
● 6-MP 60 mg/m²，眠前内服			Day 15～28 連日内服		
● MTX 年齢別用量，髄注			Day 17 ↓	Day 24 ↓	
検査実施時期とその指標：詳細は本文の「休薬の規定」「減量・中止の基準」参照					
WBC, 好中球数	○ ○	○ ○	○ ○	○ ○	○ ○
血小板数	○ ○	○ ○	○ ○	○ ○	○ ○
アミラーゼ	○ ○	○ ○	○		
AT-Ⅲ，Fib	○ ○	○ ○	○		
骨髄検査	○				
主な副作用と発現期間の目安：詳細は本文の「主な副作用と対策」参照					
骨髄抑制					
膵炎					
Ara-C 症候群					

- dexamethasone（DEX）10 mg/m²，分 3 内服
- VCR 1.5 mg/m²（max 2 mg）＋生理食塩水（1 mg/10 mL となるよう調整），静注

- doxorubicin（DXR）30 mg/m^2＋生理食塩水 100 mL，1 時間で点滴静注
- L-ASP 10,000 U/m^2＋5％ブドウ糖液（5,000 U/0.5 mL となるよう調整），筋注
- CPM 500 mg/m^2＋生理食塩水 100 mL，1 時間で点滴静注
- Ara-C 75 mg/m^2，静注
- 6-MP 60 mg/m^2，眠前に内服
- MTX，髄注，投与量はプロトコール I と同量

d. 中間維持療法/維持療法

レジメン					
Day	1	8	15	…	63
◆中間維持療法					
6-MP 50 mg/m^2，眠前内服	Day 1〜70（10 weeks）連日内服				
MTX 20 mg/m^2，分 1 内服	Day 1 ↓	Day 8 ↓	Day 15 ↓	…	Day 63 ↓
Day	1	8	15	…	421
◆維持療法					
6-MP 50 mg/m^2，眠前内服	61 weeks 連日内服				
MTX 20 mg/m^2，分 1 内服 Weekly	Day 1 ↓	Day 8 ↓	Day 15 ↓	…	Day 421 ↓
検査実施時期とその指標：詳細は本文の「休薬の規定」「減量・中止の基準」参照					
WBC，好中球数，リンパ球数	○		○		○
血小板数	○		○		○
AST/ALT	○		○		○
主な副作用と発現期間の目安：詳細は本文の「主な副作用と対策」参照					
白血球減少					
AST/ALT 上昇					

- 6-MP 50 mg/m^2，眠前に内服
- MTX 20 mg/m^2，分 1 内服

2 適応

- 小児急性リンパ性白血病（ALL）標準リスク群（1歳以上6歳未満で初診時 WBC 20,000/mm^3 未満［または5週および12週の微小残存病変（PCR-MRD）陰性］の Ph 陰性 B-precursor ALL
- ただし，PSL 反応性，Day 15 骨髄所見，5週および12週の PCR-MRD 所見により治療（リスク）変更を考慮する．

3 1コースの期間

- プロトコール IA+IB で11週，プロトコール M 10週，プロトコール Ⅲ 5週×2，中間維持療法10週，維持療法63週，合計104週である．

4 コース数

- プロトコール IA→プロトコール IB→プロトコール M→プロトコール Ⅲ→中間維持療法→プロトコール Ⅲ→維持療法と治療を進める．

5 休薬の規定

- コントロールできない感染を認めるとき
- Grade 4 の非血液毒性を認めるとき

6 減量・中止の基準

a. 減量基準
- 6-MP：Grade 4 の AST/ALT の上昇
- VCR：重度の末梢神経障害を認めるとき
- CPM：出血性膀胱炎を認めるとき

b. 中止基準
- プロトコール IB 終了時の骨髄検査で寛解に至らないとき
- 治療中に再発をきたしたとき
- そのほか継続困難な有害事象を認めるとき

7 投与前の対応・投与中の対応・投与後の対応

a. 治療開始前,開始時の対応
- 適応患者の選択を確認する(年齢,WBC,細胞表面マーカー,キメラ遺伝子など).
- 腫瘍崩壊症候群(TLS),播種性血管内凝固症候群(DIC)の有無を確認する.
- 中枢神経浸潤の有無を髄液検査,CTやMRIで確認する.

b. 投与前の対応
- CPM 投与時は 3,000 mL/m^2,大量 MTX 投与時は 3,000〜4,500 mL/m^2 の大量輸液と尿のアルカリ化を行う.

c. 投与中の対応
- バイタルチェックを行う.
- L-ASP 投与時はアナフィラキシー反応に注意する.
- CPM 投与時は尿潜血検査を行い出血性膀胱炎の早期発見に努める.

d. 投与後の対応
- 副作用に対する対応を確認する.特に,L-ASPによる急性膵炎,VCRによるイレウス,大量MTXによる腎障害,髄注による白質脳症などに注意する.

8 治療成績

- BFM/AIEOP グループにおける B-precursor ALL の治療成績(AIEOP-BFM ALL2000)は 7 年全生存率(OS)91.8%,無イベント生存率(EFS)80.4%,標準リスク群(PCR-MRD based)に限ると 7 年 EFS は 91.2% である[1].
- 現在わが国においても,BFM プロトコールを基本にした臨床試験が進行中である.

9 レジメンの注意点・確認点

- 各薬剤に特徴的な副作用があるため,よく理解し治療にあたる.

10 患者への指導ポイント

- 主な副作用と発現時期を伝える.
- 骨髄抑制が必発であるため,感染予防の重要性と方法について説明する.

11 主な副作用と対策

a. 骨髄抑制
- 貧血や血小板減少は輸血で対応する. G-CSF は重症感染症の合併時以外ほとんど使用しない.

b. 悪心・嘔吐
- 5-HT_3 受容体拮抗薬を用いる.

c. 感染症
- ニューモシスチス肺炎の予防のため ST 合剤(3 日/週)を内服する.

12 困ったときの工夫

- 小児 ALL の治療は複雑であり,以下の原則に則って対処すべきである.
  ⅰ)エビデンスに基づいた判断をする.
  ⅱ)経験者の判断を仰ぐ.
  ⅲ)患者の安全を優先した判断をする.

● 文献
1) Conter V et al : Molecular response to treatment redefines all prognostic factors in children and adolescents with B-cell precursor acute lymphoblastic leukemia : results in 3184 patients of the AIEOP-BFM ALL 2000 study. Blood 115 : 3206-3214, 2010

初発慢性期 CML

レジメン								
Day	1	8	14	28	2M	3M	3M毎	
◆第1/2世代チロシンキナーゼ阻害薬療法 下記のいずれかを用いる								
• **imatinib** 400 mg, 1日1回内服	連日内服 →							
• **nilotinib** 300 mg, 1日2回内服								
• **dasatinib** 100 mg, 1日1回内服								
検査実施時期とその指標:詳細は本文の「休薬の規定」「減量・中止の基準」参照								
好中球数>1,000/mm³	○	○	○	○	○	○	○	○
血小板数>50,000/mm³	○	○	○	○	○	○	○	○
総ビリルビン<3.0 mg/dL	○	○	○	○	○	○	○	○
AST/ALT<300 IU/L	○	○	○	○	○	○	○	○
QTc<480 msec	○	○	○	○	○	○	○	○
胸水貯留<Grade 2, 3	○		○	○	○	○	○	○
BCR-ABL1 mRNA IS-qPCR検査	○						○	○
主な副作用と発現期間の目安:詳細は本文の「主な副作用と対策」参照								
浮腫・体液貯留								
皮疹								
血球減少								
肝機能障害								
頭痛・悪心・下痢								

1 レジメン

- 下記のいずれかのチロシンキナーゼ阻害薬(TKI)を用いる.

ⅰ) imatinib 400 mg,朝食後1日1回内服
ⅱ) nilotinib 300 mg,1日2回12時間毎内服(食前1時間または食後2時間を避ける)
ⅲ) dasatinib 100 mg,朝食後1日1回内服

2 適応

- 慢性期慢性骨髄性白血病(CML-CP)

3 治療期間

- 治療抵抗性あるいは不耐容がない限り継続すること

4 休薬の規定

- 好中球数<1,000/mm^3
- 血小板数<50,000/mm^3
- ヘモグロビン値<8.0 g/dL
- AST/ALT>300 IU/L
- 総ビリルビン>3.0 mg/dL
- QTc>480 msec
- Grade 3以上の非血液毒性を認めた場合

5 減量・中止の基準

a. 減量基準

- 休薬2週間以内に血液毒性が回復しない場合,減量投与する.
- AST/ALT:100〜300 IU/L
- 総ビリルビン:2.0〜3.0 mg/dL
- QTc:450〜480 msec
- Grade 2以上の非血液毒性が適切な支持療法でも遷延する場合
- 減量方法
 ⅰ) imatinib 300 mg,朝食後1日1回内服
 ⅱ) nilotinib 400 mg,朝食後1日1回内服
 ⅲ) dasatinib 80 mg,朝食後1日1回内服

b. 中止基準

- 急性期/移行期に病期進行が認められた場合
- ELN 基準で Failure に該当する場合
  - ⅰ) 治療 3 ヵ月：血液学的完全寛解未達成
  - ⅱ) 治療 6 ヵ月：*BCR-ABL1*＞10% または Ph＋＞35%
  - ⅲ) 治療 12 ヵ月：*BCR-ABL1*＞1% または Ph＋＞0%
  - ⅳ) 治療 12 ヵ月以降：治療効果の消失
  - ⅴ) T315I を含む *ABL1* 点突然変異を認めた場合
  - ⅵ) 付加的染色体異常を認めた場合
- 継続困難な有害事象を認めた場合

6 投与前の対応・投与中の対応・投与後の対応

a. 治療開始前の対応

- Ph 染色体および付加的染色体異常の有無の確認
- *BCR-ABL1* mRNA の type の確認：Major または minor
- 合併症と併用禁忌薬の確認
- 妊娠の有無の確認
- 患者の年齢，合併症や併用薬との兼ね合いから 3 種類の TKI の中から 1 つを選択
  - ⅰ) imatinib 慎重投与：肝障害，腎機能障害，心疾患
  - ⅱ) nilotinib 慎重投与：心疾患，肝疾患，膵疾患，糖尿病，高脂血症
  - ⅲ) dasatinib 慎重投与：肺疾患，肝障害，腎機能障害，心疾患，出血傾向

b. 投与前の対応

- 減量・中止基準の確認，副作用の発現の確認
- 頭痛，下痢，悪心，皮疹などの初期副作用に対する予防薬・頓用薬の準備

c. 投与中の対応

- アレルギー反応（皮疹・肝機能障害）の有無の確認
- 定期的心電図による QTc 延長，胸部 X 線検査による胸水貯留の有無を確認
- 副作用に対する休薬・減量を含む適切なマネージメント

- アドヒアランス低下・薬剤相互作用の悪影響が疑われたら血中濃度測定（保険診療）

d. 投与後の対応

- 薬剤抵抗性に対してダイレクトシークエンス法などによる *ABL1* 点突然変異解析（保険診療適用外）
- 不耐容に対して適切な対症療法
- 切り替え薬の検討（「Ⅱ-15. 治療抵抗性慢性期 CML，16. 1st line TKI に不耐容の慢性期 CML」参照）

7 治療成績（奏効率）

- 新規 CML-CP 846 例を対象とした ENESTnd 試験において治療 12 ヵ月時点の分子遺伝学的大寛解（MMR）達成率は imatinib 群 22％，nilotinib 300 mg bid 群 44％，nilotinib 400 mg bid 群 43％であった[1]．
- 新規 CML-CP 519 例を対象とした DASISION 試験において治療 12 ヵ月までに一度でも MMR を達成した症例の割合は imatinib 群 28％，dasatinib 群 46％であった[2]．

8 レジメンの注意点・確認点

- 妊娠女性に対してはいずれの TKI も禁忌であり，治療中は避妊が必要であること
- 造血器腫瘍の治療経験が豊富な医師により行うこと
- 治療効果と安全性評価のために定期的な検査が必要であること
- 治療中断後の安全性は確立されていないので，現在のところは治療を中断してはならないこと

9 患者への指導ポイント

- 検診で早期に発見された患者は無症状で病識がないため，治療の必要性について十分な患者教育が重要
- 治療の中断は急性転化をきたす可能性があることから，現在のところは中断してはならないことを指導
- 特に若い患者に対しての治療中の避妊の必要性について説明

- 生活リズムと併用薬をふまえた内服時間の設定
- 併用禁忌薬とグレープフルーツ禁忌の説明
- 下痢・脱水時の QTc 延長の悪化があるためシックデイの対応
- 副作用の種類，発現頻度や時期を説明
- 副作用のマネージメントは十分可能であること，それでも不耐容の場合は切り替え薬のオプションがあることを説明し，副作用に対する不安感を除く．

10 主な副作用と対策

a. 浮腫・体液貯留

- imatinib を投与したほとんどの症例で Grade 1, 2 の顔面や眼瞼浮腫などの末梢性浮腫を認める．
- dasatinib の一部の症例（特に高齢者）で投与開始からの時期によらず常に胸水貯留のリスクがある．多くは利尿薬の少量投与でマネージメントが可能である．

b. 皮疹

- imatinib または nilotinib を投与した症例で Grade 1, 2 の四肢・体幹の皮疹が比較的早期に出現することがある．抗アレルギー薬の内服やステロイドの塗布が有効である．
- imatinib 例で極めて稀であるが Stevens-Johnson 症候群や中毒性表皮壊死症に重症化する例があり，薬剤中止とステロイドパルス療法が必要である．

c. 悪心・下痢・消化管出血

- imatinib を投与した少数の症例で投与初期に悪心・下痢を訴えることがあるが，domperidone（ナウゼリン）や整腸薬にて対応可能である．
- また，3ヵ月を過ぎてから原因不明の貧血をみたら消化管出血を疑った方がよい．特に dasatinib による出血性腸炎が知られており，サイトメガロウイルスとの関連も疑われている．dasatinib 中止と入院加療が必要である．

d. 血球減少

- すべての TKI で 3ヵ月までに好中球減少，貧血，血小板減

少をみることがある．臨床試験から示される発現頻度は dasatinib＞imatinib＞nilotinib である．中止・減量基準に従って対応する．

e. 肝機能障害・高ビリルビン血症

- 日本人で UGT1A1 酵素活性が生まれつき低い患者では nilotinib による間接ビリルビン上昇が投薬初期から認められる．また 3 ヵ月以降も感冒薬などの併用で UGT1A1 に対する競合的作用によりビリルビン上昇を認めることがある．しかしながら，総ビリルビンで 3.0 mg/dL 以下なら継続可能である．

- 一方，投与初期に AST/ALT 上昇がいずれの TKI でも用量依存的またはアレルギー性機序により発症することがある．臨床試験からみる頻度は nilotinib＞imatinib＞dasatinib である．AST/ALT＞300 IU/L の場合，薬剤性重症肝障害として薬剤中止と肝庇護を行い，劇症化に備え凝固系検査もモニターする．アレルギー性機序の場合はステロイド少量投与が有効のこともある．

f. 頭痛

- 3 人に 1 人くらいの割合で nilotinib 投与直後に一過性に頭痛を訴える．前もって NSAIDs 頓服を指示することで，数日間乗り切ればその後はない．

g. 出血傾向

- 投与時期によらず dasatinib の off-target 作用による血小板機能低下が知られており，特に高齢者において皮膚粘膜出血や脳出血などの重篤な出血が報告されている．dasatinib 投与時は抗血小板薬併用を避けた方がよい．

h. 血管イベント（末梢動脈閉塞・脳梗塞・虚血性心疾患）

- nilotinib で重篤な血管イベントが問題となる．高血圧・糖尿病・高脂血症の厳格な治療と高リスク症例では定期的に足関節上腕血圧比（ankle brachial index：ABI）を測定し，抗血小板薬を積極的に投与する．

11 困ったときの工夫

- 複数の合併症をもつ高齢者やunmet needsでは，TKIの選択に悩むため，いずれかのTKIでdose escalation法による安全な投与を行うことができる．2週間に1段階ずつ用量を増加することで，用量依存的副作用の発現も減少させる．
- アドヒアランスの低下が疑われた場合や薬物相互作用の影響が考えられる場合は血中濃度を測定する．
- *UGT1A1*, *CYP3A4/5* や *ABCG2* のSNP解析から得られる酵素活性低下の推定が減量の理論的裏付けとなる．

● 文献
1) Saglio G et al : Nilotinib versus imatinib for newly diagnosed chronic myeloid leukemia. N Engl J Med 362 : 2251-2259, 2010
2) Kantarjian HM et al : Dasatinib versus imatinib in newly diagnosed chronic-phase chronic myeloid leukemia. N Engl J Med 362 : 2260-2270, 2010

15 治療抵抗性慢性期 CML

レジメン						
	Day	2週	1M	3M	6M	12M以降
◆下記のうちいずれか1種類を選択する.						
• dasatinib 100 mg, 1日1回内服						
• nilotinib 400 mg, 1日2回内服			連日内服			
• bosutinib 500 mg, 1日1回内服						
検査実施時期とその指標:詳細は本文の「休薬の規定」「減量・中止の基準」参照						
好中球数 1,000/mm³ 以上	○	○	○	○	○	○
血小板数 50,000/mm³ 以上	○	○	○	○	○	○
非血液毒性 Grade 2以下	○	○	○	○	○	○
(nilotinib:心電図 QT 延長)	○	○	○	○	○	○
骨髄染色体検査(Gバンド法)	−	−		○		○
BCR-ABL1遺伝子量測定(IS-PCR法)	−	−	○	○	○	○
主な副作用と発現期間の目安:詳細は本文の「主な副作用と対策」参照						
• dasatinib, nilotinib, bosutinib 共通						
骨髄抑制(好中球減少,血小板減少,貧血)						
頭痛・悪心						
発疹						
• dasatinib で注意すべき副作用						
体液貯留(胸水・心嚢液・浮腫)						
出血(中枢神経系・消化管)						
心電図 QT 延長						
• nilotinib で注意すべき副作用						
高血糖						
膵炎						
心血管系イベント(心筋梗塞・狭心症・心不全)						
心電図 QT 延長						
肝機能障害						
• bosutinib で注意すべき副作用						
消化器症状(下痢)						
肝機能障害						

1 レジメン

- 初回治療で使用していない第2世代チロシンキナーゼ阻害薬（2G-TKI）へ変更する．
- nilotinib 400 mg，1日2回内服
- dasatinib 100 mg，1日1回内服（1回 140 mg まで増量可）
- bosutinib 500 mg，1日1回内服（1回 600 mg まで増量可）

2 適応

- 慢性期慢性骨髄性白血病（CML-CP）：治療抵抗性（resistance）は European LeukemiaNet（ELN）の判定基準で Failure に分類される（表1）．

3 1コースの期間・コース数

- 変更後，再び治療効果を喪失する，あるいは忍容性がなくなるまで

4 休薬の規定

- 好中球数＜1,000/mm^3
- 血小板数＜50,000/mm^3
- Grade 3 または4の非血液毒性を認め，医師が投与不適と判断した場合［nilotinib は Grade 2 以上の心電図 QTc 延長（≧480 msec）を認めた場合も休薬が必要］
- 血液毒性が Grade 2 以下，非血液毒性が Grade 1 以下またはベースラインに回復で再開

5 減量・中止の基準

a. dasatinib の減量・中止基準および減量方法

- 好中球数＜1,000/mm^3（7日間を超えて持続）
- 血小板数＜25,000/mm^3
- 再開後も Grade 3 または4の非血液毒性を認め，医師が投与不適と判断した場合
- 減量方法：血液毒性による初回休薬後は，1日1回 100 mg

表1 CMLをTKIで初回治療した際の治療効果判定基準「ELN2013年改訂版」

判定時期	Optimal	Warning	Failure
診断時	該当なし	高リスク[*1]：CCA/Ph+[*2]	該当なし
3ヵ月	IS ≦10% および/または PCyR 達成	IS >10% および/または PCyR 未達成	CHR 未達成 および/または CyR なし
6ヵ月	IS<1% および/または CCyR 達成	IS 1〜10% および/または PCyR 未達成	IS>10% および/または PCyR 未達成
12ヵ月	MMR 達成	MMR 未達成	IS>1% および/または CCyR 未達成
いずれかの時点で	MMR 達成維持	CCA/Ph−(−7, or 7q−)[*3]	CHR 喪失，CCyR 喪失，2回連続の MMR 喪失，遺伝子変異の出現，CCA/Ph+[*2]

[Baccarani M et al : Blood **122** : 872-874, 2013 より引用]

血液学的反応
　complete hematologic response (CHR)：末梢血データの正常化，骨髄外病変なし

細胞遺伝学的反応（染色体検査にて判定）
　complete cytogenetic response (CCyR)：Ph+細胞＝0% まで減少
　partial cytogenetic response (PCyR)：Ph+細胞＝1〜35% まで減少
　CyR なし：Ph+細胞>95%

分子遺伝学的反応
　IS＝*BCR-ABL1* mRNA (international scale)：国際標準化法で *BCR-ABL1* mRNA/*ABL1* などの housekeeping 遺伝子 mRNA を測定
　major molecular response (MMR)：*BCR-ABL1* mRNA≦0.1%＝MR$^{3.0}$ かそれ以上

*1 Sokal あるいは Hasford スコアによる高リスク群
*2 CCA/Ph+, clonal chromosome abnormalities/Ph+：Ph+細胞におけるクローナルな染色体異常
*3 CCA/Ph−：Ph−細胞におけるクローナルな染色体異常
*4 臨床的意義のある上昇の閾値は測定感度により 2〜10 倍と差がある．

で再開するが，2回目以降あるいは非血液毒性による休薬後は，1日1回 80 mg に減量する．さらに休薬が必要となった場合は投与を中止

b. nilotinib/bosutinib の減量・中止基準

- 好中球数＜1,000/mm^3（休薬後2週間以内に回復すれば減量なし）
- 血小板数＜50,000/mm^3（休薬後2週間以内に回復すれば減量なし）
- nilotinib では，Grade 3 または 4 のビリルビン増加，AST/ALT 増加，リパーゼ増加あるいは Grade 2 以上の QTc 延長（≧480 msec）の場合，休薬した後減量する．
- bosutinib では，Grade 3 または 4 の AST/ALT 増加，下痢の場合，休薬した後減量する．

c. nilotinib/bosutinib の減量方法

- 血液毒性が2週間以内に回復しなかった場合，nilotinib/bosutinib は1日1回400 mg へ減量する（bosutinib は1日1回300 mg まで減量可能）．
- nilotinib ではビリルビン増加・リパーゼ増加が，bosutinib では下痢が Grade 1 以下に回復した場合，あるいは AST/ALT 増加が施設基準値（ULN）の2.5倍まで回復した場合，1日1回400 mg へ減量する．
- nilotinib の中止：2週間の休薬以降も QTc が 450〜480 msec の場合は，1日1回400 mg へ減量するが，再度 QTc≧480 msec に延長した場合は投与を中止
- bosutinib の中止：ビリルビン≧ULN×2倍，AST/ALT≧ULN×3倍かつ ALP＜ULN×2倍となった場合は投与を中止（Possible Hy's law case）．

6 投与前の対応・投与中の対応・投与後の対応

a. 投与前の対応（抵抗性となった原因を検索）

- 前治療時の服薬アドヒアランス，薬物相互作用について確認する．
- *BCR-ABL1* 遺伝子量，ABL キナーゼ領域の点突然変異解析（保険適用外），骨髄染色体検査（G バンド法）による付加的染色体異常の有無，imatinib であれば血中濃度測定（保険適用）などについて確認する．

- NCCN ガイドラインでは,*in vitro* での ABL キナーゼ点突然変異毎の薬剤感受性(表2)に加えて既知の臨床試験データから選択すべき TKI が推奨されている(表3).
- 点変異を認めない,あるいはどの TKI にも感受性を示す例

表2 *in vitro* での各種 TKI に対する主な ABL キナーゼ点突然変異の感受性(IC_{50})

		imatinib (nM)	nilotinib (nM)	dasatinib (nM)	bosutinib (nM)
	native BCR-ABL1	260	13	0.8	41.6
P-loop	M244V	2000	38	1.3	NA
	G250E	1350	48	1.8	179.2
	Q252H	1325	70	3.4	NA
	Y253H	>6400	450	1.3	NA
	Y253F	3475	125	1.4	NA
	E255K	5200	200	5.6	394
	E255V	>6400	430	11	NA
ATP binding site	V299L	540	NA	18	1086
	F311L	480	23	1.3	NA
	T315I	>6400	>2000	>200	1890
	T315A	971	61	125	NA
	F317L	1050	50	7.4	100.7
	F317V	350	NA	53	NA
catalytic domain	M351T	880	15	1.1	29.1
	E355G	2300	NA	1.8	NA
	F359V	1825	175	2.2	38.6
	V379I	1630	51	0.8	NA
A-loop	L387M	1000	49	2	NA
	H396R	1750	41	1.3	NA
	H396P	850	41	0.6	33.7

High sensitivity Intermediate sensitivity High insensitivity

[Cardama AQ et al : Blood 113 : 1619-1630, 2009 より改変]

NA : not available

表3 **ABL キナーゼ領域の各種点突然変異に対する TKI の選択**

Y253H, E255K/V, F359V/C/I	dasatinib
F317L/V/I/C, T315A, V299L	nilotinib
E255K/V, F317L/V/I/C, F359V/I/C, T315A, Y253H	bosutinib

[NCCN：NCCN Clinical Practice Guidlines in Oncology, Chronic Myelogenous Leukemia, 2015 より引用]

では，年齢・合併症などの患者背景に応じて TKI を選択する．

- T315I 変異を認めた例では，上記3剤すべてに抵抗性となるため，同種移植の適応について考慮し，患者および血縁ドナー候補者の HLA 検索を開始する（ponatinib は T315I 変異陽性例にも有効であるがわが国では保険未承認）．

b. 投与中の対応

- 定期的に血液検査（血算，白血球分画など）を行う．
- 血液検査は，変更後，最初の1～2ヵ月は毎週，以降は1ヵ月毎に行う．
- *BCR-ABL1* 遺伝子量の測定を3ヵ月毎に行う．
- 副作用プロファイルの異なる薬剤へ切り替えるので，新たな副作用の発現を確認する．

c. 投与後の対応

- 変更後，ELN の判定基準 2013 年度版に従い，治療効果をモニターする（表4）．

7 治療成績（奏効率）

- imatinib 抵抗性・不耐容の CML-CP 670 例を対象とした dasatinib の至適投与量（100 mg，1日1回を含む）を検討する海外第Ⅲ試験（CA180-034 試験）：6年のフォローアップ時で治療継続率は 28％であり，全生存率（OS），無増悪生存率（PFS）はそれぞれ 70～77％，40～51％であった．分子遺伝学的大寛解（MMR）達成率は，43％であった[1]．
- imatinib 抵抗性・不耐容の CML-CP 321 例を対象とした nilotinib 400 mg，1日2回の海外第Ⅱ試験（CAMN107A2101

表4 imatinib 抵抗性例に対する二次治療の際の治療効果判定基準「ELN2013 年改訂版」

判定時期	Optimal	Warning	Failure
ベースライン		CHR 未達成または喪失, CCyR の喪失, 高リスク[*1]	
3ヵ月	IS ≦10% および/または Ph＋＜65%	IS＞10% および/または Ph＋65～95%	CHR 未達成 および/または CyR なし 新規変異の検出
6ヵ月	IS ≦10% および/または PCyR 達成	IS ≦10% および/または Ph＋35～65%	IS＞10% および/または Ph＋＞65% 新規変異の検出
12ヵ月	IS＜1% および/または CCyR 達成	IS 1～10% Ph＋1～35%	IS＞10% および/または PCyR 未達成 新規変異の検出
いずれかの時点で	MMR 達成維持	CCA/Ph－(-7, or 7q-)[*3] または IS＞0.1%	CHR 喪失, CCyR または PCyR 喪失, 新規変異の検出, MMR 喪失, CCA/Ph＋[*2]

[Baccarani M et al : Blood 122 : 872-874, 2013 より引用]

*1, 2, 3 表1注参照

試験）：4 年のフォローアップ時で治療継続率は 31% であり細胞遺伝学的大寛解（MCyR）達成率 59%, 細胞遺伝学的完全寛解（CCyR）達成率 45% であり, OS, PFS はそれぞれ 78%, 58% であった[2]．

- imatinib 抵抗性・不耐容の CML-CP 288 例を対象とした bosutinib 500 mg, 1 日 1 回の海外第 I／II 試験（B1871007 試験）：2 年のフォローアップ時で MCyR 達成率 59%, CCyR 達成率 48% であり, MMR 達成率は 35% であった. また OS, PFS はそれぞれ 91%, 81% であった[3]．

8 患者への指導ポイント

- TKI 治療中の副作用は 3 つに大別される．
- 治療開始早期にみられる Grade 3 または 4 の毒性で, 休

薬・減量など適切なマネージメントにより大部分が改善するが，およそ10％は治療中止につながる．
- 治療開始早期から Grade 1, 2 程度の毒性が持続し，QOL の低下や服薬アドヒアランスの低下につながることがある．
- 長期の治療中にみられる off-target 作用の毒性で，心血管・呼吸器・消化器・免疫・糖および脂質代謝に異常が生じることがあり，定期的なモニタリングが必要となる．

9 主な副作用と対策

a. 骨髄抑制
- 休薬や減量で対応する．

b. 非血液毒性
- 下記の副作用が発現した際には休薬や減量で対応する．
  ⅰ) dasatinib：出血（中枢神経系，消化管），体液貯留（胸水，心囊液），肺高血圧症
  ⅱ) nilotinib：QTc 延長，心疾患（心筋梗塞，狭心症，心不全），末梢動脈閉塞性疾患，高血糖，膵炎
  ⅲ) bosutinib：肝機能障害，下痢，消化管出血，体液貯留（胸水，心囊液），QTc 延長

c. そのほかの対策
- 体液貯留：適宜，胸部 X 線を実施．重篤な胸水は胸腔穿刺，酸素吸入，利尿薬，副腎皮質ステロイドの投与
- QT 延長：適宜，心電図を実施．電解質異常があれば補正

10 困ったときの工夫

- アドヒアランス維持のために，服薬カレンダーチェックや残薬確認を行う．
- 骨髄抑制により，標準量の TKI 投与が困難であっても，効果が十分であればよい．
- ELN の判定基準で Failure となった際には，さらなる TKI の切り替えを考慮する．

● 文献
1) Shah NP et al : Long-term outcome with dasatinib after imatinib failure in chronic-phase chronic myeloid leukemia : follow-up of a phase 3 study. Blood **123** : 2317-2324, 2014
2) Giles FJ et al : Nilotinib in imatinib-resistant or imatinib-intolerant patients with chronic myeloid leukemia in chronic phase : 48-month follow-up results of a phase II study. Leukemia **27** : 107-112, 2013
3) Gambacorti-Passerini GC et al : Bosutinib efficacy and safety in chronic phase chronic myeloid leukemia after imatinib resistance or intolerance : Minimum 24-month follow-up. Am J Hematol **89** : 732-742, 2014

1st line TKI に不耐容の慢性期 CML

1 レジメン

- 不耐容と判断したチロシンキナーゼ阻害薬（TKI）を中止し，患者背景に応じてほかの TKI へ変更する．レジメン表は「Ⅱ-15. 治療抵抗性慢性期 CML」参照
- nilotinib 400 mg，1 日 2 回内服
- dasatinib 100 mg，1 日 1 回内服（1 回 140 mg まで増量可）
- bosutinib 500 mg，1 日 1 回内服（1 回 600 mg まで増量可）
- imatinib 400 mg，1 日 1 回内服（1 回 600 mg まで増量可）

2 適応

- 慢性期慢性骨髄性白血病（CML-CP）（1st line の TKI に不耐容）：不耐容（intolerance）とは，適切な補助療法を行っても Grade 3 または 4 の副作用（Adverse Events：AEs）を繰り返す，あるいは Grade 2 以下の副作用が 1 ヵ月以上持続し，標準量の TKI を継続できない場合と定義

3 1 コースの期間・コース数

- 再び忍容性が保持できなくなる，あるいは治療効果が消失するまで

4 休薬の規定（4 剤とも下記に従う）

- 好中球数<1,000/mm^3
- 血小板数<50,000/mm^3
- Grade 3 または 4 の非血液毒性を認め，医師が投与不適と判断した場合［nilotinib は Grade 2 以上の心電図 QTc 延長（≧480 msec）を認めた場合も休薬が必要］
- 血液毒性が Grade 2 以下，非血液毒性が Grade 1 以下またはベースラインに回復で再開

5 減量・中止の基準

a. dasatinib の減量・中止基準および減量方法

- 好中球数<1,000/mm^3（7日間を超えて持続）
- 血小板数<25,000/mm^3
- 再開後も Grade 3 または 4 の非血液毒性を認め，医師が投与不適と判断した場合
- 減量方法：血液毒性による初回休薬後は，1日1回 100 mg で再開するが，2回目以降あるいは非血液毒性による休薬後は，1日1回 80 mg に減量する．さらに休薬が必要となった場合は投与を中止する．

b. nilotinib/bosutinib の減量・中止基準

- 好中球数<1,000/mm^3（休薬後2週間以内に回復すれば減量なし）
- 血小板数<50,000/mm^3（休薬後2週間以内に回復すれば減量なし）
- nilotinib では，Grade 3 または 4 のビリルビン増加，AST/ALT 増加，リパーゼ増加あるいは Grade 2 以上の QTc 延長（≧480 msec）の場合，休薬した後減量する．
- bosutinib では，Grade 3 または 4 の AST/ALT 増加，下痢の場合，休薬した後減量する．

c. nilotinib/bosutinib の減量方法

- 血液毒性が2週間以内に回復しなかった場合，nilotinib/bosutinib は1日1回 400 mg へ減量する（bosutinib は1日1回 300 mg まで減量可能）．
- nilotinib ではビリルビン増加・リパーゼ増加が，bosutinib では下痢が Grade 1 以下に回復した場合，あるいは AST/ALT 増加が施設基準値（ULN）の 2.5 倍まで回復した場合，1日1回 400 mg へ減量する．
- nilotinib の中止：2週間の休薬以降も QTc が 450～480 msec の場合は，1日1回 400 mg へ減量するが，再度 QTc≧480 msec に延長した場合は投与を中止
- bosutinib の中止：ビリルビン≧ULN×2倍，AST/ALT≧

ULN×3倍かつALP<ULN×2倍となった場合は投与を中止（Possible Hy's law case）

d. imatinibの減量・中止基準

- 休薬後に再度Grade 3の血液毒性を認めた場合は，1日1回300 mgへ減量する．
- Grade 3または4のビリルビン増加がGrade 1に，AST/ALT増加が施設基準値（ULN）の2.5倍まで回復すれば1日1回300 mgへ減量する．

6 投与前の対応・投与中の対応

a. 投与前の対応

- 2G-TKIは非血液毒性においてimatinibと交差不耐容を示さず，imatinib不耐容例では2G-TKIへの切り替えが推奨される．この際，点変異がない抵抗性例と同様に年齢・合併症など患者背景に応じた薬剤選択を行う．
- 副作用により標準量のTKIが内服できておらず，至適効果を得られていない例もあり，骨髄染色体検査・*BCR-ABL1*遺伝子量など治療効果を確認する．
- 服薬アドヒアランスや薬物相互作用について確認する．

b. 投与中の対応

- TKI切り替え後は抵抗性例と同じELNの基準で治療効果を評価する（Ⅱ-15. **表4**参照）．
- TKI毎に副作用プロファイルが異なるため，新たな副作用の発現に注意する．

---

topics● 服薬アドヒアランスと治療効果の関係

- imatinibで治療を受けた87名の初発CML-CPを対象とした服薬アドヒアランスに関する観察研究では6年時点での分子遺伝学的大寛解（MMR）達成率は，アドヒアランスが80％を超えると81.2％だが，80％以下では0％であり，アドヒアランスが90％を超えると93.7％だが，90％以下では13.9％であった[1]．

7 治療成績（奏効率）

- imatinib からほかの TKI（nilotinib, dasatinib, bosutinib）へ切り替えた際の治療成績を示す．
- imatinib に不耐容を示す CML 52 名を対象とした nilotinib への切り替え試験（ENRICH 試験）：ベースラインで存在した 182 件の AEs は，nilotinib へ切り替えて 3 サイクル（1 サイクルは 28 日）終了後に 130 件（71.4％）で改善傾向を示した．そのうち 117 件で AEs が消失し，13 件で Grade 2 から 1 へ改善した．また治療効果は，評価可能 49 例のうち 17 例がベースライン時に MMR 未達成であったが，nilotinib への切り替えにより 14 例が MMR を達成した[2]．
- imatinib に抵抗性・不耐容の CML-CP（n＝1,422 名）を対象とした nilotinib への切り替え試験（ENACT 試験）：不耐容 573 名（40.3％）を含む本試験における nilotinib 400 mg 1 日 2 回投与後の AEs による治療中止例は 204 名（14.3％）と少なかった．Grade 3 以上の AEs として，血小板減少（22％），好中球減少（14％），高リパーゼ血症（7％），高ビリルビン血症（4％）などを認めたが，一時的な休薬や減量により 87％の患者で標準量の nilotinib 投与が可能であった．本試験ではフランスのコホート（n＝168 名）において，詳細な治療効果が判定され，nilotinib 切り替え後の MMR 達成率は，6 ヵ月で 25％，12 ヵ月で 45％であった．また 18％の患者が切り替え 12 ヵ月で $BCR\text{-}ABL1/ABL1 < 0.003\%^{IS}$ を達成した[3]．
- imatinib 抵抗性・不耐容の CML-CP 670 名を対象とした dasatinib の至適投与量（100 mg 1 日 1 回を含む）を検討する海外第Ⅲ相試験（CA180-034 試験）：6 年のフォローアップ時で治療継続率は 28％であった．非血液毒性の大部分は切り替え後 2 年以内に生じ，持続する AEs も Grade 1, 2 と軽微であった．主な AEs では，骨格筋痛（49％），頭痛（47％），感染症（47％），下痢（41％）であり，Grade 3 以上の AEs は，感染症（6％），胸水貯留（5％）などを認めた．dasatinib 100 mg 1 日 1 回投与へ切り替えた群での長期の治

療成績は, 6年時点での全生存率 (OS), 無増悪生存率 (PFS), MMR達成率はそれぞれ71%, 49%, 43%と良好であった[4].

- imatinib抵抗性・不耐容のCML-CP 288名（うち不耐容88名）を対象としたbosutinib 500 mg 1日1回の海外第Ⅰ/Ⅱ相試験（B1871006試験）: 2年のフォローアップ時に認められた主な非血液毒性は, 下痢 (84%), 悪心 (45%), AST/ALT上昇 (50/58%), 低リン血症 (43%), 低カルシウム血症 (43%) であった. このうち10%以上で確認されたGrade 3以上のAEsは下痢, ALT上昇であった. bosutinibへ切り替え後, 6ヵ月での治療効果は, 細胞遺伝学的大寛解 (MCyR) 達成率が59% (うち細胞遺伝学的完全寛解 (CCyR) 達成率は48%) であり, 35%の患者でMMRを達成した[5].

8 患者への指導ポイント

- TKI治療は服薬アドヒアランスと治療効果に明確な関連性があることを説明し, 不耐容によるアドヒアランス低下がある場合は, 積極的に主治医に相談するように努める.

9 主な副作用と対策

- 「Ⅱ-15. 治療抵抗性慢性期CML」参照

10 困ったときの工夫

- アドヒアランス維持のために, 服薬カレンダーチェックや残薬確認を行う.
- 骨髄抑制により, 標準量のTKI投与が困難であっても, 効果が十分であればよい.
- ELNの判定基準でFailureとなった際には, さらなるTKIの切り替えを考慮する.

● 文献

1) Marin D et al : Adherence is the critical factor for achieving molecular responses in patients with chronic myeloid leukemia who achieve com-

plete cytogenetic responses on imatinib. J Clin Oncol **28** : 2381-2388, 2010
2) Cortes JE et al : Change in Chronic Low-Grade Nonhematologic Adverse Events (AEs) and Quality of Life (QoL) in Adult Patients (pts) with Philadelphia Chromosome-Positive (Ph+) Chronic Myeloid Leukemia in Chronic Phase (CML-CP) Switched From imatinib (IM) to nilotinib (NIL). ASH annual meeting abstr acts : #3782, 2012
3) Nicolini FE et al : Expanding Nilotinib Access in Clinical Trials (EN-ACT) : an open-label, multicenter study of oral nilotinib in adult patients with imatinib-resistant or imatinib-intolerant Philadelphia chromosome-positive chronic myeloid leukemia in the chronic phase. Cancer **118** : 118-126, 2012
4) Shah NP et al : Long-term outcome with dasatinib after imatinib failure in chronic-phase chronic myeloid leukemia : follow-up of a phase 3 study. Blood **123** : 2317-2324, 2014
5) Passerini GC et al : Bosutinib efficacy and safety in chronic phase chronic myeloid leukemia after imatinib resistance or intolerance : Minimum 24-month follow-up. Am J Hematol **89** : 732-742, 2014

T315I 変異に対する治療

- 第1～2世代のチロシンキナーゼ阻害薬（TKI）である imatinib（グリベック），dasatinib（スプリセル），nilotinib（タシグナ），bosutinib（ボシュリフ）はすべて T315I 変異には無効である．
- ponatinib（イクルーシグ）は，T315I を含むすべての変異 BCR-ABL1 に有効な，第3世代の TKI である[1]．米国では 2012年12月に承認され，わが国への早期導入が期待される．
- T315I 変異に対し ponatinib 以外に有効な薬物療法はなく，わが国において現時点（2016年1月）では同種造血幹細胞移植を積極的に考慮する必要がある．
- 同種造血幹細胞移植の適応がない場合，従来用いられていた interferon-α（IFN-α）や少量 cytarabine（Ara-C），hydroxycarbamide（HU）が用いられ，散発的に有効例が報告されている[2,3]．
- 蛋白合成阻害薬である omacetaxine も T315I 陽性症例に対して米国では用いられるが，T315I 変異に対する選択性はない[4]．
- ponatinib はわが国では現時点では未承認であることに注意．米国での承認内容を概説するが，承認後投与時にはわが国での承認内容，添付文書に必ず従うこと

レジメン		
Day	1	〜
◆ponatinib 内服療法		
• ponatinib 45 mg，1日1回，連日内服	連日内服	
検査実施時期とその指標：詳細は本文の「休薬の規定」「減量・中止の基準」参照		
好中球数 1,000/mm³ 以上	3ヵ月間 1〜2週間毎，以降月に1回以上	
血小板数 50,000/mm³ 以上	3ヵ月間 1〜2週間毎，以降月に1回以上	
AST/ALT 正常値上限の3倍以下	3ヵ月間 1〜2週間毎，以降月に1回以上	
総ビリルビン正常値上限の2倍以下	3ヵ月間 1〜2週間毎，以降月に1回以上	
リパーゼ正常値上限の2倍以下	3ヵ月間 1〜2週間毎，以降月に1回以上	
治療効果モニタリング (細胞遺伝学的検査・分子遺伝学的検査)	適宜	
主な副作用と発現期間の目安：本文の「主な副作用と対策」参照		

1 レジメン

- ponatinib 45 mg，1日1回，連日内服

2 適応（患者条件，除外規定）

- T315I 変異陽性の慢性期（CP），移行期（AP），急性転化期（BP）の慢性骨髄性白血病（CML），もしくは T315I 変異陽性の Ph 陽性急性リンパ性白血病（Ph + ALL）成人例
- ほかの TKI が適応とならない，T315I 陽性の CML もしくは Ph + ALL 成人例

3 1コースの期間

- 連日投与

4 コース数

- 治療反応が得られ，忍容される限り，継続

5 休薬の規定

- 動静脈血栓閉塞（心筋梗塞，脳梗塞，腹腔動脈閉塞症など）
- 白血病によらない好中球減少＜1,000/mm^3
- 白血病によらない血小板減少＜50,000/mm^3
- AST/ALT＞正常値上限の3倍（＝Grade 2以上）
- リパーゼ＞正常値上限の2倍（＝Grade 3以上）
- 膵炎
- そのほかGrade 3以上の非血液毒性を認め，医師が投与不適と判断した場合

6 減量・中止の基準

- 肝機能低下例では，開始量を30 mg/日に減量する．
- 好中球減少・血小板減少（「休薬の規定」参照）：好中球数1,500/mm^{3}かつ血小板数75,000/mm^{3}に回復したら，初回は45 mg/日で再開．2回目以降は，段階的に減量（30 mg/日，15 mg/日）して再開する．
- AST/ALT 上昇（「休薬の規定」を参照）：正常値上限の3倍以下に回復したら，段階的に減量して再開．15 mg/日でもGrade 2以上のAST/ALT上昇が起きれば中止．用量に関わらず，総ビリルビンの上昇（正常値上限の2倍超）が同時

ここに注意

- 動静脈血栓閉塞は致死的な転帰に至りやすく，投与開始2週間以内から発症しやすく，発症時期の中央値は5ヵ月である．発生率も20〜30％と高く，心不全，肝毒性とともに，米国 Food and Drug Administration（FDA）から安全警告がなされている．
- ほかに，高血圧，膵炎，ニューロパチー，眼症状（視力障害，眼痛など），出血症状，体液貯留（浮腫，胸水など），不整脈など多様な有害事象が報告されている．

に起きた場合は，治療は再開しない．
- リパーゼ上昇（「休薬の規定」参照）：正常値上限の1.5倍以下（Grade 1以下）に回復したら，段階的に減量して再開．15 mg/日でもGrade 3以上の上昇が起きれば中止
- 膵炎：Grade 4では中止し，再開しない．Grade 3以下の場合は休薬し，リパーゼがGrade 1以下となり，症状が完全に消失したら，段階的に減量して再開．15 mg/日でも膵炎が起きれば中止
- そのほかコントロール困難な非血液毒性に対し，適宜，減量もしくは中止を考慮する．
- 3ヵ月投与しても治療反応がみられない場合は，中止を考慮する．
- 動静脈血栓閉塞発症例では中止し，基本的には再開しない．

7 投与前の対応・投与中の対応・投与後の対応

a. 投与前の対応

- 全身評価．リパーゼ測定．眼科スクリーニング
- CML-APもしくはCML-BP，Ph＋ALLでは，腫瘍崩壊症候群（TLS）の予防のため，適切な輸液と尿酸値の補正を行う．

ここに注意

FDAの要求により行われたRisk Evaluation and Mitigation Strategy（REMS）には以下の記載がある[5]．
- まだponatinibの最適な投与量は決定していない．
- 臨床試験では45 mg/日で始められたが，59％の患者において30 mg/日または15 mg/日への減量を余儀なくされた．
- ponatinib 45 mg/日で始めた場合でも，細胞遺伝学的大寛解（MCyR）を達成したCML-CPまたはCML-APでは減量も考慮すべきである．

b. 投与中の対応

- バイタルチェック,有害事象のモニター
- 血液検査:投与開始3ヵ月間は1〜2週間毎,以降は病状に応じて毎月1回以上,全血算・白血球分画検査,生化学検査(肝機能検査,リパーゼ測定を含む)を行う.
- 染色体分析分染法:3, 6, 12ヵ月後,以後12ヵ月毎,もしくは必要に応じて実施.治療反応例で,十分な分子遺伝学的検査が実施可能な場合は省略可
- 分子遺伝学的検査:International Scale(IS)に基づいたPCRが望ましい.3ヵ月毎,もしくは病勢により1ヵ月毎

8 治療成績(奏効率)

- ことに慢性期において有効性が高い(**表1**).

9 レジメンの注意点・確認点

- ponatinib は1日1回内服投与.食事に合わせる必要はない.

10 患者への指導ポイント

- 副作用は多様,かつ重篤なものがあり,主な副作用と発現時の対応を説明する.

11 主な副作用と対策

a. 動静脈血栓閉塞

- 投与例の20〜30%におき,しばしば緊急の血管再開通治療

表1 治療成績

	n	CHR (%)	MCyR (%)	CCyR (%)	MMR (%)
CML-CP, T315I	64	91	70	66	56
CML-AP, T315I	18	50	56	33	22
CML-BP, T315I	24	29	29	21	NA
Ph+ALL, T315I	22	36	41	32	NA

CHR : complete hematologic response, MCyR : major cytogenetic response, CCyR : complete cytogenetic response, MMR : major molecular response, NA : not applicable

を要する．
- 脳外科，循環器科，血管外科など，適切な科にコンサルトする．

b. 高血圧
- 2/3の症例で高血圧が認められる．降圧薬を投与するが，コントロール不良の場合は，休薬，減量もしくは中止

c. 心不全
- 重篤な心不全合併例（5%）では中止を考慮する．

d. 造血抑制，肝障害，膵炎
- 休薬や減量もしくは中止（「減量・中止の基準」参照）

12 困ったときの工夫

- ponatinibとの関係が否定できない有害事象を認めた際は，一時的に休薬して原因精査を行う．

● 文献

1) Cortes JE et al : A phase 2 trial of ponatinib in Philadelphia chromosome-positive leukemias. N Engl J Med **369** : 1783-1796, 2013
2) Guilhot F et al : Interferon alfa-2b combined with cytarabine versus interferon alone in chronic myelogenous leukemia. French Chronic Myeloid Leukemia Study Group. N Engl J Med **337** : 223-229, 1997
3) Ilander M et al : Induction of sustained deep molecular response in a patient with chronic-phase T315I-mutated chronic myeloid leukemia with interferon-α monotherapy. Leuk Lymphoma **55** : 934-937, 2014
4) Cortes JE et al : Final analysis of the efficacy and safety of omacetaxine mepesuccinate in patients with chronic-or accelerated-phase chronic myeloid leukemia : Results with 24 months of follow-up. Cancer **121** : 1637-1644, 2015
5) ARIAD Pharmaceuticals, Inc. : Iclusig (ponatinib) REMS (http://www.iclusigrems.com/)

18 移行期/急性転化期 CML (移植適応を含む)

- 進行期慢性骨髄性白血病（CML）への進展は，チロシンキナーゼ阻害薬（TKI）の使用により現在は1～5%まで減少している．そのため，進行期 CML の治療に関するエビデンスは乏しい[1]．
- 進行期 CML の基準については，WHO や European LeukemiaNet（ELN）などの基準があるが，日本血液学会の診療ガイドラインでは WHO 基準に準じている（**表1**）．
- 進行期となるまで使用していた TKI の耐性の原因を検討しながら，未使用の第2世代 TKI に変更し（**表2**参照），TKI 単独で病勢コントロール不良であれば，移植につなげる流れを考える（**図1**）．
- 急性転化期（BP）や第2世代 TKI 抵抗性の移行期（AP）は予後不良であり，同種造血幹細胞移植が唯一の根治療法と考えられている（**表3**）．
- BP については，TKI および/または化学療法が奏効したと

表1 移行期/急性転化期 CML の定義

		WHO 分類
移行期（AP）	末梢血または骨髄の芽球割合	10～19%
	末梢血好塩基球割合	20% 以上
	治療と関係のない持続性の血小板減少	10万/mm³ 以下
	治療不応性の血小板増加	100/mm³ 以上
	治療不応性の脾腫	あり
	治療不応性の白血球増加	あり
	付加的染色体異常	あり
急性転化期（BP）	末梢血または骨髄の芽球割合	20% 以上
	髄外病変	あり
	骨髄生検で芽球の巣状もしくはクラスター増生	あり

表2 *ABL1*遺伝子変異に基づく第2世代TKIの選択

T315I	第2世代TKIはすべて無効
V299L, Q252H, T315A F317L/V/I/C	nilotinib 選択が可能
Y253H, E255K/V, F359C/V	dasatinib 選択が可能
Q252H, Y253H, T315A, F317L/V/I/C, F359V/C/I	bosutinib 選択が可能

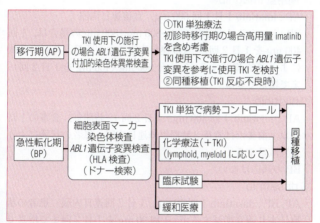

図1 進行期(AP/BP)CMLの治療方針

表3 進行期CMLの同種移植適応

① T315I 変異
② 病期によらず第2世代TKI抵抗性
③ 初発APの場合はTKI反応不良時
④ BP(化学療法を施行しても病勢コントロールが得られない場合は慎重に適応判断)

年齢や臓器障害の有無などはほかの疾患の移植と同様

しても，通常効果は一時的であり，可能であれば可及的すみやかに移植を行う．

1 レジメン

a. AP，BP に対するチロシンキナーゼ阻害薬（TKI）単独療法（表1 に，AP，BP の定義を示す）

① 高用量 imatinib
- AP：imatinib 1 日 1 回 600 mg，食後連日内服
- BP：imatinib 1 日 1 回 600〜800 mg（800 mg の場合は，1 回 400 mg を 1 日 2 回），食後連日内服．血液所見，年齢・症状により適宜増減するが，1 日 800 mg（400 mg を 1 日 2 回）まで増量できる．

② nilotinib
- AP：nilotinib 1 回 400 mg，1 日 2 回 12 時間毎．食事の 1 時間以上前または食後 2 時間以降連日内服．患者の状態により適宜減量する．
- BP の適応はない．

③ dasatinib
- AP，BP：dasatinib 1 回 70 mg，1 日 2 回連日内服．患者の状態により適宜増減するが，1 回 90 mg を 1 日 2 回まで増量できる．

④ bosutinib
- AP，BP：bosutinib 1 日 1 回 500 mg，食後連日内服．患者の状態により適宜増減するが，1 日 1 回 600 mg まで増量できる．
- 適応症：前治療薬に抵抗性または不耐容の CML

b. BP に対する化学療法（+TKI）

① リンパ性急性転化に対して
　ⅰ）フィラデルフィア染色体陽性（Ph+）急性リンパ性白血病（ALL）に準じた高強度レジメン（変異 BCR-ABL1 がある場合，表2 を参考に併用する TKI を選択・考慮）
- cyclophosphamide（CPM）1,200 mg/m^2，3 時間点滴静注．Day 1

- daunorubicin (DNR) 60 mg/m², 1 時間点滴静注. Day 1〜3
- vincristine (VCR) 1.3 mg/m² (max 2 mg), 静注. Day 1, 8, 15, 22
- prednisolone 60 mg/m², 内服. Day 1〜21
- 髄注 [methotrexate (MTX) 15 mg, cytarabine (Ara-C) 40 mg, dexamethasone (DEX) 4 mg], Day 29
- G-CSF は Day 4 以降好中球減少時から開始

ii) 毒性減弱レジメン VD[2] (変異 BCR-ABL1 がある場合, 表2 を参考に併用する TKI を選択・考慮)
- VCR 1.3 mg/m² (max 2 mg) 静注. Day 1, 8, 15, 22
- DEX 40 mg/body, 内服または静注. Day 1, 2, 8, 9, 15, 16, 22, 23
- 髄注併用
- 文献2) は, 高用量 imatinib を併用した DIV レジメンの報告

② 骨髄性急性転化に対して

i) 急性骨髄性白血病 (AML) に準じた高強度レジメン (変異 BCR-ABL1 がある場合, 表2 を参考に併用 TKI を選択・考慮)
- idarubicin 12 mg/m², 30 分点滴静注. Day 1〜3
- Ara-C 100 mg/m², 24 時間持続静注. Day 1〜7

ii) 毒性減弱レジメン 5-azacitidine[3] (変異 BCR-ABL1 がある場合, 表2 を参考に併用 TKI を選択・考慮)
- azacitidine 75 mg/m², 皮下注または点滴静注. Day 1〜7. 28 日サイクル
- 保険適用はない.

③ 髄外腫瘍に対して
- 放射線照射を考慮

C. 同種移植
- 状況が許せば, 骨髄破壊的前処置強度で施行
- HLA 適合同胞からの移植が優先であるが, 得られない場合

は長期の病勢コントロールが困難である場合が多く,非血縁バンクのみならず臍帯血移植[1],HLA半合致移植も考慮
- 移植後 BCR-ABL1 モニタリング,予防的 TKI 投与,MRD 陽性状態での TKI +/- ドナーリンパ球輸注(DLI)などを検討

2 検査実施時期とその指標

- TKI 単独および急性白血病に対する化学療法については,他項を参照

3 主な副作用と対策

- imatinib と L-asparaginase(L-ASP)併用や抗真菌薬(アゾール系)と TKI 併用での肝障害など注意する.
- dasatinib は血小板凝集抑制作用があり,化学療法に伴う粘膜障害と合わせて消化管出血など注意すべきである.

4 治療成績

- 同種移植後の成績については,German CML Study Group からの報告で,imatinib 前治療歴のある 28 例の進行期 CML(BP が 25 例)で 59% との良好な成績の報告はあるが,特に BP については高い再発率(約半数が imatinib 移植前使用で 3 年再発率が 43.2%)が想定される[4].

5 困ったときの工夫

- 今後 T315I については,ponatinib(イクルーシグ)が使用可能となれば病勢コントロールが可能となる症例の割合が増加すると期待される.
- 同種移植について,早期施行の代替ドナーについては,臍帯血のみでなく,移植後 CPM での HLA 半合致移植も期待される.
- 移植前処置については通常の骨髄破壊的前処置は状況によっては困難な場合もあるが,その際は移植片対白血病(GVL)効果を期待して用量減量前処置で移植施行し,微小残存病変

(MRD)をみながら,積極的に移植後治療(TKI,インターフェロン,ドナーリンパ球輸注など)を検討する.

● 文献
1) Hehlmann R et al : How I treat CML blast crisis. Blood **120** : 737-747, 2012
2) Rea D et al : High-dose imatinib mesylate combined with vincristine and dexamethasone (DIV regimen) as induction therapy in patients with resistant Philadelphia-positive acute lymphoblastic leukemia and lymphoid blast crisis of chronic myeloid leukemia. Leukemia **20** : 400-403, 2006
3) Ghez D et al : Clinical efficacy of second generation tyrosine kinase inhibitor and 5-azacytidine combination in chronic myelogenous leukaemia in myeloid blast crisis. Eur J Cancer **49** : 3666-3670, 2013
4) Ohashi K et al : Effect of graft sources on allogeneic hematopoietic stem cell transplantation outcome in adults with chronic myeloid leukemia in the era of tyrosine kinase inhibitors : a Japanese Society of Hematopoietic Cell Transplantation retrospective analysis. Int J Hematol **100** : 296-306, 2014

19 低リスク MDS

- 低リスク骨髄異形成症候群（MDS）症例に対しては症状のない血球減少は原則として経過観察
- 有症状の貧血に対しては赤血球輸血（原則としてヘモグロビン値 6〜7 g/dL 程度を維持するが，合併症や QOL に応じて個別の対応が必要）
- 輸血後鉄過剰症に対しては鉄キレート療法を実施
- 感染症に対しては十分な抗菌薬投与と好中球減少があれば G-CSF 製剤併用を考慮する．
- 5q−症候群に対しては lenalidomide が著効を示す．
- 一部の患者に対して免疫抑制療法が有効だが，わが国では保険適用外である．

1 レジメン

- darbepoetin alfa 240 μg，週 1 回皮下投与[1]

2 適応

- MDS に伴う貧血
- 添付文書に記載はないが，低リスク MDS 症例であって，治

レジメン				
Day	1	8		15〜
◆darbepoetin alfa 療法				
● **darbepoetin alfa** 240 μg，皮下投与	↓		↓	↓
検査実施時期とその指標：詳細は本文の「休薬の規定」「減量・中止の基準」参照				
ヘモグロビン値 11 g/dL 以下	○		○	○
主な副作用と発現期間の目安：詳細は本文の「主な副作用と対策」参照				
高血圧	本剤への反応がありヘモグロビン上昇が得られた場合			

療前血清エリスロポエチン低値（500 mIU/mL 未満など），輸血量が少ない症例で効果が高い．高リスク例での有効性，安全性は確認されていない．

3 1コースの期間

- 週1回の投与を継続する．

4 コース数

- 効果がみられれば継続して使用する．

5 休薬の規定

- 特に定められていないが，下記の減量・中止規定と関連して投与量の調節が必要

6 減量・中止の基準

a. 減量基準

- 必要以上の造血作用（目安はヘモグロビン値 11 g/dL）を認めた場合には darbepoetin alfa を減量する．
- 減量方法：半量とする．

b. 増量基準

- 減量後にヘモグロビン値の低下がみられた場合（目安は 9 g/dL 未満となった時点）には投与量を増量する．
- 増量方法：その時点での倍量とする．ただし，最高投与量は 1回 240 μg である．

c. 中止基準

- 投与中に芽球の増加，血球減少の明らかな進行など病勢の進行がみられた場合
- エリスロポエチンに対する抗体産生がみられた場合
- 高血圧性脳症がみられた場合
- 16週までに効果がみられない場合

7 投与前の対応・投与中の対応・投与後の対応

a. 治療開始前の対応
- 改善すべき貧血を有する MDS であり，低リスク群であることを確認する．
- リスク群の判定には国際予後スコアリングシステム(IPSS)，改訂 IPSS(IPSS-R)などを用いる．
- 血清エリスロポエチン値が 500 mIU/mL 未満であることを確認する．

b. 投与中の対応
- 定期的な血液検査を実施し，治療反応をモニターする．同時に，MDS の病勢の変化についても経過を追う．特に投与開始後ヘモグロビン値が安定するまでは週1回程度の観察が薦められる．
- ヘモグロビン値が上昇する例では高血圧にも注意が必要
- 投与中止基準に該当しないか確認を行う．
- 鉄欠乏を合併している例では鉄剤を併用する．しかし，darbepoetin alfa の効果がないといって単純に鉄剤を投与するのではなく，鉄剤の投与前には必ず鉄関連検査を実施し鉄欠乏状態であることを確認すること．一般に MDS では貧血に対して赤血球輸血を受けていることが多く，その場合は鉄過剰状態にあることがほとんどである．

c. 投与後の対応
- 無効の場合は，病状に応じて次の治療を選択する．

8 治療成績

- 低リスク(IPSS によるリスク分類の低リスクまたは中間-1 リスク)かつ，血清エリスロポエチン濃度が 500 mIU/mL 以下を示す輸血依存の MDS 52 例(うち日本人 31 例)を対象に臨床試験が実施された．
- 有効性の判定は，連続 56 日間以上にわたり，赤血球輸血を必要とせず，投与開始時ヘモグロビン値に比べて 1.0 g/dL 以上増加(赤血球メジャー反応)または連続 56 日間の輸血量

が本剤投与開始前 56 日間に比べて 50％以上減少（赤血球マイナー反応）である．

- darbepoetin alfa を 60, 120, または 240 μg を週 1 回, 48 週間皮下投与し, 治療開始後 16 週時点の有効性を評価したところ, それぞれ 64.7％ (11/17 例), 44.4％ (8/18 例), 66.7％ (10/15 例) の有効性（赤血球メジャー＋マイナー反応）がみられた．
- 赤血球メジャー反応とは, 連続 56 日間以上にわたり, 赤血球輸血を必要とせず, 当該期間の最高ヘモグロビン値が本剤投与開始時ヘモグロビン値に比べて 1.0 g/dL 以上増加するもので, 赤血球マイナー反応とは, 本剤投与期間中の連続 56 日間の輸血量が本剤投与開始前と比べて 50％以上減少するものである．

9 レジメンの注意点・確認点

- 週 1 回の皮下投与である．一般に腎性貧血で用いられる投与法, 投与量と大きく違っているので注意が必要である．
- 適切に血液学的モニターをしながら使用する．

10 患者への指導ポイント

- 効果が出るまでには一定の期間が必要であることを前もって話しておく必要がある．また, 効果の期待できる MDS の病状があることについても十分理解を得ておく．

11 主な副作用と対策

- 上記の臨床試験での主な副作用は, 下痢 2 例 (3.8％), アルカリホスファターゼ上昇 2 例 (3.8％), 高尿酸血症 2 例 (3.8％), 葉酸欠乏 2 例 (3.8％), 頭痛 2 例 (3.8％), 高血圧 2 例 (3.8％) であった．

12 困ったときの工夫[2]

- 本剤はすべての低リスク MDS に対して効果があるわけではない．使用にあたっては, 本剤の効果が期待できる患者集団

を適切に選択することである．すべての貧血を伴う MDS に対して投与することは慎むべきである．
- 効果がみられない場合には漫然と使用を続けないことも重要である．

●文献
1) 厚生労働省科学研究費補助金 難治性疾患政策研究事業 特発性造血障害に関する調査研究班，黒川峰夫（編）：特発性造血障害疾患の診療の参照ガイド（平成 26 年度改訂版），2015
2) Steensma DP : Hematopoietic growth factors in myelodysopalstic syndromes. Semin Oncol **38** : 635-647, 2011

20 高リスク MDS

レジメン											
Day	1	2	3	4	5	6	7	15	22	29〜
◆azacitidine 療法										
• **azacitidine** 75 mg/m², 皮下投与または点滴静注	↓	↓	↓	↓	↓	↓	↓			次コース
検査実施時期とその指標：詳細は本文の「休薬の規定」「減量・中止の基準」参照										
血球数	○	—	—	—	—	—	○	○	○	○
生化学検査	○	—	—	—	—	—	○	○	○	○
主な副作用と発現期間の目安：詳細は本文の「主な副作用と対策」参照										
白血球減少										
血小板減少										
貧血										
悪心・嘔吐										
食欲減退										
間質性肺炎										

1 レジメン

- azacitidine 75 mg/m², 7 日間皮下または静脈内投与し, 3 週間休薬する.

2 適応

- 高リスク骨髄異形成症候群 (MDS)

3 1コースの期間

- 28 日間隔

4 コース数

- 本剤の効果は数コース後にみられることもあるため，4〜6コースまでは病勢の悪化がなければ継続する．
- 4〜6コース後までに効果が認められなければ無効として中止を考慮する．

5 休薬の規定

- CTCAEにてGrade 3以上の非血液毒性が発生した場合には，治療開始前の状態に回復するまで休薬する（「減量・中止の基準」参照）．
- BUNまたは血清クレアチニン値が施設基準を超え，治療開始前値の2倍以上に上昇した場合には施設基準値または治療開始前値に回復するまで休薬する（「減量・中止の基準」も参照のこと）．

6 減量・中止の基準

- CTCAEにてGrade 3以上の非血液毒性が発生した場合には，治療開始前の状態に回復するまで休薬するが，次コース開始予定日（当該治療開始から29日目）から21日以内に回復しない場合は投与を中止する．

a. 血液学的検査値による投与量の調節

① 治療開始前値がWBC≧3,000/mm^3，好中球数≧1,500/mm^3，血小板数≧75,000/mm^{3}のすべてを満たす患者

- 当該治療サイクル中の最低値が，好中球数＜1,000/mm^{3}または血小板数＜50,000/mm^{3}の場合は以下の基準に従う．
  - ⅰ）治療開始前値からの減少量の50％が回復した後，次サイクルを開始する．
  - ⅱ）次サイクル開始予定日から14日以内に回復*しない場合，次サイクル量を50％量に減量する．

  ＊回復：血球数≧最低値＋[0.5×（治療開始前値−最低値）]

② 血液学的検査値が治療開始前に上記①以外の患者

- 当該治療サイクルにおいてWBC，好中球数，血小板数のい

ずれかが治療開始前値の50%以下に減少した場合(ただし,いずれかの値が輸血などの処置なしで当該サイクル開始時よりも増加が認められる場合は該当しない)

ⅰ) 治療開始前値からの減少量の50%が回復した後,次サイクルを開始する.

ⅱ) 次サイクル開始予定日から14日以内に回復*しない場合,以下に従う.

(ア) 骨髄細胞密度:50%<であれば投与量は100%で継続
(イ) 骨髄細胞密度:15~50%
  ① 21日までに回復*すれば投与量は100%で継続
  ② 21日以内に回復*しない場合は投与量を50%量に減量
(ウ) 骨髄細胞密度:<15%
  ① 21日までに回復*すれば投与量は100%で継続
  ② 21日以内に回復*しない場合は投与量を33%に減量

*回復:血球数≧最低値+[0.5×(治療開始前値−最低値)]

b. 腎機能および血清電解質による投与量の調節

- 当該サイクルにおいて血清重炭酸塩<20 mEq/Lとなった場合は次サイクル投与量を50%量に減量する.
- BUNまたは血清クレアチニン値が施設基準を超え,治療開始前値の2倍以上に上昇した場合には施設基準値または治療開始前値に回復するまで休薬し,次サイクル投与量を50%量に減量する.

7 投与前の対応・投与中の対応・投与後の対応

a. 治療開始前の対応

- MDSのリスク群で高リスク群であることを確認する.また,同種造血幹細胞移植の適応に関しても確認が必要.リスク群の判定には国際予後スコアリングシステム(IPSS),改訂IPSS (IPSS-R) などを用いる.
- 治療関連の有害事象が多い薬剤であるため,治療開始前に患者のもつ合併症をよく把握し,コントロールしておく.

b. 投与中の対応

- 皮下注射の場合には注射部位反応がみられることがある.
- 投与に伴う消化器症状があるため,制吐薬を併用するとよい.
- 投与中から血液検査を含めて十分な観察が求められる.
- 血球減少は特に治療開始早期のサイクルに多くみられるため,出血や感染症の合併を含めて十分な注意が必要.血球減少が強い例では入院での治療開始も求められる.

c. 投与後の対応

- 定期的な血液検査を実施し,治療反応をモニターする.
- 合併症,特に出血や感染症の合併を含めて十分な注意が必要
- 同時に,MDS の病勢の変化についても経過を追う.特に芽球の増加には注意する.
- 無効の場合は,病状に応じて次の治療を選択することになるが,一般に高リスク MDS において azacitidine 不応/再発例では予後は不良である.

8 治療成績

- 国内臨床試験(第 I/II 相試験)では,低リスク,高リスク両方を含む MDS 53 例に対して血液学的改善が 54.9% に得られた.IPSS による高リスク例に限っても血液学的改善は評価可能 28 例中 14 例に得られている.しかし,生存に関する情報はない.
- 外国臨床試験としては IPSS による高リスクを対象とした第 III 相試験が実施され,通常療法とのランダム化比較がなされた.主要評価項目の生存期間中央値は azacitidine 群 24.46 ヵ月,通常療法群 15.02 ヵ月と有意差をもって azacitidine 群が優っていた ($p=0.0001$).

9 レジメンの注意点・確認点

- 減量規定にあてはまらないのに,azacitidine 投与を 5 日間へ短縮すること,週末投与を避けて 5 日投与—2 日休薬—2 日投与などの 7 日投与以外の治療計画については有効性,安全

性の評価は十分にはなされていない．
- また，ほかの MDS に対する薬剤との併用については推奨されていない．

10 患者への指導ポイント

- 本剤投与後の血球減少はほぼ必発であり，出血，感染についての十分な注意が必要．特に外来治療では出血や感染症状が出た際にすぐに医療機関を受診するよう説明しておく．
- 皮下注射での注射部反応も前もって説明しておく．

11 主な副作用と対策

- 骨髄抑制とそれに伴う血球減少はほとんどの例で認められるため，十分な観察が必要である．赤血球減少，血小板減少については輸血で対応する．
- 敗血症や肺炎など重篤なものも含めて感染症には十分な注意が必要であり，感染症を合併した際には適切な抗菌薬の使用とともに，必要に応じて G-CSF 製剤を使用する．
- そのほか，血小板減少に伴う出血もあり得る．
- また，間質性肺炎の報告がある．
- 肝機能障害（肝酵素上昇）は約 1/3 の例で，下痢や悪心などの消化器症状は 10～50％でみられている．
- 本疾患は高齢者に多いため，慎重な投与が求められる．

12 困ったときの工夫

- 骨髄抑制をきたす薬剤であるため，投与前から十分な注意が必要となる．特に，感染症に対しては気をつけておく．血球減少の際には感染予防策がとられる場合もある．

●文献
1) 日本血液学会（編）：造血器腫瘍診療ガイドライン 2013 年版，金原出版，東京，2013

21 初発びまん性大細胞型 B 細胞リンパ腫

レジメン

Day	1	2	3	4	5	6	8	15	22〜
◆R-CHOP 療法									
rituximab 375 mg/m², 静注	↓								次コース
doxorubicin（DXR） 50 mg/m², 静注	(↓)	↓							
cyclophosphamide（CPM） 750 mg/m², 静注	(↓)	↓							
vincristine（VCR） 1.4 mg/m², 静注（max 2 mg/body）	(↓)	↓							
prednisolone（PSL） 100 mg/body, 内服	(↓)	↓	↓	↓	↓	(↓)			

検査実施時期とその指標：詳細は本文の「休薬の規定」「減量・中止の基準」参照

	1	8	15	22〜
WBC≧2,000/mm³	○	(○)	(○)	○
血小板数≧10×10⁴/mm³	○	(○)	(○)	○
AST≦施設基準値上限の5倍	○	(○)	(○)	○
ALT≦施設基準値上限の5倍	○	(○)	(○)	○
総ビリルビン≦3.0 mg/dL	○	(○)	(○)	○
血清クレアチニン≦2.0 mg/dL	○	(○)	(○)	○

主な副作用と発現期間の目安：詳細は本文の「主な副作用と対策」参照

- 白血球減少
- 血小板減少
- 貧血
- 食欲不振
- 悪心・嘔吐
- 倦怠感
- 脱毛
- 末梢神経障害
- 便秘
- infusion reaction

1 レジメン

R-CHOP療法

- rituximab 1回 375 mg/m², 点滴静注. Day 1
- cyclophosphamide (CPM) 1回 750 mg/m², 点滴静注. Day 2
- doxorubicin (DXR) 1回 50 mg/m², 点滴静注. Day 2
- vincristine (VCR) 1回 1.4 mg/m², 静注 (max 2 mg/body). Day 2
- prednisolone (PSL) 100 mg/body, 1日1回 朝食後内服 (65歳以上では 40 mg/m² に減量). Day 2〜6

- rituximab と CHOP は同日投与でもよい.
- びまん性大細胞型B細胞リンパ腫 (DLBCL) では治癒が治療目標であり, CHOP療法の治療強度を維持するために予防的な G-CSF の投与が有効な場合がある.

2 適応 (患者条件, 除外規定)

- 初発 DLBCL
- 生検標本の免疫組織染色またはフローサイトメトリーにて腫瘍細胞の CD20 抗原が陽性
- 主要臓器機能が保たれている.

3 1コースの期間

- 3週間

4 コース数

- 限局期の場合:3コースと放射線治療の併用, あるいは6〜8コース
- 進行期の場合:6〜8コース

5 休薬の規定

- 以下のいずれかに該当する場合は治療を延期する.
  i) WBC<2,000/mm³

ⅱ）血小板数＜10万/mm³
ⅲ）AST＞施設基準値上限の5倍
ⅳ）ALT＞施設基準値上限の5倍
ⅴ）総ビリルビン＞3.0 mg/dL
ⅵ）血清クレアチニン＞2.0 mg/dL
ⅶ）Grade 2以上の感染

6 減量・中止の基準

a. 減量基準

- rituximab は通常は減量しない．

①血液毒性

- Grade 3 以上の血小板減少を認めた場合，以後の DXR, CPM を 80％に減量する．
- G-CSF の予防投与併用で Grade 3 の発熱性好中球減少症（FN）または Grade 3, 4 の好中球減少を伴う感染が認められた場合，以後の DXR, CPM を 80％に減量する．

②末梢神経

- 疼痛を伴う Grade 2 の末梢神経障害を認めた場合，以後の治療で VCR を 50％に減量する．
- Grade 3 以上の末梢神経障害を認めた場合，以後の VCR 投与を中止する．

③イレウスまたは神経性便秘

- Grade 2 の毒性が出現した場合，以後の治療で VCR を 50％に減量する．Grade 3 以上の毒性が出現した場合，以後の治療で VCR を投与しない．

④心臓

- Grade 2 以上の虚血，心膜炎，Grade 3 以上の不整脈，Grade 3 以上の左室機能低下が認められた場合は以後 DXR を投与しない．

⑤糖尿病

- インスリン治療が必要とされるような糖尿病が出現した場合，以後 PSL を投与しない．

b. 中止基準
- 原病の悪化が認められた（増悪と判断された）場合
- 有害事象によりプロトコール治療が継続できない場合

7 投与前の対応・投与中の対応・投与後の対応

- rituximab 投与，特に初回投与においては infusion reaction（発熱，悪寒，悪心，頭痛，疼痛，瘙痒，発疹，咳など）の出現頻度が高い．特に血液中に大量の腫瘍細胞がある（25,000/mm^3 以上）場合など腫瘍量の多い患者，脾腫を伴う患者，心機能，肺機能障害を有する患者で発現頻度が高く，アナフィラキシー様症状，肺障害，心障害などの重篤な副作用を伴うことがある．多くは初回投与後 24 時間以内に認められる．また，血液中に大量の腫瘍細胞がある場合を含め，腫瘍量が多い患者では腫瘍量の急激な減少に伴い腫瘍崩壊症候群（TLS）が生じる場合があるため，十分な注意が必要である．
- rituximab 投与時には，acetaminophen や NSAIDs，抗ヒスタミン薬，副腎皮質ステロイドなどを予防的に投与する．
- rituximab 投与日は CHOP と同日，または CHOP の 1～2 日前のいずれでもよい．
- B 型肝炎ウイルス（HBV）キャリアの患者では HBV 再活性化により肝炎の増悪，劇症肝炎のリスクがあり，投与前に HBs 抗原，HBc 抗体，HBs 抗体のスクリーニングを行う．
- DXR には心毒性があるため，治療前に心電図，心エコーを行って心機能を評価する．

8 治療成績（奏効率）

- 未治療高齢者 DLBCL を対象とした R-CHOP と CHOP のランダム化比較試験では，R-CHOP 群の 5 年全生存率（OS）は 58％だった[1,2]．
- Stage-modified IPI で 1 つ以上の risk factor を有する未治療限局期 DLBCL を対象にした，R-CHOP 3 コースと放射線治療併用療法の臨床第 II 相試験での 4 年 OS は 92％だった[3]．

- 未治療若年 DLBCL を対象に行われた MinT 試験では限局期が 72% 含まれていたが，rituximab 併用化学療法の 3 年 OS は 93% だった[4].

9 レジメンの注意点・確認点

- 80 歳以上の高齢者に対する CHOP 療法の安全性は未確立であり，減量を考慮する．80 歳以下の高齢者でも合併症によっては減量を考慮する場合がある．

10 患者への指導ポイント

- DLBCL では治癒が治療目標となるため，治療強度を維持して予定通り R-CHOP を完遂することが重要である．このため感染予防策などを通じて治療が予定通り進められるよう自己管理などを指導する必要がある．
- Day 10～15 が白血球減少，好中球減少が強く現れる時期であり，感染予防，発熱時の対処法を初患者によく説明しておく．

11 主な副作用と対策

- 骨髄抑制：R-CHOP の治療強度を落とさないために，好中球減少に対しては G-CSF を ASCO ガイドライン，日本癌治療学会ガイドラインなどに従って適切に使用する．
- 好中球減少性発熱に対しては抗菌薬を投与する．
- 悪心・嘔吐：5-HT$_3$ 受容体拮抗薬を予防的に使用する．
- TLS：腫瘍量の急激な減少に伴い，TLS が現れることがある．特に血液中に大量の腫瘍細胞がある患者の初回投与後において注意が必要である．
- CPM による出血性膀胱炎の予防には，尿量確保，尿検査を行い，症状出現の有無を確認する．
- VCR による末梢神経障害（知覚鈍麻，便秘，疼痛など）は用量依存性に生じるため，異常時は減量や中止を考慮し，Grade 3 以上では中止する．便秘に対しては緩下薬を使用する．
- 耐糖能異常を有する患者では PSL 内服により血糖コント

- HBVキャリアではHBV再活性化により肝炎の増悪,劇症肝炎のリスクがある.HBs抗原陽性者では抗ウイルス薬(エンテカビルなど核酸アナログ)の投与を行う.HBs抗原陰性であってもHBc抗体またはHBs抗体陽性例はHBV再活性化高リスクであり,ガイドラインに従ってHBV-DNAモニタリングや抗ウイルス薬を使用する.
- FNにはG-CSF投与を行う.ASCOガイドラインに示されたように,65歳以上の高齢者,PS不良,FN発症歴あり,低栄養,骨髄浸潤による血球減少や重篤な併存疾患をもつ場合などではG-CSFを一次予防として使用する.
- *Pneumocystis jirovecii* 予防のためにST合剤を内服する.

● 文献

1) Coiffier B et al : CHOP chemotherapy plus rituximab compared with CHOP alone in elderly patients with diffuse large-B-Cell lymphoma. N Engl J Med **346** : 235-242, 2002
2) Feugier P et al : Long-term results of the R-CHOP study in the treatment of elderly patients with diffuse large B-cell lymphoma : a study by the Groupe d'Etude des Lymphomes de l'Adulte. J Clin Oncol **23** : 4117-4126, 2005
3) Persky DO et al : Phase II study of rituximab plus three cycles of CHOP and involved-field radiotherapy for patients with limited-stage aggressive B-cell lymphoma : Southwest Oncology Group study 0014. J Clin Oncol **26** : 2258-2263, 2008
4) Pfreundschuh M et al : CHOP-like chemotherapy plus rituximab versus CHOP-like chemotherapy alone in young patients with good-prognosis diffuse large-B-cell lymphoma : a randomised controlled trial by the MabThera International Trial (MInT) Group. Lancet Oncol **7** : 379-391, 2006

22 再発・難治性びまん性大細胞型B細胞リンパ腫

レジメン

Day	1	2	3	4	8	15	22〜
◆GDP療法							
・gemcitabine（GEM） 1,000 mg/m², 30分点滴静注	↓				↓		次コース
・dexamethasone（DEX） 40 mg, 2分割経口投与 （Day 1の1回目のみ点滴静注）	↓↓	↓↓	↓↓	↓↓			
・cisplatin（CDDP） 75 mg/m², 60分点滴静注	↓						
検査実施時期とその指標：詳細は本文の「休薬の規定」「減量・中止の基準」参照							
好中球数 1,500/mm³ 以上	○						
血小板数 10万/mm³ 以上	○						
血清クレアチニン 1.58 mg/dL 未満	○						
AST/ALT 基準値の2.5倍未満	○						
総ビリルビン基準値の1.5倍未満	○						
好中球数 500/mm³ 以上					○	○	
血小板数 5万/mm³ 以上					○	○	
主な副作用と発現期間の目安：詳細は本文の「主な副作用と対策」参照							
好中球減少							
貧血							
血小板減少							
発熱性好中球減少症（FN）							
悪心・嘔吐							
腎機能障害							
間質性肺疾患							

1 レジメン

GDP 療法

- gemcitabine (GEM) 1,000 mg/m^2 + 生理食塩水 100 mL, 30 分で点滴静注. Day 1, 8：3 週 1 サイクル
- dexamethasone (DEX) 40 mg, 2 分割経口投与, Day 1 の 1 回目のみ点滴静注. Day 1～4：3 週 1 サイクル
- cisplatin (CDDP) 75 mg/m^2 + 生理食塩水 500 mL, 60 分点滴静注. Day 1：3 週 1 サイクル

- ほかのレジメンとして，DHAP 療法，ICE 療法，CHASE 療法などがある．

2 適応（患者条件，除外規定）

- 再発または難治性のびまん性大細胞型 B 細胞リンパ腫（DLBCL）
- 主な除外基準：間質性肺炎および肺線維症，腎不全，重症感染症，妊婦または妊娠している可能性のある婦人，胸部への放射線治療歴

3 1 コースの期間

- 21 日間

4 コース数

- 2～6 コース

5 休薬の規定

- 開始日の好中球数が 1,000/mm^3 未満または血小板数 10 万/mm^3 未満である場合は治療を 1 週間延期

6 減量・中止の基準

a. 減量基準

- Day 8 の好中球数 500/mm^3 未満または血小板数 50,000/mm^3

未満は Day 8 の GEM を中止するか，Day 15 の好中球数 500/mm³ 以上，かつ血小板数 50,000/mm³ 以上で Day 15 に実施
- Day 8 の好中球数 500～900/mm³ である場合は G-CSF を開始して GEM を投与するか，または GEM を 25％減量
- Day 8 の血小板数が 50,000～99,000/mm³ の場合は GEM を 25％減量
- Grade 3 以上の非血液毒性が出た場合は CDDP と GEM を 25％減量
- 血清クレアチニン 1.58～2.25 mg/dL となった場合は CDDP を 25％減量

b. **中止基準**
- リンパ腫の増大，新出病変の出現
- 間質性肺炎が疑われた場合
- 血清クレアチニン 2.26 mg/dL 以上

7 投与前の対応・投与中の対応・投与後の対応

a. **投与前の対応**
- CD20 陽性の有無
- 除外基準も含めた併存疾患の確認
- HBV, HIV スクリーニング

b. **投与中の対応**
- 悪心・嘔吐の対応
- ハイドレーション

c. **投与後の対応**
- 咳嗽，発熱，労作時息切れなどの間質性肺炎症状チェック
- 発熱性好中球減少症（FN）の対応

8 治療成績

- 第Ⅱ相試験において2コース後の奏効割合は 49％であり，完全奏効割合は 16％であった[1]．
- DHAP 療法（DEX, cytarabine, CDDP）と GDP 療法との前向きランダム化比較試験（NCIC-CTG LY.12）では，2コー

ス後の奏効割合はGDP群45.1%に対してDHAP群44.1%であり(p=0.84),DHAP療法に対するGDP療法の非劣性が示された(p=0.005).毒性が少ないこと(p<0.001),有害事象による入院率(p<0.001)およびQOLの維持(p=0.04)においてGDP群が優れていた.幹細胞動員成功($2.0×10^6$ $CD34^+cells/kg$以上)割合はGDP群87.9%に対してDHAP群82.2%であった(p=0.14).自家移植実施割合はGDP群52.1%に対してDHAP群49.3%であった(p=0.44).平均観察期間53ヵ月にて無イベント生存率(EFS),全生存率(OS)は同等であった[2].

9 レジメンの注意点・確認点

- CDDPによる腎機能障害を避けるためハイドレーションが必要
- 血小板減少症,好中球減少症よって合併する出血,感染症に迅速な治療対応が必要

10 患者への指導ポイント

- 主な副作用の症状と対策(腎機能障害,輸血,FNなど)
- 自家移植併用大量化学療法を予定している場合は造血回復期に末梢血幹細胞採取を実施する.

11 主な副作用と対策

a. 好中球減少症
- G-CSF製剤の使用にあたっては,CDDP,GEMの点滴終了より24時間以上経過してから実施する.

b. 血小板減少症
- 出血傾向が認められる,または血小板数20,000/mm^3未満となった場合は,血小板輸血を行う.

c. FNなどの感染症
- 好中球数500/mm^3未満の状況で37.5℃以上の発熱が1時間以上持続した場合はFNの治療を開始する.一例としてcefepime 1回2g,1日2回などがある.

d. 悪心・嘔吐

- Day 1 は CDDP のため高度催吐性リスクとなり, DEX, 5-HT₃ 受容体拮抗制吐薬, 選択的 NK₁ 受容体拮抗制吐薬の投与が推奨される.
- Day 8 は軽度催吐性リスクのため DEX 3.3〜6.6 mg の投与が推奨される.

e. 血栓症・塞栓症

- 疑われた場合は放射線科などと連携の上で迅速な診断・治療が必要である.

f. 腎機能障害

- 外来を基本とした治療であり, 点滴時間の短いハイドレーションとなっている[1]. 一例を示す.

  ⅰ) 硫酸マグネシウム 8 mEq + KCL 10 mEq + 5% ブドウ糖 0.45% 生理食塩水 500 mL, 60 分点滴
  ⅱ) 20% mannitol 200 mL, 30 分点滴
  ⅲ) CDDP を生理食塩水 500 mL に希釈して 60 分点滴
  ⅳ) 硫酸マグネシウム 8 mEq + KCL 10 mEq + 5% ブドウ糖 0.45% 生理食塩水 500 mL, 60 分点滴

  適宜, furosemide などにて利尿を調整する. 十分な尿量が確保されてない場合は心不全にも注意する.

- 点滴終了後, その日のうちにグラス 6〜8 杯分の水分を摂取するよう指導する.

g. 間質性肺炎

- 胸部 CT を行い, 確認する. GEM は中止しステロイド治療を行う.

h. 難聴・耳鳴り

- 高音が聴こえにくい, 耳鳴りが出現した場合には CDDP 中止を検討する.

12 困ったときの工夫

- CD20 陽性の症例は rituximab を Day 1 に施行するが, 経過中に CD20 が陰性化する症例があるため, 可能な限り再生検を行い CD20 陽性の有無を確認する.

- 自家移植併用大量化学療法を行うことで，予後をより改善することが期待される．65歳を超えていても実施可能と考えられる例は，2コース後の造血回復期に末梢血幹細胞採取を行う．
- 持続型の G-CSF 製剤である pegfilgrastim を使用する場合は Day 9 に実施する．
- 外来で実施する場合は FN 発症時にすみやかに sitafloxacin などの経口抗菌薬を内服させることとしている．

● 文献

1) Crump M et al : Gemcitabine, dexamethasone, and cisplatin in patients with recurrent or refractory aggressive histology B-cell non-Hodgkin lymphoma : a Phase II study by the National Cancer Institute of Canada Clinical Trials Group (NCIC-CTG). Cancer **101** : 1835-1842, 2004
2) Crump M et al : Randomized comparison of gemcitabine, dexamethasone, and cisplatin versus dexamethasone, cytarabine, and cisplatin chemotherapy before autologous stem-cell transplantation for relapsed and refractory aggressive lymphomas : NCIC-CTG LY.12. J Clin Oncol **32** : 3490-3496, 2014

初発濾胞性リンパ腫

1 R-CHOP療法

a. レジメン

- rituximab 375 mg/m², 生理食塩水または5%ブドウ糖液で1 mg/mLに調整. 25 mg/時で開始し, infusion reactionが出なければ1時間後に100 mg/時, さらに1時間後に200 mg/時に増加する. infusion reactionが出なかった場合, 2コース目からは100 mg/時から開始する.
- 投与速度を50 mg/時で開始し, 30分毎に50 mg/時ずつ速度を速めて最大400 mg/時で投与する方法もある. その場合も, infusion reactionが出なかった場合, 2コース目からは100 mg/時から開始する.
- cyclophosphamide (CPM) 750 mg/m² + 生理食塩水または5%ブドウ糖液250 mL, 2時間で点滴静注
- doxorubicin (DXR) 50 mg/m² + 生理食塩水または5%ブドウ糖液100 mL, 30分で点滴静注
- vincristine (VCR) 1.4 mg/m² (max 2 mg/body) + 生理食塩水20 mL, 静注もしくは+生理食塩水50 mL, 15分で点滴静注
- prednisolone (PSL) 100 mg/body/日もしくは60 mg/m²/日, 5日間経口内服, 朝1回もしくは2, 3回に分割内服. 6日目以降に漸減中止してもよい.
- rituximab, CPM, DXR, VCRはDay 1に投与し, PSLはDay 1〜5に投与する. rituximabのみDay 1に投与し, CPM, DXR, VCRはDay 2, PSLはDay 2〜6に投与することもある. 3週1サイクル

b. 1コースの期間

- 3週間

23. 初発濾胞性リンパ腫

レジメン						
Day	1	2	3	4	5	22〜
◆R-CHOP療法						
rituximab 375 mg/m², 点滴静注*	↓					次コース
cyclophosphamide (CPM) 750 mg/m², 2時間点滴静注	↓					
doxorubicin (DXR) 50 mg/m², 30分点滴静注	↓					
vincristine (VCR) 1.4 mg/m², 静注もしくは短時間点滴静注	↓					
prednisolone (PSL) 100 mg/body もしくは 60 mg/m², 内服	↓	↓	↓	↓	↓	
検査実施時期とその指標：詳細は本文の「休薬の規定」「減量・中止の基準」参照						
WBC 2,000/mm³ 以上						○
血小板数 10万/mm³ 以上						○
総ビリルビン 3.0 mg/dL 以下						○
AST/ALT 施設基準値上限の5倍以下						○
血清クレアチニン 2.0 mg/dL 以下						○
血糖 250 mg/dL 以下						○
主な副作用と発現期間の目安：詳細は本文の「主な副作用と対策」参照						
infusion reaction						
白血球減少						
好中球減少						
貧血						
血小板減少						
食欲不振						
悪心・嘔吐						
倦怠感						
出血性膀胱炎						
粘膜障害						
末梢神経障害（しびれ）						
便秘						
胃・十二指腸潰瘍						
耐糖能異常						
精神症状						
日和見感染症						
心筋障害						
低γグロブリン血症						
B型肝炎ウイルス再活性化						
脱毛						

＊ rituximab の投与速度は，25 mg/時で開始し，infusion reaction が出なければ1時間後に100 mg/時，さらに1時間後に200 mg/時に増加する．infusion reaction が出なかった場合，2コース目からは100 mg/時から開始する．

c. コース数
- 6〜8コース

d. 治療成績
- 初発進行期濾胞性リンパ腫に対するR-CHOP療法とCHOP療法のランダム化比較試験では,全奏効率は96% vs 90%でR-CHOP療法が優れていた[1].治療不成功までの期間(time to treatment failure, TTF)もR-CHOP療法が有意に良好で(p<0.001),18ヵ月時点での治療不成功率はR-CHOP療法13%(28/223),CHOP療法30%(61/205)であった.奏効持続期間,全生存率(OS)もR-CHOP療法が有意に良好であった.
- わが国で実施された初発インドレントB細胞リンパ腫に対する3週間隔R-CHOPと2週間隔R-CHOPのランダム化比較試験では,無増悪生存期間(PFS)は中央値3.7年と4.7年で有意差はなかった[2].3年および6年PFSも57% vs 58%,41% vs 43%で差はなく,6年OSも87% vs 88%で差はなかった.
- 臨床病期Ⅱ期以上の初発濾胞性リンパ腫に対するR-CVP療法,R-CHOP療法,R-FM療法のランダム化比較試験では,R-CHOP療法の3年TTFは62%であった[3].R-CVP療法の46%より有意に良好で(p=0.003),R-FM療法の63%と有意差はなかった(p=0.76).3年PFSもR-CHOP 68%,R-FM 63%と有意差はなかった.全奏効率は3群で88%,93%,91%と差はなく,OSも全体で95%と差はなかった.

e. レジメンの注意点・確認点
- CHOP療法では8コースまで行うのが原則であったが,R-CHOP療法では6コースの実施が主流になりつつある.rituximabが加わって抗腫瘍効果が増強したためと,頻度は高くないが7コース以降で心毒性が出現する例があるためである.
- PSLは経口内服困難な場合,静注もしくは点滴静注してもよい.

f. 困ったときの工夫

- びまん性大細胞型B細胞リンパ腫 (DLBCL) などの aggressive lymphoma と比べて抗腫瘍効果の発現が遅い slow responder が存在する. 増悪 (progressive disease) が認められない限り継続するのが原則とされており, 不変 (stable disease) でも少なくとも3コースは実施する.

2 R-CVP療法

レジメン						
Day	1	2	3	4	5	22〜
◆R-CVP療法						
rituximab 375 mg/m², 点滴静注*	↓					次コース
CPM 750 mg/m², 2時間点滴静注	↓					
VCR 1.4 mg/m², 静注もしくは短時間点滴静注	↓					
PSL 100 mg/body もしくは 60 mg/m², 内服	↓	↓	↓	↓	↓	
検査実施時期とその指標:詳細は本文の「休薬の規定」「減量・中止の基準」参照						
◆R-CHOP療法参照						
主な副作用と発現期間の目安:詳細は本文の「主な副作用と対策」参照						
◆R-CHOP療法参照						

＊rituximab の投与速度は, 25 mg/時で開始し, infusion reaction が出なければ1時間後に 100 mg/時, さらに1時間後に 200 mg/時に増加する. infusion reaction が出なかった場合, 2コース目からは 100 mg/時から開始する.

a. レジメン

- rituximab, CPM, VCR, PSL の投与法は R-CHOP 療法参照
- rituximab, CPM, VCR は Day1 に投与し, PSL は Day 1〜5 に投与する. rituximab のみ Day1 に投与し, CPM, VCR は Day 2, PSL は Day 2〜6 に投与することもある. 3週1サイクル

b. 1コースの期間

- 3週間

c. コース数
- 8コース

d. 治療成績
- CD20抗原陽性の初発進行期濾胞性リンパ腫に対するR-CVP療法とCVP療法のランダム化比較試験では，治療不成功までの期間（TTF）は中央値27ヵ月で，CVP療法の7ヵ月より有意に延長していた（$p<0.0001$）[4]．完全奏効率は41%，全奏効率は81%，病勢進行までの期間（time to progression, TTP）は中央値34ヵ月，奏効期間中央値は38ヵ月，PFSは50%に到達せず，2年OSは83%といずれもCVP療法より有意に良好であった．
- 臨床病期Ⅱ期以上の初発濾胞性リンパ腫に対するR-CVP療法，R-CHOP療法，R-FM療法のランダム化比較試験では，R-CVP療法の3年TTFは46%であった．R-CHOP療法の62%，R-FM療法の63%よりは有意に不良であった（$p=0.003$および$p=0.006$）．3年PFSもR-CVP 52%，R-CHOP 68%，R-FM 63%で有意に不良であったが，全奏効率は88%，93%，91%と差はなく，OSも全体で95%と差はなかった[5]．

e. レジメンの注意点・確認点
- PSLは経口内服困難な場合，静注もしくは点滴静注してもよい．

f. 困ったときの工夫
- 治療ができなくなることは少ないが，抗腫瘍効果の発現は一般に遅い．効果が弱い場合は，DXRを含むR-CHOP療法などに切り替える．

3 rituximab 単独療法

レジメン		
Day	1	8〜
◆rituximab 単独療法		
● **rituximab** 375 mg/m², 点滴静注*	↓	次コース
検査実施時期とその指標：詳細は本文の「休薬の規定」「減量・中止の基準」参照		
WBC 2,000/mm³ 以上		○
血小板数 10 万/mm³ 以上		○
総ビリルビン 3.0 mg/dL 以下		○
AST/ALT 施設基準値上限の 5 倍以下		○
血清クレアチニン 2.0 mg/dL 以下		○
主な副作用と発現期間の目安：詳細は本文の「主な副作用と対策」参照		
infusion reaction	■	
低γグロブリン血症		■
B 型肝炎ウイルス再活性化		■

＊rituximab の投与速度は，25 mg/時で開始し，infusion reaction が出なければ 1 時間後に 100 mg/時，さらに 1 時間後に 200 mg/時に増加する．infusion reaction が出なかった場合，2 コース目からは 100 mg/時から開始する．

a. レジメン
- rituximab の投与法は R-CHOP 療法参照

b. 1 コースの期間
- 1 週間

c. コース数
- 8 コース

d. 治療成績
- GELF criteria（表 1）で低腫瘍量のⅡ〜Ⅳ期初発濾胞性リンパ腫に対する rituximab 4 コース単独治療の臨床試験では，全奏効率 73％，完全奏効率 27％で，20％が不変であった[6]．治療開始後 50 日の時点で，検討できた患者の 57％は BCL2-JH 陰性の分子遺伝学的奏効が得られた．1 年以内の病勢進

表1 GELF criteria

以下のいずれか1つでも存在する場合，高腫瘍量と定義する
- 長径3 cm 以上に腫大したリンパ節領域が3箇所以上
- 長径7 cm 以上に腫大したリンパ節領域もしくは節外領域
- B症状
- 臍下に及ぶ脾腫
- 胸水もしくは腹水
- 脊椎・尿管などの圧迫症状
- 腫瘍細胞が末梢血で 5,000/mm^3 を超える白血化
- 血球減少（好中球数＜1,000/mm^3 もしくは血小板数＜10万/mm^3）

[Brice P et al : J Clin Oncol **15** : 1110-1117, 1997, Solal-Céligny P et al : J Clin Oncol **16** : 2332-2338, 1998 より引用]

行は完全奏効例で8％，部分奏効例で39％，不変例では50％であった．

- 初発 II～IV 期インドレントリンパ腫に対する rituximab 単独治療の臨床試験では，4コース後の全奏効率は47％で，6ヵ月後にさらに4コースの治療を行うことで全奏効率73％，完全奏効率37％に増加した[7]．奏効率は濾胞性リンパ腫と小リンパ球性リンパ腫で同等であった．
- 無症候性の低腫瘍量 II～IV 期初発濾胞性リンパ腫に対する rituximab 単独治療と無治療観察のランダム化比較試験が実施された[8]．rituximab 単独治療は4コースのみの寛解導入群と，12コースを追加する維持療法群があった．3年での次の治療への以降不要の割合は，rituximab 維持療法群88％，rituximab 寛解導入群78％に対し無治療観察群で46％であった（p＜0.0001）．治療開始7ヵ月時点での QOL は，rituximab 維持療法群が無治療観察群および rituximab 寛解導入群に対し有意に良好であった．

e．困ったときの工夫

- 抗腫瘍効果の発現は遅い．効果が弱い場合は，抗腫瘍薬を併用する R-CVP 療法または R-CHOP 療法などを考慮する．

4 適応

- 濾胞性リンパ腫およびそのほかの低悪性度 B 細胞リンパ腫

5 休薬の規定

- 以下の場合，次コースの薬剤は投与せず，回復するまで治療を延期する．
  ⅰ) WBC＜2,000/mm^3
  ⅱ) 血小板数＜10万/mm^3
  ⅲ) 総ビリルビン＞3.0 mg/dL
  ⅳ) AST/ALT＞施設基準値上限の5倍
  ⅴ) 血清クレアチニン＞2.0 mg/dL
  ⅵ) Grade 2以上の感染
  ⅶ) Grade 3以上の非血液毒性

6 減量・中止の基準

a. 減量基準

①R-CHOP療法・R-CVP療法共通

- 血液毒性による減量：血小板数＜50,000/mm^3（原疾患の骨髄浸潤による機能低下の場合を除く）．減量方法は第一段階減量 CPM, DXR 80%，第二段階減量 CPM, DXR 60%．抗腫瘍効果が損なわれるため，60%未満のへ減量はしない．
- 非血液毒性による減量
  ⅰ) 3日以上続く38℃以上の発熱性好中球減少症（FN）．減量方法は第一段階減量 CPM 80%，第二段階減量 CPM 60%
  ⅱ) Grade 2以上の神経毒性（末梢神経障害または便秘）．減量方法は第一段階減量 VCR 50%

②R-CHOP療法

- 総ビリルビン2 mg/dL以上，3 mg/dL以下の肝障害：DXRを50%に減量する．

③rituximab単独療法

- 減量は原則として行わない．

b. 中止基準

①R-CHOP療法・R-CVP療法共通

- Grade 3以上の神経毒性（末梢神経障害，便秘または運動神

経障害）：VCR は中止する．
- ヒスタミン H_2 受容体拮抗薬あるいはプロトンポンプ阻害薬の予防投与にも関わらず出現した Grade 2 以上の胃・十二指腸潰瘍，インスリン治療を必要とする Grade 3 以上の糖尿病，PSL による精神症状：PSL は中止する．
- Grade 3 以上の血尿（出血性膀胱炎）：CPM は中止する．

② R-CHOP 療法
- 総ビリルビンが 3 mg/dL を超える肝障害：DXR は中止する．
- 心毒性［Grade 2 以上の心虚血性症状（心電図以上または狭心症・心筋梗塞），心膜炎・心嚢液貯留，もしくは Grade 3 以上の不整脈または心不全］：DXR は中止する．

③ rituximab 単独療法
- Grade 4 以上の非血液毒性が発生した場合，中止する．

7 投与前の対応・投与中の対応・投与後の対応

a. 治療開始前の対応
① 共通
- 濾胞性リンパ腫の診断：病理組織学的に病型診断を確実にする．ほかの低悪性度 B 細胞リンパ腫や aggressive lymphoma であっても治療方針に変更はないが，マントル細胞リンパ腫では異なるためマントル細胞リンパ腫を確実に除外する．CD10 陽性か t (14;18) (q21;q32) 転座もしくは *BCL2-IgH* の融合シグナルがあれば濾胞性リンパ腫である．そうでない場合は，CD5 陰性であることと FISH 法で *CCND1-IgH* の融合シグナルがないことを確認する．
- 重篤な合併症のないことを確認する．

② R-CHOP 療法
- PS：0〜2

③ R-CVP 療法
- PS：0〜3

④ rituximab 単独療法
- PS：0〜3

b. 投与前の対応

① 共通

- rituximab の infusion reaction 予防のため,解熱薬(acetaminophen 200 mg)と抗ヒスタミン薬(d-chlorpheniramine-maleate 2 mg,または diphenhydramine 30 mg)を内服させる.前回の投与で infusion reaction を発現した場合,水溶性 PSL 100 mg 点滴または静注の前投薬を行ってもよい.
- 初回治療時は,腫瘍崩壊症候群(TLS)の予防のため尿酸生成抑制薬の allopurinol を投与する.
- VCR の禁忌の確認:Charcot-Marie-Tooth 病または,その家族歴がある患者
- 減量・中止の基準を確認.副作用の発現の確認

② R-CHOP 療法

- DXR の禁忌の確認:心駆出率 50% 未満

c. 投与中の対応

- rituximab の infusion reaction の有無の確認.適切な投与速度の管理.バイタルチェック

d. 投与後の対応

- 副作用に対する対応の確認.緊急連絡についての確認
- 経口制吐薬,解熱薬,抗菌薬などをあらかじめ処方しておく.
- FN を発症した場合,来院してもらいリスクを判定してから抗菌薬を投与するのが原則である.

8 患者への指導ポイント

- R-CHOP 療法・R-CVP 療法:副作用は強くない治療法であるが,主な副作用と発現時の対応を説明する.
- rituximab 単独療法:副作用は infusion reaction 以外ほとんどない治療法である.infusion reaction 発現時の対応を説明する.

9 主な副作用と対策

a. 共通

① 脱毛
- 脱毛はほぼ必発である．治療終了後に再度生えてくるので安心するように患者に説明しておく．

② 出血性膀胱炎
- R-CHOP 療法の投与量では稀であるが，発症予防のため水分負荷を行い飲水を促す．

③ 神経障害
- VCR による感覚神経障害に起因するしびれ感や感覚鈍麻は，程度の差はあるがほとんどの人に発現する．
- 自律神経障害による便秘も多いので，あらかじめ緩下薬を処方しておく．
- 個人差が大きいので，症状の発現に応じて適切に対処し，程度が強ければ VCR は中止する．神経障害からの回復は時間がかかることも説明しておく．運動神経まで障害されることは稀である．

④ 胃・十二指腸潰瘍
- PSL の副作用で発症することがあるので，あらかじめ H_2 ブロッカーと消化管粘膜保護薬を処方する．

⑤ 耐糖能異常
- 糖尿病でない人でも PSL の副作用で特に食後血糖が上昇する．口渇・多飲・多尿などの症状の発現に注意し，食後血糖値の測定などの検査で発見に努める．
- 食後高血糖が主体なので，高度の場合は速攻型インスリンの毎食時投与が必要になる．

⑥ 精神症状
- PSL による精神症状は多彩で，投与後早期に躁症状を呈する場合から，徐々にうつ症状を呈する場合まである．症状の発現に注意し，適宜対応する．

⑦ 日和見感染症
- 好中球減少とは別に，繰り返し治療で日和見感染症を発症す

る危険が高まる.
- ニューモシスチス肺炎の予防にST合剤をあらかじめ投与する.

⑧ B型肝炎ウイルス（HBV）の再活性化
- HBs抗原陽性のいわゆるB型肝炎キャリアでは, rituximabを含む治療で肝炎の再活性化がみられるので, 治療開始前からentecavirの投与を行う.
- HBs抗体またはHBc抗体陽性の既感染者でも再活性化があり得るので, 血中HBV-DNAを測定する. 治療前からHBV-DNA陽性の場合はHBs抗原陽性キャリアと同様に治療開始前からentecavirの投与を行う. HBV-DNA陰性者では治療終了後1年までは毎月HBV-DNAを測定し, HBV再活性化が起きないかモニタリングする.

⑨ 低γグロブリン血症
- rituximabの連用で正常B細胞機能が抑制され, 低γグロブリン血症を呈することがある. 一部の患者では回復が非常に遷延し, 無γグロブリン血症になることがある. 後者の場合, 適宜γグロブリンを補充する.

b. R-CHOP療法

① 骨髄抑制
- 好中球減少は比較的高頻度に認められるので, G-CSFを適宜使用する. 初回治療での好中球減少を次コース以降の参考にする.
- 好中球減少の程度が強く期間も長い場合や高齢者の場合, あらかじめ持続型G-CSF製剤（pegfilgrastim）の投与を考慮する. 基準に抵触する場合は, 休薬や減量でも対応する.

② 悪心・嘔吐
- 高度催吐リスクに分類される. 制吐薬は5-HT$_3$受容体拮抗薬の予防投与が実施されていることが多いが, 程度が強い場合はNK$_1$受容体拮抗薬（aprepitant）の使用も考慮する.

③ 粘膜障害
- 口内炎などの粘膜障害を生じることがある. 口腔内細菌が影響するため, あらかじめ含嗽薬で定期的にうがいさせて予防

に気をつける.
- 発症した場合,感染症の浸入門戸とならないように注意する.

④ 心毒性
- DXR の蓄積毒性による.心筋収縮能の低下により低心拍出量性の心不全を発症する.
- アントラサイクリン系薬の種類によって限界量が決まっており,DXR の場合 550 mg/m² であるが,実際には 400 mg/m² 程度までの使用に留める.

c. R-CVP療法

① 骨髄抑制
- 休薬や減量で対応する.G-CSF はほとんど必要ない.

② 悪心・嘔吐
- 中等度催吐リスクに分類される.制吐薬は 5-HT$_3$ 受容体拮抗薬の予防投与で十分であることが多い.

d. rituximab 単独療法

① 骨髄抑制
- 休薬や減量で対応する.G-CSF はほとんど必要ない.

② 悪心・嘔吐
- 最小度催吐リスクに分類される.制吐薬の予防投与は不要である.

③ 日和見感染症
- 好中球減少とは関係なく,繰り返し治療で日和見感染症を発症する可能性がある.
- ニューモシスチス肺炎の予防に ST 合剤をあらかじめ投与する.

● 文献

【R-CHOP療法】
1) Hiddemann W et al : Frontline therapy with rituximab added to the combination of cyclophosphamide, doxorubicin, vincristine, and prednisone (CHOP) significantly improves the outcome for patients with advanced-stage follicular lymphoma compared with therapy with CHOP alone : results of a prospective randomized study of the German Low-Grade

Lymphoma Study Group. Blood **106**: 3725-3732, 2005
2) Watanabe T et al: Phase II/III study of R-CHOP-21 versus R-CHOP-14 for untreated indolent B-cell non-Hodgkin's lymphoma: JCOG 0203 trial. J Clin Oncol **29**: 3990-3998, 2011
3) Federico M et al: R-CVP versus R-CHOP versus R-FM for the initial treatment of patients with advanced-stage follicular lymphoma: results of the FOLL05 trial conducted by the Fondazione Italiana Linfomi. J Clin Oncol **31**: 1506-1513, 2013

【R-CVP療法】

4) Marcus R et al: Phase III study of R-CVP compared with cyclophosphamide, vincristine, and prednisone alone in patients with previously untreated advanced follicular lymphoma. J Clin Oncol **26**: 4579-4586, 2008
5) Federico M et al: R-CVP versus R-CHOP versus R-FM for the initial treatment of patients with advanced-stage follicular lymphoma: results of the FOLL05 trial conducted by the Fondazione Italiana Linfomi. J Clin Oncol **31**: 1506-1513, 2013

【rituximab 単独療法】

6) Colombat P et al: Rituximab (anti-CD20 monoclonal antibody) as single first-line therapy for patients with follicular lymphoma with a low tumor burden: clinical and molecular evaluation. Blood **97**: 101-106, 2001
7) Hainsworth JD et al: Rituximab as first-line and maintenance therapy for patients with indolent non-hodgkin's lymphoma. J Clin Oncol **20**: 4261-4267, 2002
8) Ardeshna KM et al: Rituximab versus a watch-and-wait approach in patients with advanced-stage, asymptomatic, non-bulky follicular lymphoma: an open-label randomised phase 3 trial. Lancet Oncol **15**: 424-435, 2014

24 再発濾胞性リンパ腫

1 BR療法

レジメン						
Day	1	2	3	4	5	29〜
◆BR療法						
● **rituximab** 375 mg/m², 点滴静注*	↓					次コース
● **bendamustine** 90 mg/m², 1時間点滴静注		↓	↓			
検査実施時期とその指標：詳細は本文の「休薬の規定」「減量・中止の基準」参照						
好中球数 1,000/mm³ 以上						○
血小板数 10万/mm³ 以上						○
総ビリルビン 2.0 mg/dL 以下						○
AST/ALT 施設基準値上限の3倍以下						○
血清クレアチニン 2.0 mg/dL 以下						○
主な副作用と発現期間の目安：詳細は本文の「主な副作用と対策」参照						
infusion reaction						
白血球減少						
好中球減少						
リンパ球減少						
貧血						
血小板減少						
倦怠感						
日和見感染症						
低γグロブリン血症						
B型肝炎ウイルス再活性化						

＊rituximab の投与速度は，25 mg/時で開始し，infusion reaction が出なければ1時間後に100 mg/時，さらに1時間後に200 mg/時に増加する．infusion reaction が出なかった場合，2コース目からは100 mg/時から開始する．

a. レジメン

- rituximab 375 mg/m², 生理食塩水または5％ブドウ糖液で1 mg/mLに調整. 25 mg/時で開始し, infusion reactionが出なければ1時間後に100 mg/時, さらに1時間後に200 mg/時に増加する. infusion reactionが出なかった場合, 2コース目からは100 mg/時から開始する.
- 投与速度を50 mg/時で開始し, 30分毎に50 mg/時ずつ速度を速めて最大400 mg/時で投与する方法もある. その場合も, infusion reactionが出なかった場合, 2コース目からは100 mg/時から開始する.
- bendamustine 90 mg/m² + 生理食塩水または5％ブドウ糖液250 mL, 1時間で点滴静注
- rituximabはDay 1に投与し, bendamustineはDay 2, 3に投与するのが原則であるが, bendamustineをDay 1, 2に投与してもよい.

b. 1コースの期間

- 4週間

c. コース数

- 4～6コース

d. 休薬の規定

- 以下の場合, 次コースの薬剤は投与せず, 回復するまで治療を延期する.
    - ⅰ) 好中球数＜1,000/mm³
    - ⅱ) 血小板数＜10万/mm³
    - ⅲ) 総ビリルビン＞2.0 mg/dL
    - ⅳ) AST/ALT＞施設基準値上限の3倍
    - ⅴ) 血清クレアチニン＞2.0 mg/dL
    - ⅵ) Grade 2以上の感染
    - ⅶ) Grade 3以上の非血液毒性

e. 治療成績

- 再発および難治の濾胞性リンパ腫およびマントル細胞リンパ腫に対するBR療法の第Ⅱ相試験では, 全奏効率90～92％, 完全奏効率は55～60％であった[1,2]. また, 50％無増悪生存

期間は 23～24 ヵ月で，50％生存期間には到達しなかった．こうした治療成績は，ほぼ濾胞性リンパ腫のものを反映している．

f. レジメンの注意点・確認点

- bendamustine の投与量は単独治療では 120 mg/m² を 2 日間投与するが，日和見感染症などの有害事象を考慮して，BR 療法の場合は 90 mg/m² で投与する．
- 欧米では初発例に BR 療法の臨床試験が実施されており，ガイドラインへの記載もあるが，わが国では初発例の保険適用はない．

2 FR 療法

レジメン						
Day	1	2	3	4	5	29～
◆FR 療法						
• rituximab 375 mg/m²，点滴静注*	↓					次コース
• fludarabine 40 mg/m²，経口内服	↓	↓	↓	↓	↓	
検査実施時期とその指標：詳細は本文の「休薬の規定」「減量・中止の基準」参照						
好中球数 1,200/mm³ 以上						○
血小板数 75,000/mm³ 以上						○
総ビリルビン施設基準値上限の 1.5 倍以下						○
AST/ALT 施設基準値上限の 2.5 倍以下						○
Ccr 50 mL/分以上						○
主な副作用と発現期間の目安：詳細は本文の「主な副作用と対策」参照						
◆BR 療法参照						

*rituximab の投与速度は，25 mg/時で開始し，infusion reaction が出なければ 1 時間後に 100 mg/時，さらに 1 時間後に 200 mg/時に増加する．infusion reaction が出なかった場合，2 コース目からは 100 mg/時から開始する．

a. レジメン

- rituximab については「BR 療法」参照

- fludarabine 40 mg/m², 経口投与
- rituximab は Day 1 に投与し，fludarabine は Day 1〜5 に投与するのが原則であるが，fludarabine を Day 2〜6 に投与してもよい．

b．1 コースの期間
- 4 週間

c．コース数
- 6 コース

d．休薬の規定
- 以下の場合，次コースの薬剤は投与せず，回復するまで治療を延期する．
  - ⅰ）好中球数＜1,200/mm³
  - ⅱ）血小板数＜75,000/mm³
  - ⅲ）総ビリルビン＞施設基準値上限の 1.5 倍
  - ⅳ）AST/ALT＞施設基準値上限の 2.5 倍
  - ⅴ）Ccr＜50 mL/分
  - ⅵ）Grade 2 以上の感染
  - ⅶ）Grade 3 以上の非血液毒性

e．治療成績
- 初発および再発の低悪性度リンパ腫または濾胞性リンパ腫に対する FR 療法の第Ⅱ相試験では，全奏効率 90％，完全奏効率 81％であった[3]．初発と再発で奏効率は変わらず，再発例に限った全奏効率は 92％，完全奏効率は 77％であった．50％無増悪生存期間および 50％生存期間には到達しなかった．
- わが国で行われた再発インドレント B 細胞リンパ腫に対する FR 療法の第Ⅱ相試験では，全奏効率 76％，完全奏効率 68％であった[4]．50％無増悪生存期間は 19.7 ヵ月であった．

f．レジメンの注意点・確認点
- fludarabine を点滴静注投与する場合は，20 mg/m² を 30 分で点滴投与し，5 日間継続する．経口製剤とは投与量が異なる．

g. 困ったときの工夫

- fludarabine の経口投与が困難な場合は，静注製剤に変更することも可能である．20 mg/m² を5日間点滴投与するが，Day 1〜5 もしくは Day 2〜6 に実施する．悪心は経口製剤の方が強く，静注製剤は最少度催吐性リスクである．

3 適応

- 再発または難治の濾胞性リンパ腫およびそのほかの低悪性度B細胞リンパ腫

4 減量・中止の基準

a. 減量基準

① BR療法・FR療法共通

- 血液毒性による減量：好中球数<500/mm³ が G-CSF の投与を行っても7日以上持続，血小板数<25,000/mm³（原疾患の骨髄浸潤による機能低下の場合を除く）

② BR療法

- 非血液毒性による減量：Grade 3 以上の発熱性好中球減少症（FN）などの非血液毒性
- 減量方法：第一段階：bendamustine 60 mg/m²，第二段階：bendamustine 30 mg/m²

③ FR療法

- 非血液毒性による減量：3日以上続く 38℃ 以上の FN
- 減量方法：第一段階：fludarabine 30 mg/m²，第二段階：fludarabine 20 mg/m²

b. 中止基準

① BR療法

- bendamustine 30 mg/m² に減量しても，上記の減量基準に該当する毒性が出現した場合：bendamustine は中止する．

② FR療法

- fludarabine 20 mg/m² に減量しても，上記の減量基準に該当する毒性が出現した場合：fludarabine は中止する．

5 投与前の対応・投与中の対応・投与後の対応

a. 治療開始前の対応

- 濾胞性リンパ腫の診断:病理組織学的に病型診断を確実にする. ほかの低悪性度B細胞リンパ腫やマントル細胞リンパ腫であってもBR療法は実施できるが, aggressive lymphomaでは適応がないため確実に除外する.
- PS:0〜2
- 重篤な合併症のないことを確認する.

b. 投与前の対応

- rituximabのinfusion reaction予防のため, 解熱薬(acetaminophen 200 mg)と抗ヒスタミン薬(d-chlorpheniramine maleate 2 mg, またはdiphenhydramine 30 mg)を内服し, 水溶性PSL 100 mg点滴または静注の前投薬を行う.
- 初回治療時は, 腫瘍崩壊症候群(TLS)の予防のため尿酸生成抑制薬のallopurinolを投与する.
- 減量・中止の基準を確認. 副作用の発現の確認

c. 投与中の対応

- rituximabのinfusion reactionの有無の確認. 適切な投与速度の管理. バイタルチェック

d. 投与後の対応

- 副作用に対する対応の確認. 緊急連絡についての確認
- 経口制吐薬, 解熱薬, 抗菌薬などをあらかじめ処方しておく.
- FNを発症した場合, 来院してもらいリスクを判定してから抗菌薬を投与するのが原則である.

6 患者への指導ポイント

- 副作用は強くない治療法であるが, 主な副作用と発現時の対応を説明する.
- 脱毛はほとんどきたさないが, 可能性は説明しておくことが望ましい.

7 主な副作用と対策

a. BR療法・FR療法共通
① 骨髄抑制
- 好中球減少は比較的高頻度に認められるので，G-CSFを適宜使用する．初回治療での好中球減少を次コース以降の参考にする．
- 基準に抵触する場合は，休薬や減量でも対応する．

② 低γグロブリン血症
- B細胞機能の抑制により低γグロブリン血症が出現し，個人差があるが高度の減少が持続することがある．
- 血清IgGが500 mg/dLを下回る場合は，適宜補充する．

③ 日和見感染症
- リンパ系機能抑制のため，好中球や白血球があっても日和見感染症を発症する場合がある．
- ニューモシスチス肺炎の予防にST合剤を必ず投与する．
- そのほか，真菌感染症，サイトメガロウイルスなどウイルス感染症，結核などの可能性がほかのレジメンより高いので，こうした感染症の合併に十分注意し，発症した場合には早期に診断して治療開始できるように備える．

④ B型肝炎ウイルス(HBV)の再活性化
- HBs抗原陽性のいわゆるB型肝炎キャリアでは，rituximabを含む治療で肝炎の再活性化がみられるので治療開始前からentecavirの投与を行う．
- HBs抗体またはHBc抗体陽性の既感染者でも再活性化があり得るので，血中HBV-DNAを測定する．治療前からHBV-DNA陽性の場合はHBs抗原陽性キャリアと同様に治療開始前からentecavirの投与を行う．HBV-DNA陰性者では治療終了後1年までは毎月HBV-DNAを測定し，HBV再活性化が起きないかモニタリングする．

b. BR療法
① 悪心・嘔吐
- 中等度催吐性リスクに分類される．制吐薬は5-HT$_3$受容体

拮抗薬の予防投与で十分であることが多い．

② リンパ球減少症
- リンパ球減少の程度は強く，患者によっては高度の減少が持続する．

c．FR療法

① 悪心・嘔吐
- 軽度催吐性リスクに分類される．制吐薬の予防投与は不要なことが多い．

② リンパ球減少症
- リンパ球減少がみられることがある．

● 文献

【BR療法】
1) Rummel MJ et al : Bendamustine plus rituximab is effective and has a favorable toxicity profile in the treatment of mantle cell and low-Grade non-Hodgkin's lymphoma. J Clin Oncol **23** : 3383-3389, 2005
2) Robinson KS et al : Phase II multicenter study of bendamustine plus rituximab in patients with relapsed indolent B-cell and mantle cell non-Hodgkin's lymphoma. J Clin Oncol **26** : 4473-4479, 2008

【FR療法】
3) Czuczman MS et al : Rituximab in combination with fludarabine chemotherapy in low-grade or follicular lymphoma. J Clin Oncol **23** : 694-704, 2005
4) Tobinai K et al : Phase II study of oral fludarabine in combination with rituximab for relapsed indolent B-cell non-Hodgkin lymphoma. Cancer Sci **100** : 1951-1956, 2009

25 MALT リンパ腫

- MALT リンパ腫は，主に節外臓器に病変をきたすが，そのうち胃限局のものが最も多い．
- 胃 MALT リンパ腫の多くは *Helicobacter pylori*（*H. pylori*）菌に関連しており，まず考慮すべき治療は *H. pylori* 除菌療法である[1]．限局期胃 MALT リンパ腫のうち *H. pylori* 陰性例や除菌無効例では局所放射線療法を行う．胃以外の MALT リンパ腫では手術の役割が大きい．
- 胃 MALT リンパ腫の限局期で除菌療法無効の場合，放射線療法後の進行の場合，胃以外の MALT リンパ腫で手術療法が困難な場合，進行期 MALT リンパ腫などでは，rituximab 単独療法や rituximab 併用化学療法が行われる．rituximab 併用化学療法は，濾胞性リンパ腫などインドレントリンパ腫に対する治療に準じる．

【Ⅰ. *H. pylori* 除菌療法】

1 レジメン

a. 一次除菌

- 以下を 7 日間連続経口投与
    i) プロトンポンプ阻害薬 [lansoprazole（LPZ）30 mg×2, rabeprazole（RPZ）10 mg×2, omeprazole（OPZ）20 mg×2, esomeprazole 20 mg×2 など)]
    ii) amoxicillin（AMPC）750 mg×2
    iii) clarithromycin（CAM）200 mg×2

＊ランサップ（LPZ, AMPC, CAM），ラベキュア（RPZ, AMPC, CAM）などのパック製剤を用いることが多い．

b. 二次除菌

- 以下を 7 日間連続経口投与
    i) プロトンポンプ阻害薬（LPZ 30 mg×2, RPZ 10 mg×2

レジメン

	Day	1	2	3	4	5	6	7
下記いずれかのプロトンポンプ阻害薬 • lansoprazole（LPZ） 　30 mg, 1日2回内服 • rabeprazole（RPZ） 　10 mg, 1日2回内服 • omeprazole（OPZ） 　20 mg, 1日2回内服 • esomeprazole 　20 mg, 1日2回内服		↓↓	↓↓	↓↓	↓↓	↓↓	↓↓	↓↓
• amoxicillin（AMPC） 　750 mg, 1日2回内服		↓↓	↓↓	↓↓	↓↓	↓↓	↓↓	↓↓
• clarithromycin（CAM） 　200 mg, 1日2回内服		↓↓	↓↓	↓↓	↓↓	↓↓	↓↓	↓↓
検査実施時期とその指標								
血算・一般生化学検査（適宜）		○						
主な副作用と発現期間の目安：詳細は本文の「主な副作用と対策」参照								
味覚障害								
軟便・下痢								

など）
ii）AMPC 750 mg×2
iii）metronidazole 250 mg×2

＊ランピオン（LPZ, AMPC, metronidazole），ラベファイン（RPZ, AMPC, metronidazole）などのパック製剤を用いることが多い．

2 適応（患者条件，除外規定）

- 胃 MALT リンパ腫，ステージⅠE_1，ⅠE_2，Ⅱ E（消化管リンパ腫 Lugano 分類）
- *H. pylori* 陽性

＊粘膜下層進展，局所 LN 病変がある例や，*MALT1* 転座陽性例では除菌の効果が期待しにくい．
＊二次除菌は一次除菌により除菌不成功の場合に行う．

3 コース数

- 1コースのみ

4 投与前の対応・投与中の対応・投与後の対応

a. 投与前の対応

① 胃MALTリンパ腫の診断

- 胃内視鏡下生検の病理組織で診断を確認する．慢性胃炎などの反応性病変や，マントル細胞リンパ腫（MCL），濾胞性リンパ腫（FL）などほかの低悪性度B細胞リンパ腫，びまん性大細胞型B細胞リンパ腫（DLBCL）の成分を合併したMALTリンパ腫との鑑別が必要．lymphoepithelial lesion（LEL）がMALTリンパ腫に特徴的な所見
- 診断時にfluorecent *in situ* hybridization（FISH）法により*MALT1*転座の有無を確認することが望ましい．

② *H. pylori*陽性の確認

- 以下のいずれかの方法で確認する．
- 迅速ウレアーゼ試験，鏡検法，培養法，抗体測定，尿素呼気試験，糞便中抗原測定

③ 病期診断

- CTにより胃周囲を含む腹部や遠隔のリンパ節腫大，他臓器病変の有無を確認する．
- 超音波内視鏡では胃周囲のリンパ節腫大や，病変の深達度が確認できるが必須ではない．

b. 投与後の対応

① 除菌効果判定

- 除菌から2～3ヵ月後，主に尿素呼気試験により判定する．
- 尿素呼気試験の前にプロトンポンプ阻害薬は少なくとも2週間休薬する．

② 治療効果判定

- 胃内視鏡を除菌療法の3ヵ月後を目安に（出血，腹痛など有症状の場合にはより早期に）行う．
- 慢性胃炎との鑑別のため，Groupe d'Etude des Lymphomes

de l'Adulte (GELA) による組織学的スコアリング[2]に従ってグレード分類を行う．

5 治療成績（奏効率）

- 一般的に除菌成功率は70〜80％とされている．
- イタリアの後方視研究[3]では，102人中78人（76％）で組織学的奏効，うち66人で完全奏効が得られた．経過観察期間中央値6.3年の時点で，74人中33人は組織学的奏効を維持しており，組織学的再発が13人，組織学的形質転換が2人にみられた．
- 除菌成功例420人を対象とした日本での後方視研究[4]では奏効率77％であった（生検により組織学的完全奏効または微小残存病変（MRD）の可能性）．除菌療法による奏効の予後不良因子は，超音波内視鏡により粘膜下進展がみられた場合と，API2-MALT1転座陽性であった．経過観察期間中央値6年で10年治療成功割合の推定値は90％で，奏効例での再発は3.1％，非奏効例での進行は27％にみられた．

6 レジメンの注意点・確認点

- 奏効が得られるまでの期間は2〜12ヵ月以上とさまざまである．治療効果判定時，内視鏡的に，または組織学的にリンパ腫病変が残存していたとしても症状や内視鏡所見の進行がなければ，次治療に移行せず経過観察を続けるのが妥当である．

7 患者への指導ポイント

- *H. pylori*陽性の胃・十二指腸潰瘍に対して行われるのと同様の治療で，一般的に副作用は少なく，あったとしても軽症である．
- 一部の患者に起こり得る副作用について説明する．
- 除菌の効果判定，胃内視鏡によるリンパ腫の治療効果判定の時期について説明する．

8 主な副作用と対策

- 軟便・下痢：AMPC, CAM による.
- 味覚障害：CAM による. 食事の際に金属のような味を感じる.
- 逆流性食道炎：除菌治療後, 一過性（1～2 週間程度）の心窩部痛をきたすことがある.
- 皮疹：AMPC などによる.

9 困ったときの工夫

- 一次除菌が不成功の場合, 二次除菌を行う.
- 除菌は成功しても, 初回の治療効果判定の内視鏡で組織学的に病変が消失しない場合がある. 内視鏡所見の進行がみられなければ, 少なくとも 12 ヵ月間は次治療を開始せずに経過観察を継続することが妥当である.
- 内視鏡所見の明らかな進行がみられた場合には次治療に移行する. 胃に限局した MALT リンパ腫で, *H. pylori* 陰性または除菌不応性の場合には局所放射線治療（24～30 Gy）を行う.

【Ⅱ. rituximab 単独療法】

レジメン					
Day	1	8	15	22
• **rituximab** $375\ mg/m^2$, 点滴速度は本文参照	↓	↓	↓	↓
検査実施時期とその指標					
血算・一般生化学検査（適宜）	○	○	○	○
主な副作用と発現期間の目安：詳細は本文の「主な副作用と対策」参照					
infusion reaction					

1 レジメン

- rituximab 375 mg/m^2＋生理食塩水（rituximab 1 mg/mL となるように），点滴速度は＊参照．Day 1, 8, 15, 22
- ＊rituximab 点滴速度：初回投与時：最初の 30 分は 50 mg/時で開始し，患者の状態を観察しながら 30 分毎に 50 mg/時ずつ上げて最大 400 mg/時まで投与速度を上げることができる．2 回目以降投与時：初回投与時の副作用が軽微であった場合，100 mg/時で開始し，その後 30 分毎に 100 mg/時ずつ上げて最大 400 mg/時まで投与速度を上げることができる．

2 適応（患者条件，除外規定）

- 胃以外の MALT リンパ腫（未治療例の局所療法困難例など・既治療例）
- 胃 MALT リンパ腫の除菌治療無効例など

3 コース数

- 1 コースのみ

4 投与前の対応・投与中の対応・投与後の対応

- 前投薬として経口で d-chlorpheniramine（ポララミン），アセトアミノフェンを用いる．静注であれば d-chlorpheniramine（ポララミン），hydrocortisone（ソル・コーテフ）など
- 治療効果判定：CT など効果判定のための画像検査を治療後 2～3 ヵ月後に行う．胃 MALT リンパ腫では胃内視鏡を除菌療法の 3 ヵ月後を目安に（出血，腹痛など有症状の場合にはより早期に）行う．

5 治療成績（奏効率）

- IELSG が行った第 II 相試験[5]では，35 人中 34 人が治療を完遂し，全体での奏効割合は 73％，完全奏効は 15 人にみられた．病変部位は胃 15 人，胃以外 20 人で，11 人に化学療法

既往歴があった．病期は stage I E 12 人，stage II E 3 人，stage IV 20 人であった．奏効割合は，化学療法の既往がない患者では 87%，化学療法既往例では 45% であった．奏効期間中央値は 10.5 ヵ月で，治療成功期間は全体では 14.2 ヵ月であったが，化学療法の既往がない患者では 22 ヵ月であった．

- 胃 MALT リンパ腫で，*H. pylori* 除菌抵抗性もしくは *H. pylori* 陰性のため除菌療法適応外の患者を対象とした rituximab 単独療法の第 II 相試験[6]では，26 人中 20 人（77%）で客観的奏効がみられ，12 人（46%）は組織学的・臨床的完全奏効に至った．観察期間中央値 33 ヵ月で，2 人のみが再発をきたした．*MALT1* 転座は FISH 法により 8 人（38%）にみられたが，*MALT1* 転座の有無と奏効割合との関連はみられなかった．

6 レジメンの注意点・確認点

- rituximab 単独療法後の再発例では，奏効期間が 1〜2 年以上と十分長い場合には rituximab 単独による再治療も選択肢となる．

7 患者への指導ポイント

- 一般的に副作用は強くない治療であるが，主な副作用と発現時の対応を説明する．
- 特に infusion reaction の症状と対応についての説明を行う．

8 主な副作用と対策

- infusion reaction：発熱，悪寒，悪心などの症状をきたす．重篤な症状としてアナフィラキシー様症状，肺障害，心障害などの重篤な副作用が現れる．重篤な infusion reaction では，一旦点滴を中止し，適切な支持療法（ステロイド，抗ヒスタミン薬など）を行う．症状が完全に消失したら中止時点の半分以下の速度で点滴を再開する．

●文献

1) Wotherspoon AC et al : Regression of primary low-Grade B-cell gastric lymphoma of mucosa-associated lymphoid tissue type after eradication of *Helicobacter pylori*. Lancet 342 : 575-577, 1993
2) Copie-Bergman C et al : Gela histological scoring system for post-treatment biopsies of patients with gastric MALT lymphoma is feasible and reliable in routine practice. Br J Haematol 160 : 47-52, 2013
3) Stathis A et al : Long-term outcome following *Helicobacter pylori* eradication in a retrospective study of 105 patients with localized gastric marginal zone B-cell lymphoma of MALT type. Ann Oncol 20 : 1086-1093, 2009
4) Nakamura S et al : Long-term clinical outcome of gastric MALT lymphoma after eradication of *Helicobacter pylori* : a multicentre cohort follow-up study of 420 patients in Japan. Gut 61 : 507-513, 2012
5) Conconi A et al : Clinical activity of rituximab in extranodal marginal zone B-cell lymphoma of MALT type. Blood 102 : 2741-2745, 2003
6) Martinelli G et al : Clinical activity of rituximab in gastric marginal zone non-Hodgkin's lymphoma resistant to or not eligible for anti-*Helicobacter pylori* therapy. J Clin Oncol 23 : 1979-1983, 2005

26 原発性マクログロブリン血症・リンパ形質細胞性リンパ腫

レジメン								
Day	1	2	3	4	5	8	15	29
◆DRC 療法[1]								
● dexamethasone（DEX） 20 mg，10 分点滴静注	↓							次コース
● rituximab 375 mg/m²，点滴速度は本文参照	↓							
● cyclophosphamide（CPM） 100 mg/m²/回，1 日 2 回内服	↓	↓	↓	↓	↓			
検査実施時期とその指標								
血算（好中球数＞1,000/mm³）	○					(○)	(○)	○
血清 IgM	○							○
一般生化学検査	○					(○)	(○)	○
主な副作用と発現期間の目安：詳細は本文の「主な副作用と対策」参照								
infusion reaction								
IgM flare						治療開始 4 ヵ月後頃まで		
好中球減少症								

- 原発性マクログロブリン血症/リンパ形質細胞性リンパ腫（WM/LPL）は，骨髄，脾臓などを主病変とすることが多いインドレント B 細胞リンパ腫で，IgM からなる M 蛋白血症が特徴的である．
- 一部の患者ではリンパ節やそのほかの節外臓器に病変がみられる．
- ほかのインドレント B 細胞リンパ腫と同様に，進行により血球減少症，症候性肝脾腫，腫瘤性病変による臓器圧迫症状などをきたした場合は治療適応となる[2]．
- そのほか，WM/LPL に特有の問題として，過粘稠症候群や，

神経障害,寒冷凝集素症,クリオグロブリン血症などM蛋白に起因する合併症が生じた場合にも治療を要する[2]).
- 血漿交換は,過粘稠症候群を一時的に改善する効果がある.
- 化学療法としては,アルキル化薬(cyclophosphamide, melphalan, bendamustine),プリン拮抗薬(fludarabine, cladribine),抗CD20抗体rituximabなどの単独療法や,それぞれを組み合わせた多剤併用療法が用いられる.

1 レジメン

- dexamethasone (DEX) 20 mg/body + 生理食塩水 50 mL, 10 分で点滴静注.Day 1
- rituximab 375 mg/m^2 + 生理食塩水(rituximab 1 mg/mL となるように),点滴速度は*を参照.Day1
*rituximab の点滴速度:初回投与時:最初の 30 分は 50 mg/時で開始し,患者の状態を観察しながら 30 分毎に 50 mg/時ずつ,最大 400 mg/時まで投与速度を上げることができる.2回目以降投与時:初回投与時の副作用が軽微であった場合,100 mg/時で開始し,その後30分毎に100 mg/時ずつ,最大 400 mg/時まで投与速度を上げることができる.
- cyclophosphamide (CPM) 100 mg/m^2, 1日2回内服.Day 1〜5. CPM は 50 mg 錠を用いて 1 回あたり 100 mg/m^2 以下で 50 mg 刻みの用量(100, 150, 200 mg など)を用いるのが一般的.散剤を用いることもできる.

2 適応(患者条件,除外規定)

- WM/LPL であること(骨髄生検などで病理組織学的に診断されていること,IgM 型 M 蛋白血症を認めること)
- 腫瘍細胞が CD20 陽性
- 治療必要性があること

3 1コースの期間

- 1コース 21 日

4 コース数

- 最大6コース

5 投与前の対応・投与中の対応・投与後の対応

a. 投与前の対応

- WM/LPL の診断:慢性リンパ性白血病/小リンパ球性リンパ腫や,粘膜関連リンパ組織リンパ腫などでも IgM による M 蛋白血症がみられることがある.びまん性大細胞型 B 細胞リンパ腫(DLBCL)への組織学的形質転換も除外する必要がある.
- 治療開始必要性の判断:以下のような症候を認める場合,治療開始が必要である:B 症状,巨大腫瘤(≧5 cm),症候性のリンパ節病変または肝脾腫,過粘稠症候群,血球減少症(ヘモグロビン値<10 g/dL,血小板数<10万/mm^3),症候性の以下のいずれか:末梢神経障害,クリオグロブリン血症,寒冷凝集素性貧血
- リスク分類:WM の国際予後予測スコアリングシステム(IPSS)[3] では,年齢>65歳,ヘモグロビン値≦11.5 g/dL,血小板数≦100×10^3/mm^3,β_2 ミクログロブリン>3 mg/L,血清 M 蛋白>7,000 mg/dL といった5つの予後因子の数により3リスク群に分類されている.

b. 投与中の対応

- DEX は rituximab より先に投与し,infusion reaction 予防のための前投薬とする.このほか,抗ヒスタミン薬を前投薬として用いる.
- CPM による悪心予防として Day 1〜5 に経口 5-HT$_3$ 受容体拮抗薬を併用する.

c. 治療効果判定

- 血清単クローン性 IgM 値,画像検査による節性・節外性病変の縮小の程度により,完全奏効(CR),最良部分奏効(VGPR),部分奏効(PR),やや有効(MR),安定(SD),進行(PD)などが定義されている.CR と判断するには免疫固

定法により血清単クローン性 IgM の消失を確認する.

6 治療成績（奏効率）

- 未治療 WM の患者 72 人を対象とした多施設第Ⅱ相試験では，奏効割合 83％であった．奏効の内訳は，完全奏効 7％，部分奏効 67％，やや有効（minor reponse）9％で，奏効までの期間中央値は 4.1 ヵ月であった．その後の経過観察により time to progression（TTP）中央値は 35 ヵ月，次治療を要するまでの期間中央値は 51 ヵ月と報告されており，リンパ節腫大のあった患者で TTP が有意に短かった．増悪後，DRC 療法による再治療を含む rituximab を用いた治療により 82％で MR 以上の効果が得られた．5 年全生存率（OS）は 62％，5 年疾患特異的生存率は 78％であった．WM の IPSS 毎の 5 年 OS は，低リスク群で 100％，中間リスク群で 67％，高リスク群で 48％であった．

7 レジメンの注意点・確認点

- WM/LPL では，脾腫や血液中にリンパ腫細胞の出現がみられることが多いため，rituximab による重篤な infusion reaction の頻度が高い．また，WM/LPL では 2 回目以降の投与時にも重篤な infusion reaction をきたす，rituximab 不耐容の患者が 7％程度みられる．
- WM/LPL に対する rituximab 併用化学療法開始後，IgM が一旦上昇する現象（IgM flare）がみられる．これは治療開始数日以降の測定でみられ，多くの場合，4 ヵ月以内に軽快する．DRC 療法では rituximab 単独療法と比較して頻度は低い．

8 患者への指導ポイント

- infusion reaction が生じ得る可能性と，発現時の対応を説明する．
- 治療効果が発現するには 2〜4 ヵ月以上かかることがあり得ること，初期に IgM flare が起こり得ることを説明する．

- IgM 増加の程度によっては血漿交換を行う可能性について説明する.

9 主な副作用と対策

a. infusion reaction
- 発熱, 悪寒, 悪心などの症状をきたす. 重篤な症状としてアナフィラキシー様症状, 肺障害, 心障害などの重篤な副作用が表れる.
- 重篤な infusion reaction では, 一旦点滴を中止し, 適切な支持療法 (ステロイド, 抗ヒスタミン薬など) を行う. 症状が完全に消失したら中止時点の半分以下の速度で点滴を再開する.

b. 骨髄抑制
- 主に好中球減少症がみられるが, 通常, 軽度である. G-CSF を必要とすることは少ない.
- 治療前の骨髄浸潤の程度により重症な血球減少症をきたすことがある.

10 困ったときの工夫

- 初回投与で重篤な infusion reaction がみられた場合, 再開後, 輸注速度を 25〜50 mg/時以上に上げず, 慎重に状態を観察しながら長時間かけて投与する.
- 重篤な infusion reaction を繰り返す場合, 不耐容として rituximab の中止を検討する.
- 治療開始後 IgM が増加した場合, IgM flare と治療後の進行との鑑別が必要である. 症状, 血算, 画像検査や骨髄検査の結果と合わせて総合的に効果を判断する. 治療開始後 1〜2ヵ月で IgM 増加がみられても進行と判断しないで治療継続を考慮する.
- IgM flare により, 過粘稠症候群やほかの IgM に起因する症状が増悪することがあるため, IgM 高値の場合は rituximab 投与前に血漿交換を考慮する.

●文献

1) Dimopoulos MA et al : Primary treatment of Waldenström macroglobulinemia with dexamethasone, rituximab, and cyclophosphamide. J Clin Oncol **25** : 3344-3349, 2007
2) Dimopoulos MA et al : Treatment recommendations for patients with Waldenström macroglobulinemia (WM) and related disorders : IWWM-7 consensus. Blood **124** : 1404-1411, 2014
3) Morel P et al : International prognostic scoring system for Waldenström macroglobulinemia. Blood **113** : 4163-4170, 2009

マントル細胞リンパ腫

[若年者（65歳以下）]
- 大量 cytarabine（Ara-C）療法を含む治療が有効である．寛解導入療法として大量 Ara-C 療法を含む rituximab 併用化学療法を行い，治療が奏効した場合には地固め療法として自家造血幹細胞移植併用大量化学療法を行う．
- 大量 Ara-C 療法を含む rituximab 併用寛解導入療法としては，R-hyper-CVAD/MA 療法[1]，R-CHOP 療法/R-DHAP 療法などがあげられる．

[高齢者（66歳以上），移植非適応例]
- 未治療マントル細胞リンパ腫には，VR-CAP 療法（R-CHOP 療法の VCR を bortezomib に置換）にて治療を行う．
- BR（bendamustine + rituximab）療法も有効な選択肢であるが，現在，bendamustine は未治療マントル細胞リンパ腫に対しての使用は未承認である．
- R-CHOP 療法の奏効例に対して，rituximab 維持療法が無増悪生存期間，全生存期間を延長し，有効性が報告されている．VR-CAP 療法後の rituximab 維持療法も有効である可能性がある．

【Ⅰ. R-hyper-CVAD/MA 療法】

1 レジメン

レジメン										
Day	1	2	3	4	5	12	13	14	15	22〜
◆サイクル1：R-hyper-CVAD 療法										
● rituximab 375 mg/m², 点滴静注	↓									次コース
● cyclophosphamide (CPM) 300 mg/m², 3 時間点滴静注		↓↓	↓↓	↓↓						
● mesna 600 mg/m², 24 時間持続静注		↓	↓	↓						
● doxorubicin (DXR) 50 mg/m², 24 時間点滴静注					↓					
● vincristine (VCR) 1.4 mg/m² (max 2 mg/body), 静注					↓	↓				
● dexamethasone (DEX) 40 mg/body, 内服または点滴静注	↓	↓	↓	↓	↓	↓	↓	↓	↓	
● G-CSF 必要時使用										
検査実施時期とその指標：詳細は本文の「休薬の規定」「減量・中止の基準」参照										
● 原則としてサイクル開始後の各薬剤の減量は行わない.										
● Day 21 に血小板数<75,000/mm³, 好中球数<750/mm³ ならば次サイクル施行を延期する.										
主な副作用と発現期間の目安：詳細は本文の「主な副作用と対策」参照										
骨髄抑制										
発熱性好中球減少症 (FN)										
悪心・嘔吐										

- 大量 Ara-C 療法を含むレジメンとして MD Anderson Cancer Center による R-hyper-CVAD/MA 療法を記載する[1]).

a. サイクル1 (R-hyper-CVAD 療法)

- rituximab 375 mg/m², Day 1
- cyclophosphamide (CPM) 300 mg/m², 1 日 2 回 3 時間点滴静注. Day 2〜4

レジメン						
Day	1	2	3	4	5	22〜
◆サイクル2：R-MA療法						
• rituximab 375 mg/m²	↓					
• methotrexate（MTX） 1 g/m²，24 時間持続静注 (1/5量を2時間で、残りの4/5量を22時間で点滴静注する)		↓				次コース
• calcium folinate（LV） 15 mg/body，MTX 投与開始 36 時間後から 6 時間 毎に MTX 濃度が 0.05μM 未満になるまで継続			→→→→→→			
• cytarabine（Ara-C） 3 g/m²，1 日 2 回 3 時間点滴静注			↓↓	↓↓		
• methylprednisolone（mPSL） 50 mg/body，静注			↓↓	↓↓	↓↓	
• G-CSF 必要時使用						
検査実施時期とその指標：詳細は本文の「休薬の規定」「減量・中止の基準」参照						
• 原則としてサイクル開始後の各薬剤の減量は行わない．						
• Day 21 に血小板数＜75,000/mm³，好中球数＜750/mm³ ならば次サイクル施行を延期する．						
• 2 サイクル施行後に初回寛解判定をする．6 サイクル施行後にも寛解判定をする．						
主な副作用と発現期間の目安：詳細は本文の「主な副作用と対策」参照						
骨髄抑制				■■		
発熱性好中球減少症（FN）					■	
悪心・嘔吐						
口内炎			■■■			
腎機能障害			■■■			

- mesna 600 mg/m²，24 時間持続静注．Day 2〜4
- doxorubicin（DXR）50 mg/m²，24 時間点滴静注．Day 5
- vincristine（VCR）1.4 mg/m²（max 2 mg/body），静 注．Day 5, 12
- dexamethasone（DEX）40 mg/body，1 日 1 回内服または点滴静注．Day 2〜5, 12〜15

b. サイクル2（R-MA療法）

- rituximab 375 mg/m^2, Day 1
- methotrexate (MTX) 1 g/m^2, 24時間持続静注. Day 2 (1/5量を2時間で, 残りの4/5量を22時間で点滴静注する)
- calcium folinate (LV) 15 mg/body, MTX投与開始36時間後から6時間毎にMTX濃度が0.05 μM未満になるまで継続
- cytarabine (Ara-C) 3 g/m^2, 1日2回3時間点滴静注. Day 3, 4
- methylprednisolone (mPSL) 50 mg/body, 1日2回静注. Day 2〜4

2 適応

- マントル細胞リンパ腫
- PS 0〜2, 心機能EF≧50％, 血清総ビリルビン＜1.5 mg/dL, 血清クレアチニン＜2 mg/dL, 好中球数≧1,000/mm^3, 血小板数≧10万/mm^3（リンパ腫の骨髄浸潤による好中球減少, 血小板減少は除く）

3 1コースの期間

- 3週間で1サイクルを行う.

4 コース数

- サイクル1と2を交互に行う.
- 最初の2サイクル（サイクル1と2を1回ずつ）で完全寛解（CR）となった場合, さらに4サイクル施行する（計6サイクル）.
- 最初の2サイクル後に部分寛解（PR）となった場合には, 6サイクル後に寛解判定を行い, CRに到達した場合には2サイクル追加する（計8サイクル）. 6サイクル後にCRとならない場合には, 継続不能とする.
- 自家移植を行う場合には, 2コース施行（2サイクル）以降に自家末梢血幹細胞採取を行う.

5 休薬の規定

- 原則としてサイクル開始後の各薬剤の減量は行わない．
- 各サイクルの Day 21 に血小板数<75,000/mm^3 または好中球数<750/mm^3 のときには，血小板数>10万/mm^3 または好中球数<1,000/mm^3 まで回復するまで延期する（次の同じサイクル施行時に骨髄抑制を起こす薬剤の減量を検討する）．

6 減量・中止の基準

- Ara-C：60歳以上または血清クレアチニン≧1.5 mg/dL または MTX 終了時の MTX 濃度≧20 μmol/L のときは，1 g/m^2 に減量する．
- VCR
  i）総ビリルビン>2 mg/dL または，Grade 2 以上の末梢神経障害のときには 1 mg/body に減量する．
  ii）総ビリルビン>3 mg/dL または腸閉塞合併の際には中止
- DXR
  i）総ビリルビン 2～3 mg/dL 50％減量する．
  ii）総ビリルビン 3～5 mg/dL 75％減量する．
  iii）総ビリルビン 5 mg/dL 以上のときには中止．また，初回投与時消化管病変があり腸穿孔のリスクがある場合には中止
- MTX
  i）Ccr 10～50 mL/分：50％減量する．
  ii）Ccr <10 mL/分：中止
  iii）胸水・腹水貯留にてドレナージ必要時は 50％減量

7 投与前の対応・投与中の対応・投与後の対応

a. 投与前の対応

- 初回治療時，腫瘍崩壊症候群（TLS）のリスクが高いときには rituximab 投与を延期する．
- 胸水・腹水などの third space への液体貯留があるときには，消失するまではサイクル 1（hyper-CVAD 療法）を繰り

返すことを検討する．

b. 投与中の対応

- 抗菌薬，抗真菌薬，ST 合剤での予防内服を行う．ST 合剤（バクタ）は，MTX 投与 72 時間以上前に休薬する．
- Ara-C 投与の際ステロイド点眼薬を Day 3～7 に 1 日 4 回点眼する．

c. 投与後の対応

- 腎機能，電解質，水出納を厳重に管理し，輸血，感染症に対する支持療法を実施する．

8 治療成績

- MD Anderson Cancer Center による報告では，自家移植なしでの R-hyper-CVAD/MA では，CR 率（CR＋CRu）87％，3 年治療成功生存率（FFS）64％（65 歳以下では 73％），3 年全生存率（OS）82％（65 歳以下では 86％）であった［観察期間中央値 40 ヵ月，年齢中央値 61 歳（41～80 歳）］[1]．

9 レジメンの注意点・確認点

- 初回治療時は，TLS に注意する．
- 十分な輸液，尿酸生成抑制薬を投与する．必要に応じて尿酸排泄促進薬使用を考慮する．
- 大量 MTX 療法時，利尿薬は acetazolamide，AZA（ダイアモックス）を用いて尿 pH 7.0 以上に保つ．
- 年齢，身体活動度，血清 LDH，WBC にて決められる予後指標である MIPI（Mantle cell lymphoma International Prognostic Index）が提案されているので，治療前に MIPI を評価することが必要である[2]．

10 主な副作用と対策

a. 副作用

- Grade 3, 4 の好中球減少 40～70％，血小板減少症 15～50％，発熱性好中球減少症（FN）15％．血小板減少は，大量 MA 療法時に強い傾向がある．

- ほかの主な副作用としては，倦怠感，口内炎，出血，膵炎，腎機能障害がある．

b. 対策

- G-CSF 投与，輸血（血小板，赤血球），感染症予防，感染症発症時の早期対応を行う．

11 困ったときの工夫

- マントル細胞リンパ腫は予後不良な疾患で標準治療が確立されていない．
- ibrutinib, bortezomib, bendamustine, lenalidomide などの新規治療薬を用いる治療の良好な成績が報告されている．新規治療薬を含む治療が，近い将来，標準治療になる可能性がある．したがって，治療開始にあたっては，現時点での標準治療を必ず確認する作業が必要である．
- ibrutinib（ブルトン型チロシンキナーゼ阻害薬）が再発・難治性例に対しての第Ⅱ相試験にて良好な成績が報告された（奏効率 68％，完全奏効率 22％，奏効期間 17.5 ヵ月）[3]．現在 bendamustine + rituximab 療法に ibrutinib を追加することの有用性を検討する第Ⅲ相試験が実施されている．
- bendamustine を含む治療として，イタリアからの報告で初発 20 例，再発・難治 20 例に対して R-BAC 療法（rituximab + bendamustine + Ara-C）の良好な成績が報告された．CR 率 83％，2 年無増悪生存率（PFS）95％ ［観察期間中央値 26 ヵ月，年齢中央値 70 歳（54〜82 歳）］[4]

【Ⅱ. VR-CAP 療法】

レジメン												
Day	1	2	3	4	5	6	7	8	9	10	11	22〜
◆VR-CAP 療法												
● rituximab 375 mg/m³, 点滴静注	↓											
● bortezomib 1.3 mg/m³, 静注	↓			↓				↓			↓	次コース
● CPM 750 mg/m², 点滴静注	↓											
● DXR 50 mg/m², 点滴静注	↓											
● prednisolone（PSL） 100 mg/body, 内服	↓	↓	↓	↓	↓							
検査実施時期とその指標：詳細は本文の「休薬の規定」「減量・中止の基準」参照												
● 血小板数≧10万/m³, 好中球≧1,500/m³, ヘモグロビン値≧8 g/dL が次サイクル開始時の目安である.												
主な副作用と発現期間の目安：詳細は本文の「主な副作用と対策」参照												
悪心・嘔吐												
骨髄抑制												
神経毒性												

1 レジメン

- rituximab 375 mg/m², 点滴静注. Day 1
- bortezomib 1.3 mg/m², 静注. Day 1, 4, 8, 11
- CPM 750 mg/m², 点滴静注（1〜2 時間）. Day 1
- DXR 50 mg/m², 点滴静注（30 分）. Day 1
- prednisolone（PSL）* 100 mg/body, 内服. Day 1〜5
  *文献 5）の predonisone から prednisolone に改変して記載

2 適応

- マントル細胞リンパ腫

3 1コースの期間

- 3週間で1サイクルを行う．

4 コース数

- 6サイクル．6サイクル後，8サイクルまで追加投与可能

5 休薬の規定

- 血小板数≧10万/m³，好中球数≧1,500/m³，ヘモグロビン値≧8 g/dL が次サイクル開始時の目安である．

6 減量・中止の基準

- 末梢神経障害または神経障害性疼痛：bortezomib の減量を考慮する．
- 減量の目安：疼痛を伴う Grade 1 または Grade 2 の場合には，1.3 mg/m² の場合には 1.0 mg/m²，1.0 mg/m² の場合には 0.7 mg/m² に減量する．疼痛を伴う Grade 2 または Grade 3 の場合には，回復するまで休薬．症状が回復した場合には 0.7 mg/m² に減量したうえで週1回投与に変更する．
- 骨髄抑制：薬剤の減量が抗腫瘍効果を低下させることから，抗がん薬の減量が患者に対して有益かどうか十分に判断して行う．
- 心毒性：DXR の減量または中止を検討する．方法は CHOP 療法時に準じる．

7 投与前の対応・投与中の対応・投与後の対応

a. 投与前の対応

- B型肝炎ウイルスの感染状態を確認する．
- 間質性肺炎，肺線維症の既往を確認する．
- 多発性骨髄腫における bortezomib 使用にて帯状疱疹の発症が多く認められたため，本治療時も aciclovir 予防投与を行った方がよいと考えられる．

b. 投与中の対応
- 初回治療時は，TLS に注意する．十分な輸液，尿酸生成抑制薬を投与する．

c. 投与後の対応
- 定期的に採血を実施し，好中球減少時の G-CSF 投与，輸血での支持療法を適切に行う．
- 息切れ，呼吸困難，胸水，咳などの症状が出現したときには，胸部レントゲン，胸部 CT，酸素飽和度などの検査を行い，肺障害の出現の有無を確認する．

8 治療成績

- 移植非適応患者における VR-CAP 療法と R-CHOP 療法との前向きランダム化比較試験にて VR-CAP 療法が良好な成績であった．これは対象症例の年齢中央値 66 歳（26 歳〜88 歳），観察期間中央値 40 ヵ月で，VR-CAP 療法 vs R-CHOP 療法の主要評価項目は，無増悪生存期間（PFS）中央値：24.7 ヵ月 vs 14.4 ヵ月，CR 率 53% vs 42%，CR 持続期間中央値：42.1 ヵ月 vs 18.0 ヵ月，無治療期間中央値：40.6 ヵ月 vs 20.5 ヵ月，4 年 OS：64% vs 54% であった[5]．

9 レジメンの注意点・確認点

- VR-CAP 療法の臨床試験は，bortezomib は静注で行われたものであり，皮下投与での臨床試験成績はない．
- 年齢，身体活動度，血清 LDH，WBC にて決められる予後指標である MIPI が提案されているので，治療前に MIPI を評価することが望まれる[2]．

10 患者への指導ポイント

- bortezomib 投与にて帯状疱疹発症のリスクがあることを説明する．

11 主な副作用と対策

a. 副作用
- 好中球減少88％（Grade 3以上85％），血小板減少72％（Grade 3以上57％），白血球減少50％（Grade 3以上44％），貧血51％（Grade 3以上15％），下痢30％（Grade 3以上5％）末梢性感覚ニューロパチー22％（Grade 3以上5％）

b. 対策
- 好中球減少時のG-CSF投与，貧血，血小板減少進行時の輸血，感染症併発時の抗菌薬投与などの支持療法を行う．
- 末梢性感覚ニューロパチーについては，bortezomibの減量を考慮する．

12 困ったときの工夫

- 「R-hyper-CVAD/MA療法」参照

●文献
1) Romaguera JE et al : High rate of durable remissions after treatment of newly diagnosed aggressive mantle-cell lymphoma with rituximab plus hyper-CVAD alternating with rituximab plus high-dose methotrexate and cytarabine. J Clin Oncol **23** : 7013-7023, 2005
2) Hoster E et al : A new prognostic index (MIPI) for patients with advanced-stage mantle cell lymphoma. Blood **111** : 558-565, 2008
3) Wang ML et al : Targeting BTK with ibrutinib in relapsed or refractory mantle-cell lymphoma. N Engl J Med **369** : 507-516, 2013
4) Visco C et al : Combination of rituximab, bendamustine, and cytarabine for patients with mantle-cell non-Hodgkin lymphoma ineligible for intensive regimens or autologous transplantation. J Clin Oncol **31** : 1422-1429, 2013
5) Robak T et al : Bortezomib-based therapy for newly diagnosed mantle-cell lymphoma. N Engl J Med **372** : 944-953, 2015

Burkitt リンパ腫

- 成人の治療には，dose-modified CODOX-M/IVAC±R 療法または hyper-CVAD/MA＋R 療法を行う．
- 60 歳以上の高齢者や免疫不全患者では DA-EPOCH-R 療法または SC-EPOCH-RR 療法施行を検討する．
- CODOX-M/IVAC 療法の Burkitt リンパ腫に対しての良好な成績が報告され[1]，多施設共同試験でも追認されたが，強い治療毒性のため（特に骨髄抑制と粘膜障害），治療完遂率が低く比較的高齢者での治療適応が問題となった．治療強度を抑えた dose-modified CODOX-M/IVAC 療法が試みられ，治療毒性を軽減しつつ良好な成績を治め，標準療法と考えられるようになった．dose-modified CODOX-M/IVAC±R 療法を記載する．

[dose-modified CODOX-M±R 療法]

- vincristine は 1 コース目には Day 1, 8，2 コース目には Day 1, 8, 15 に投与する．2 コース目の Day 15 は Grade 2 以上の末梢神経障害がないときに投与する．
- calcium folinate（LV）は，MTX 開始から 36 時間後に 85.7 mg/m^2 を点滴静注，引き続き 6 時間毎に 12 mg/m^2 を内服する．MTX 濃度が 0.05 μM 未満になるまで投与する．
- 髄注は，Grade 2 以上の非血液毒性がないときに施行する．
- 初診時，中枢浸潤を認めた症例には，1 コース目のみ Day 5, 17 に髄注を追加する．2 コース目では Day 1, 3, 15 のみ施行する．
- rituximab は，次のレジメン開始基準を満たした当日または翌日に投与する．投与後 2 日以内に次のレジメンを開始する[2]．

[IVAC±R 療法]

- ステロイド点眼薬を Day 1〜3 に 1 日 5 回点眼
- rituximab は，Day 6 と次レジメンの投与開始条件を満たし

レジメン

	Day	1	2	3	4	5	6	7	8	9	10		15	16	17	〜
◆ dose-modified CODOX-M±R 療法（レジメン A）																
● cyclophosphamide（CPM） 800 mg/m², 2 時間点滴静注		↓														
● CPM 200 mg/m², 2 時間点滴静注			↓	↓	↓	↓										
● vincristine（VCR） 1.5 mg/m²（max 2 mg），静注		↓							↓				(↓)			
● doxorubicin（DXR） 40 mg/m², 30 分点滴静注		↓														
● methotrexate（MTX） 計 3,000 mg/m² 536 mg/m²/時, 1 時間点滴静注 続けて 107 mg/m²/時, 23 時間点滴静注											↓					次コース
● calcium folinate（LV） 85.7 mg/m²＋12 mg/m²，点滴静注＋内服												→				
● rituximab 375 mg/m²									↓						↓	
● G-CSF 皮下注												→				
髄注																
● cytarabine（Ara-C）40 mg ● prednisolone（PSL）20 mg		↓		↓		(↓)										
● MTX 15 mg ● PSL 10 mg													↓	(↓)		
検査実施時期とその指標：詳細は本文の「休薬の規定」「減量・中止の基準」参照																
原則として治療中の各薬剤の減量や投与間隔の延長は行わない.																
主な副作用と発現期間の目安：詳細は本文の「主な副作用と対策」参照																
腫瘍崩壊症候群（TLS）																
骨髄抑制																
出血性膀胱炎																
口腔・消化管粘膜障害																

たときに投与する．投与後の 2 日以内に次レジメンを開始
● 髄注は，初診時に中枢神経浸潤が認められたときには，1

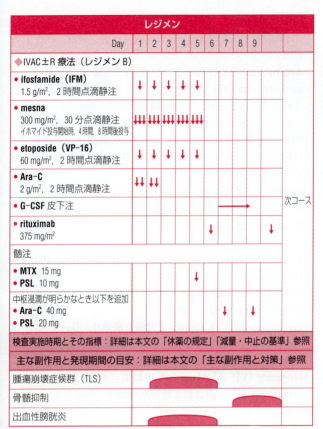

コース目に Day 7, 9 に追加投与する．2 コース目は Day 5 のみ投与する[2]．

1 レジメン

dose-modified CODOX-M/IVAC 療法

① レジメン A（dose-modified CODOX-M±R 療法）

- cyclophosphamide（CPM）800 mg/m^2，2 時間点滴静注．Day 1

- CPM 200 mg/m^2,2時間点滴静注.Day 2〜5
- vincristine(VCR)1.5 mg/m^2(max 2 mg),静注.Day 1, 8,(15)
- doxorubicin(DXR)40 mg/m^2,30分点滴静注.Day 1
- methotrexate(MTX)536 mg/m^2/時で1時間点滴静注,引き続き107 mg/m^2/時で23時間点滴静注.Day 10
- calcium folinate(LV)85.7 mg/m^2+12 mg/m^2,MTX投与開始から36時間後に85.7 mg/m^{2}を点滴静注,引き続き6時間毎に12 mg/m^{2}を内服する.MTX濃度が0.05 μM未満になるまで投与する.
- rituximab 375 mg/m^2,点滴静注,Day 6と次レジメン開始前
- G-CSF 皮下注,Day 13〜

[髄注]
- cytarabine(Ara-C)40 mg+prednisolone(PSL)20 mg.Day 1, 3,(5)
- MTX 15 mg+PSL 10 mg.Day 15,(17)

② レジメン B(IVAC±R療法)
- ifosfamide(IFM)1.5 g/m^2,2時間点滴静注,Day 1〜5
- mesna 300 mg/m^2,1日3回30分点滴静注,Day 1〜5,IFM投与開始時,4時間,8時間後投与
- etoposide(VP-16)60 mg/m^2,2時間点滴静注,Day 1〜5
- Ara-C 2 g/m^2,1日2回2時間点滴静注,Day 1, 2
- G-CSF 皮下注,Day 7〜
- rituximab 375 mg/m^2,点滴静注.Day 6

[髄注]
- MTX 15 mg+PSL 10 mg.Day 5

中枢浸潤が明らかなときには以下も行う.
- Ara-C 40 mg+PSL 20 mg,Day 7, 9

2 適応

- Burkitt リンパ腫

3 1コースの期間

- 次のコースを WBC≧2,000/mm³,好中球数≧1,000/mm³,血小板数≧10万/mm³,非血液毒性が Grade 2 より下まわったときに開始する.

4 コース数

- レジメン A-B-A-B の順に2コースずつ施行する.

5 休薬の規定

- 原則として治療中の各薬剤の減量や投与間隔の延長は行わない.

6 減量・中止の基準

- 50歳以上では,
    レジメン A の CPM, VCR, DXR, MTX を20%減量する.
    レジメン B の IFM, VP-16, Ara-C を20%減量する.
- 65歳以上では,ほかのレジメンでの治療を検討する必要があるが,dose-modified CODOX-M/IVAC 療法を行った別の研究 (LY10 trial) では,65歳以上の場合,レジメン A の MTX を1 g/m², レジメン B の IFM を1 g/m² に減量している[3].

7 投与前の対応・投与中の対応・投与後の対応

a. 投与前の対応

- Burkitt リンパ腫は,腫瘍崩壊症候群 (TLS) を起こすリスクが高く注意が必要である.限局期でLDHが基準値の2倍以上である場合と進行期では,2010年 TLS panel consensus では高リスク疾患に分類されている[4].高リスクの場合,rasbricase 投与が推奨されている.
- 初回治療時,肝浸潤,骨髄浸潤,高LDH血症などTLSを起こす可能性が高いときにはCVP療法,CPM+DEX投与など先行治療を行うことを考慮してもよい.

b. 投与中の対応

① TLS 対策
- 心電図モニターを装着する．尿酸, P, K, Ca, クレアチニン, LDH をモニタリングする．水出納を厳重に管理する．
- 大量輸液を行う（2,000～3,000 mL/m^2/日が目安）．

② 出血性膀胱炎対策
- IFM, CPM 投与時は, 投与直後, 4 時間, 8 時間後に mesna を投与する．1日2回尿潜血をチェックして, 尿潜血陽性時に補液と利尿薬を追加する．

③ ニューモシスチス肺炎予防
- ST 合剤内服にて予防を行うが, 大量 MTX 投与時は休薬する．

c. 投与後の対応

- 投与後も腎機能, 電解質, 水出納を厳重に管理する．
- レジメン A の大量 MTX 投与後は, LV を MTX 開始から 36 時間後に 85.7 mg/m^2 を点滴静注, 引き続き 6 時間毎に 12 mg/m^2 を内服する．MTX 濃度が 0.05μM 未満になるまで投与する．利尿薬は acetazolamide（ダイアモックス）を使用する．
- 輸血, 感染症予防, 感染症発症時の早期対応を行うなど支持療法を十分に行う．

8 治療成績

- CODOX-M/IVAC 原法を, 主に MTX 投与量を 6.7 g/m^2 から 3.0 g/m^2 に減量したものが dose-modified CODOX-M/IVAC 療法である．dose-modified CODOX-M/IVAC 療法の治療成績を示す．
- わが国の国立がんセンター中央病院での連続的後ろ向き研究：5 年推定生存率 87％, 5 年無増悪生存率（PFS）87％, 寛解率 87％（観察期間中央値 74 ヵ月, 年齢中央値 39 歳）．
- 英国リンパ腫グループ（UKLG）による多施設共同試験 LY10 trial での成績：low risk（LDH 正常, PS 0/1, Ann Arbor 分類 CS I / II, または節外病変 1 つ以下の 3 つ以上に該当

するもの) と high risk に分類して，low risk では 2 年 PFS 85％，2 年全生存率 (OS) 88％，high risk では 2 年 PFS 49％，2 年 OS 52％であった．

9 レジメンの注意点・確認点

- 疼痛のために NSAIDs を使用していたときや，大量胸水，腹水，心嚢液貯留があるときには，初回治療時の TLS 発症のリスクも鑑み，大量 MTX 投与による腎毒性を避けるため，レジメン B から開始する (レジメン B-A-B-A).
- 第一寛解期には，自家造血幹細胞移植併用大量化学療法は推奨されない．bulky mass が存在しても放射線照射は追加しない (照射の効果は明らかではない).
- rituximab 投与の上乗せ効果は，明らかとなっていない．rituximab 併用にて好中球回復遅延，遅発性好中球減少症や感染症が増加する可能性がある．rituximab 投与のために，抗がん薬投与のスケジュールが遅れないように注意する．

10 患者への指導ポイント

- 強力な治療を短期間に集中的に行うので副作用は強い．
- 骨髄抑制は高度であり，発熱性好中球減少症 (FN) は必発であることを事前に説明し，感染対策を十分に指導する．

11 主な副作用と対策

a. 主な副作用

- わが国の国立がんセンター中央病院での研究では，Grade 4 の好中球減少症 100％，Grade 3 以上の血小板減少症と貧血 100％，FN 93％，トランスアミナーゼの上昇 60％，粘膜障害/口内炎 40％，感染症 22％が認められた．
- ほかに TLS，出血性膀胱炎があげられる．

b. 対策

- G-CSF 投与をレジメン A では Day 13 から，レジメン B では Day 7 から開始し，好中球数≧1,000/mm^3 まで投与継続する．明らかな感染症を併発した場合には，好中球数≧

3,000/mm^3 まで継続する.
- 血小板輸血時期を逸しないように注意する.
- TLS と出血性膀胱炎についての対策は「投与前の対応・投与中の対応」参照

12 困ったときの工夫

- 腫瘍増殖速度が速いため,血液学的回復がみられたら,すみやかに次の治療に入ることが重要である.
- そのためには,FN など感染症発症時のすみやかな抗菌薬投与開始など,支持療法を迅速かつ十分に実施する.

● **文献**

1) Magrath I et al : Adult and children with small non-cleaved-cell lymphoma have a similar excellent outcome when treated with the same chemotherapy regimen. J Clin Oncol **14** : 925-934, 1996
2) Maruyama D et al : Modified cyclophosphamide, vincristine, doxorubicin, and methotrexate (CODOX-M)/ifosfamide, etoposide, and cytarabine (IVAC) therapy with or without rituximab in Japanease adult patients with Burkitt lymphoma (BL) and B cell lymphoma, unclassifiable, with features intermediate between diffuse large B cell lymphoma and BL. Int J Hematol **92** : 732-743, 2010
3) Mead GM et al : A prospective clinicopathologic study of dose-modified CODOX-M/IVAC in patients with sporadic Burkitt lymphoma defined using cytogenetic and immunophenotypic criteria (MRC/NCR LY10 trial). Blood **112** : 2248-2260, 2008
4) Cairo MS et al : Recommendation for the evaluation of risk and prophylaxix of tumor lysis syndrome (TLS) in adults and children with malignant disease : an expert TLS panel consensus. Br J Haematol **149** : 578-586, 2010

29. 末梢性T細胞リンパ腫

レジメン

	Day	1	2	3	4	5	22〜
◆CHOP療法							
• cyclophosphamide(CPM) 750 mg/m², 60〜90分点滴静注		↓					次コース
• doxorubicin(DXR) 50 mg/m², 静注		↓					
• vincristine(VCR) 1.4 mg/m²(max 2 mg), 静注		↓					
• prednisolone(PSL) 100 mg/body, 内服		↓	↓	↓	↓	↓	
検査実施時期とその指標:詳細は本文の「休薬の規定」「減量・中止の基準」参照							
WBC 3,000/mm³以上	○(以降適宜)						
血小板数10万/mm³以上	○(以降適宜)						
総ビリルビン3.0 mg/dL以下	○(以降適宜)						
AST 施設基準値上限の5倍以下	○(以降適宜)						
ALT 施設基準値上限の5倍以下	○(以降適宜)						
血清クレアチニン2.0 mg/dL以下	○(以降適宜)						
主な副作用と発現期間の目安:詳細は本文の「主な副作用と対策」参照							
口内炎							
脱毛							
悪心・嘔吐							
倦怠感							
便秘							
骨髄抑制							
神経毒性							

1 レジメン

- cyclophosphamide (CPM) 750 mg/m² + 生理食塩水 100 mL, 60～90 分で点滴静注. Day 1
- doxorubicin (DXR) 50 mg/m² + 生理食塩水 20 mL, 静注. Day 1
- vincristine (VCR) 1.4 mg/m² (max 2.0 mg/body) + 生理食塩水 10 mL, 静注. Day 1
- prednisolone (PSL) 5 mg 20 錠, 1～3 回で内服. Day 1～5

2 適応

- 末梢性 T 細胞リンパ腫 (PTCL) 全般 (特に ALK 陰性未分化大細胞リンパ腫 (ALCL) では標準的治療とされている)

3 1 コースの期間

- 3 週間 (Day 1～5 に薬剤投与, Day 6～21 は休薬)

4 コース数

- 6～8 コース

5 休薬の規定

- 前コース開始より 3 週間の時点で以下を満たさない場合には満たすまで休薬が勧められる.
  - i) WBC 3,000/mm³ 以上
  - ii) 血小板数 10 万/mm³ 以上
  - iii) 総ビリルビン 3.0 mg/dL 以下
  - iv) AST 施設基準値上限の 5 倍以下
  - v) ALT 施設基準値上限の 5 倍以下
  - vi) 血清クレアチニン 2.0 mg/dL 以下
  - vii) CTCAE にて Grade 2 以上の感染症がない.

6 減量・中止の基準

- CTCAE を用いた有害事象の評価で, 各薬剤の次コース以降

の減量・中止を考慮する．しかし，どの程度の薬剤減量を行うべきかについては定まった見解はない．
- 特に感染に関する有害事象の場合，次コースからの G-CSF 製剤の予防的投与も考慮する．

a. DXR について
- Grade 3 以上の血小板減少，Grade 3 の発熱性好中球減少症（FN），Grade 3, 4 の好中球減少を伴う感染，総ビリルビン >2.0 mg/dL で次コース以降を減量
- Grade 2 以上の虚血/梗塞，心膜液/心膜炎，Grade 3 以上の不整脈，左室機能低下で次コース以降の投与中止

b. CPM について
- Grade 3 以上の血小板減少，Grade 3 の FN，grade 3, 4 の好中球減少を伴う感染で次コース以降を減量
- Grade 2 以上の血尿で次コース以降の投与を中止

c. VCR について
- Grade 2 の神経障害，イレウスで次コース以降を減量
- Grade 3 以上に神経障害，イレウスで次コース以降を中止

7 投与前の対応・投与中の対応・投与後の対応

a. 投与前の対応
- 減量・中止の基準を確認

b. 投与中の対応
- バイタルチェック，急性悪心・嘔吐の対応，点滴漏れのないことを確認

c. 投与後の対応
- 経口制吐薬，解熱薬，便秘薬，抗菌薬などを必要に応じて処方

8 治療成績

- CHOP 療法を中心としたアントラサイクリン系薬を含む治療による 5 年全生存率（OS）は，ALK 陽性 ALCL で 70％，ALK 陰性 ALCL で 49％，末梢性 T 細胞性リンパ腫，非特異型（PTCL-NOS）で 32％，血管免疫芽球性 T 細胞リンパ

腫 (AITL) で 32％と報告されている[1]．そのため，ALK 陽性 ALCL に対しては CHOP 療法が標準的治療とみなされているが，ほかの PTCL に対しては (CHOP 療法が実地臨床では最も多く行なわれているが) 標準的治療は未確立である．

9 レジメンの注意点・確認点

- CHOP 療法は 3 週間毎に投与する．

10 患者への指導ポイント

- ほぼすべての症例で脱毛を生じるが，多くは一過性であることを説明する．
- できるだけ治療強度 (dose intensity) を保つよう，遅滞なく 3 週毎の治療を受けることが望ましい．

11 主な副作用と対策

a. 骨髄抑制

- 初回コースからの予防的 G-CSF 投与は原則として行わないが，前コースにて FN を認めた場合や遷延する好中球減少によって 3 週毎の治療が行えなかった場合には次コースより予防的 G-CSF 投与を検討する．最近では持続性 G-CSF 製剤も保険適用となっている．

topics

- PTCL の約半数を占める PTCL-NOS および AITL に対して，われわれは最近，CHOP 療法の DXR を同じくアントラサイクリン系薬である pirarubicin (THP) に変更して 2 週毎に治療を繰り返す THP-COP-14 療法の臨床試験を行い，3 年無増悪生存率 (PFS) 57％，3 年 OS 75％の成績を報告した[2]．今後の治療選択の参考となれば幸いである．

- ヘモグロビン値 8 g/dL 未満の貧血には赤血球輸血を考慮する.
- 血小板数 10,000/mm^3 未満の場合には血小板輸血を考慮する.

b. 悪心・嘔吐
- 5-HT$_3$ 受容体拮抗薬などの制吐薬を積極的に用いる.

c. 便秘
- 緩下薬を適宜用いて排便コントロールを行う.

d. 消化性潰瘍
- PSL 投与の有害事象である消化性潰瘍を予防する目的でヒスタミン H$_2$ 受容体拮抗薬あるいはプロトンポンプ阻害薬を投与する.

e. ニューモシスチス肺炎
- PSL 投与中に合併しやすい *Pneumocyctis jirovecii* による間質性肺炎の予防目的で ST 合剤の予防的投与を行う.

12 困ったときの工夫

- 70〜79 歳の症例では CHOP 療法の各薬剤を 80％程度へ減量, 80 歳以上では 50％程度へ減量することも考慮される.

● 文献
1) Vose J et al : International peripheral T-cell and natural killer/T-cell lymphoma study : pathology findings and clinical outcomes. J Clin Oncol **26** : 4124-4130, 2008
2) Tomita N et al : Biweekly THP-COP therapy for newly diagnosed peripheral T-cell lymphoma patients. Hematol Oncol **33** : 9-14, 2015

30 NK/T 細胞リンパ腫

レジメン

◆2/3DeVIC 療法

薬剤	Day 1	2	3	8	15	22〜
carboplatin（CBDCA） 200 mg/m², 30 分点滴静注	↓					次コース
etoposide（VP-16） 67 mg/m², 2 時間点滴静注	↓	↓	↓			
ifosfamide（IFM） 1,000 mg/m², 2〜3 時間点滴静注	↓	↓	↓			
dexamethasone（DEX） 40 mg/body, 30 分点滴静注	↓	↓	↓			
mesna 200 mg/m², 15 分点滴静注 IFM の開始直前・開始 4 時間後・開始 8 時間後の計 3 回/日	↓↓↓	↓↓↓	↓↓↓			
G-CSF 適応承認量, 皮下注				Day 4 以降 WBC＜2,000/mm³ または好中球数＜1,000/mm³ をめどに開始〜好中球数が 2,000/mm³ 以上に回復し安全に中止可能となるまで		

検査実施時期とその指標：詳細は本文の「休薬基準」「減量・中止の基準」参照

	1	2	3	8		15		22〜
末梢血検査	○			○	適宜実施	○	適宜実施	○
生化学検査	○			○		○		○

主な副作用と発現期間の目安：詳細は本文の「主な副作用と対策」参照

白血球・好中球減少								
発熱, 感染症								
口内炎・粘膜炎	第1コース血球減少期〜治療終了							
鼻腔不快感	第1コース血球減少期〜治療終了							

1 レジメン

2/3DeVIC療法

- carboplatin（CBDCA）200 mg/m^2 + 5％ブドウ糖液 250 mL，30分で点滴静注．Day 1
- etoposide（VP-16）67 mg/m^2 + 生理食塩水 500 mL，2時間で点滴静注．Day 1〜3
- ifosfamide（IFM）1,000 mg/m^2 + 5％ブドウ糖液 500 mL，2〜3時間で点滴静注．Day 1〜3
- dexamethasone（DEX）40 mg/body + 生理食塩水 100 mL，30分で点滴静注．Day 1〜3
- mesna 200 mg/m^2 + 生理食塩水 50 mL，15分で点滴静注，IFMの開始直前・開始4時間後・開始8時間後の計3回/日，Day 1〜3
- G-CSF 適応承量量，皮下注，Day 4以降 WBC＜2,000/mm^3 または好中球数＜1,000/mm^3 をめどに投与開始，好中球が 2,000/mm^3 以上に回復し安全に中止できるまで継続
- 3週1サイクルで，病変部放射線治療（50〜50.4 Gy）と開始日のずれが1週間以内を目標に開始するRT-2/3DeVIC療法（「困ったときの工夫」参照）．
- 放射線治療の詳細は既書マニュアル[1]を参照する．
- 韓国では，cisplatin単独の併用が試みられている．

2 適応

- 節外性鼻型NK/T細胞リンパ腫（ENKL）（WHO分類）
- 病変が鼻腔またはその周辺組織（副鼻腔・眼窩・ワルダイエル輪・咽頭・口腔）に存在
- Ann Arbor病期分類のⅠ期または頸部リンパ節までのⅡ期（鼻腔・副鼻腔・眼窩・咽頭・ワルダイエル輪・口腔のうち複数部位に連続した病変を有する場合もⅠ期とする）
- 鎖骨下・縦隔・肺門・腋窩リンパ節のいずれかに進展するⅡ期は対象外
- 20〜69歳，PS（ECOG）：0〜2，主要臓器機能が保たれてい

る（JCOG0211-DI 試験の適格規準による）（「困ったときの工夫」参照）．
- 臨床診断で中枢神経系浸潤なし

3 1コースの期間

- 2/3DeVIC 療法は 21 日を 1 コースとする．

4 コース数

- 2/3DeVIC 療法は計 3 コース行う．

5 次コース開始基準，放射線治療の休止基準

a. 2/3DeVIC 療法の次コース開始基準

- 前コース開始日より 3 週間以上経過し，開始予定日前日または当日の検査で下記をすべて満たす場合に開始する．1つでも満たさない場合は延期する．
  ① WBC≧2,000/mm^3，② 血小板数≧10万/mm^3，③ AST/ALT≦施設基準値上限×5，④ 総ビリルビン≦2.0 mg/dL，⑤ 血清クレアチニン≦1.5 mg/dL，⑥ 口内炎/咽頭炎が Grade 2 以下，⑦ そのほか担当医がコース開始不適当と判断する毒性や症状を有さない

b. 放射線治療の休止基準

- 2/3DeVIC 療法を延期，中止した場合でも放射線治療は継続する．
- 以下の毒性を認めた場合は，Grade 2 以下に回復するまで放射線治療を休止し，回復後に再開する．休止期間が 14 日を超えても Grade 2 以下に回復しなかった場合，中止とする．
  ① 白血球減少（<1,000/mm^3），好中球減少（<500/mm^3），血小板減少（<25,000/mm^3）のいずれか 1 つ以上を満たす，② 放射線による粘膜炎・咽頭嚥下困難・食道嚥下困難を除く Grade 3 以上の非血液毒性，③ PS 3 または 4，④ 担当医が休止を必要と判断した場合

6 減量・中止の基準

a. 2/3DeVIC 療法の減量基準
- 血小板数減少（<50,000/mm^3）→ CBDCA 減量
- 発熱性好中球減少症（FN）→ CBDCA, IFM, VP-16 の 3 剤を減量
- 肝機能異常 Grade 3 → Grade 1 まで延期，7 日以内に Grade 1 以下とならない場合 → DEX 中止
- 胃・十二指腸潰瘍，糖尿病，精神症状 Grade 3 → DEX 中止
- 血尿 Grade 2 → IFM 減量，血尿 Grade 3 → IFM 中止
- 血清クレアチニン Grade 2 → CBDCA, IFM 減量，再出現 → CBDCA, IFM 中止

b. RT-2/3DeVIC 療法の中止基準
- 原病増悪
- Grade 4 の非血液毒性
- 毒性による 2/3DeVIC 療法の次コース開始遅延が 21 日を超える場合
- 毒性による放射線治療の休止期間が 14 日を超える場合

7 投与前の対応・投与中の対応・投与後の対応

a. 治療開始前の対応
- IFM による出血性膀胱炎の予防のため，十分量の輸液と尿のアルカリ化を行う．
- ニューモシスチス感染症予防のための ST 合剤投与を開始する．

b. 投与前の対応
- 次コース開始基準，減量・中止基準の確認

c. 投与中の対応
- バイタルチェック

d. 投与後の対応
- 血尿の有無，尿量確認

8 治療成績

- 20〜69歳の鼻腔（周辺）ⅠE期および頸部リンパ節浸潤までのⅡE期 ENKL を対象に実施された RT-DeVIC 療法の第Ⅰ/Ⅱ相試験（JCOG0211-DI）では，第Ⅰ相部分において 100% DeVIC 療法での毒性増強（感染症，血液毒性）が認められ，推奨投与量は 2/3 DeVIC 療法と判断された[2]．
- 同試験の第Ⅱ相部分に登録された，RT-2/3 DeVIC 療法で治療された患者 27 人における 5 年全生存率（OS）は 70%，5 年無増悪生存率（PFS）63%，全奏効割合 81%，完全奏効割合は 77% であった[2,3]．登録全 33 例での 5 年計画標的体積（照射野内）制御割合は 94% であった．毒性は 2/3DeVIC 療法を行った群では軽度で管理可能であった．

9 レジメンの注意点・確認点

- 原法通りの DeVIC 療法でなく，2/3DeVIC 療法とする．
- mesna の投与漏れがないよう注意する．mesna を規定通り投与した場合，血尿および出血性膀胱炎の出現は稀である．

10 患者への指導ポイント

- 粘膜炎による疼痛が一時的に強く出現すること，病変部位によっては放射線による眼の遅発性有害反応（視力低下，白内障など）が出現することをあらかじめ説明する．
- 放射線治療の完遂が治癒のために重要であることを説明する．

11 主な副作用と対策

a. 骨髄抑制
- 貧血と血小板減少は軽度であることが多く，輸血を要することは稀である．一方で白血球および好中球減少の程度は個人差があり，特に照射体積が大きい場合は注意する．

b. 口内炎，粘膜炎
- Grade 3 以上が 30% と報告されている．疼痛軽減が重要で

あり，強い疼痛となる前に，早めにオピオイドを含めた対応を行う．

c. 感染症

- 2/3DeVIC療法第2, 3コースの血球減少期の熱型に注意し，発熱時は迅速な対応を行う．

d. 閉塞や乾燥による鼻腔不快感

- 1～2週毎に耳鼻咽喉科・頭頸部外科医の診察を受ける．生理食塩水などによる鼻洗浄を考慮する．

12 困ったときの工夫

- 70歳以上の高齢者，全身状態不良例では，同時併用を行わず放射線治療を先行することを検討する．全身状態および臓器機能に応じて2/3DeVIC療法をさらに減量して行うか，VP-16とDXRのみの投与を検討する．
- 放射線治療計画に時間がかかる場合，まず2/3DeVIC療法を開始し，可能となってから放射線治療を開始する．開始の遅れは2週間以内が望ましい．
- 鎖骨下・縦隔・肺門・腋窩リンパ節のいずれか1つ以上に病変を認める場合は進行期の対応とする．

● 文献

1) 山口素子，小口正彦：RT + DeVIC療法．悪性リンパ腫治療マニュアル改訂第4版，飛内賢正ほか（編），南江堂，東京，p.237-240, 2015
2) Yamaguchi M et al : Phase I/II study of concurrent chemoradiotherapy for localized nasal natural killer/T-cell lymphoma : Japan Clinical Oncology Group Study JCOG0211. J Clin Oncol **27** : 5594-5600, 2009
3) Yamaguchi M et al : Concurrent chemoradiotherapy for localized nasal natural killer/T-cell lymphoma: an updated analysis of the Japan Clinical Oncology Group Study JCOG0211. J Clin Oncol **30** : 4044-4046, 2012

31 成人T細胞白血病・リンパ腫

【Ⅰ. 多剤併用療法】

1 mLSG15 (VCAP-AMP-VECP) 療法

a. レジメン

レジメン							
Day	1	8	15	16	17		29〜
◆mLSG15 (VCAP-AMP-VECP) 療法							
①VCAP							
• vincristine (VCR) 1 mg/m², 静注	↓						
• cyclophosphamide (CPM) 350 mg/m², 点滴静注	↓						
• doxorubicin (DXR) 40 mg/m², 点滴静注	↓						
• prednisolone (PSL) 40 mg/m², 経口投与	↓						
②AMP							
• DXR 30 mg/m², 点滴静注		↓					
• ranimustine (MCNU) 60 mg/m², 点滴静注		↓					
• PSL 40 mg/m², 経口投与		↓					次サイクル
③VECP							
• vindesine (VDS) 2.4 mg/m², 静注			↓				
• etoposide (VP-16) 100 mg/m², 点滴静注			↓	↓	↓		
• carboplatin (CBDCA) 250 mg/m², 点滴静注			↓				
• PSL 40 mg/m², 経口投与			↓	↓	↓		
髄注*(1, 3, 5 サイクルの骨髄回復後, 2, 4, 6 コース開始 2 日以内)							
• cytarabine (Ara-C) 40 mg • methotrexate (MTX) 15 mg • PSL 10 mg						↓	

Day	1	8	15	16	17	29〜
検査実施時期とその指標：詳細は本文の「次コース開始基準」「減量・中止の基準」参照						
好中球数≧1,000/mm³	○					○
血小板数≧70,000/mm³	○					○
AST/ALT≦5×N	○					○
総ビリルビン≦2.0 mg/dL	○					○
血清クレアチニン≦2.0 mg/dL	○					○
好中球数≧500/mm³		○	○			
主な副作用と発現期間の目安：詳細は本文の「主な副作用と対策」参照						
白血球減少						
好中球減少						
血小板減少						
貧血						
倦怠感						
悪心						
発熱						

① VCAP
- vincristine (VCR) 1 mg/m², (max 2 mg), 静注．Day 1
- cyclophosphamide (CPM) 350 mg/m², 点滴静注．Day 1
- doxorubicin (DXR) 40 mg/m², 点滴静注．Day 1
- prednisolone (PSL) 40 mg/m², 経口投与．Day 1

② AMP
- DXR 30 mg/m², 点滴静注．Day 8
- ranimustine (MCNU) 60 mg/m², 点滴静注．Day 8
- PSL 40 mg/m² 経口投与，Day 8

③ VECP
- vindesine (VDS) 2.4 mg/m², 静注．Day 15
- etoposide (VP-16) 100 mg/m², 点滴静注．Days 15〜17
- carboplatin (CBDCA) 250 mg/m², 点滴静注．Day 15
- PSL 40 mg/m²，Days 15〜17，経口投与

［髄注］
- cytarabine (Ara-C) 40 mg, methotrexate (MTX) 15 mg, PSL 10 mg 髄注．1, 3, 5 サイクルの骨髄回復期，2, 4, 6 サイクル開始2日以内に行う．

b. 1コースの期間

- VCAP-AMP-VECP を 1 週毎に連続して行い,1 週休薬による 4 週間

c. コース数

- 6 サイクル(髄注は 3 回)

d. 次コース開始基準

- 好中球数≧1,000/mm^3
- 血小板数≧70,000/mm^3
- AST/ALT≦5×N,総ビリルビン≦2.0 mg/dL
- 血清クレアチニン≦2.0 mg/dL
- mLSG15 の①,②の次の②,③は,前日または当日の好中球数≧500/mm^3
- 脱毛,悪心,嘔吐を除く非血液毒性が Grade 1 以下

e. 治療成績

- 初発成人 T 細胞白血病・リンパ腫(ATL)患者を対象とした biweekly CHOP 療法との比較第Ⅲ相試験において,完全寛解率 40%,完全寛解+部分寛解を合わせた有効率は 72% であった.3 年全生存率(OS)は 23.6%,生存期間中央値は 12.7 ヵ月であった[1].

f. レジメンの注意点確認点

- Grade 4 の好中球減少は 98%,血小板減少は 74% に認められる.

2 biweekly CHOP 療法

a. レジメン

- VCR 1 mg/m^2 max 2 mg,静注.Day 1
- DXR 50 mg/m^2,点滴静注.Day 1
- cyclophosphamide(CPM)750 mg/m^2,点滴静注.Day 1
- PSL 100 mg,経口投与.Day 1〜5

[髄注]

- Ara-C 40 mg,MTX 15 mg,PSL 10 mg,髄注.1, 3, 5 サイクルの骨髄回復期,2, 4, 6 サイクル開始 2 日以内に行う.

31. 成人T細胞白血病・リンパ腫

レジメン						
Day	1	2	3	4	5	15〜
◆biweekly CHOP療法						
CHOP						
• VCR 1 mg/m², 静注	↓					
• DXR 50 mg/m², 点滴静注	↓					次サイクル
• CPM 750 mg/m², 点滴静注	↓					
• PSL 100 mg, 経口投与	↓	↓	↓	↓	↓	
髄注*(1, 3, 5サイクルの骨髄回復後, 2, 4, 6コース開始2日以内)						
• Ara-C 40 mg • MTX 15 mg • PSL 10 mg					↓	
検査実施時期とその指針:詳細は本文の「次コース開始基準」「減量・中止の基準」参照						
好中球数≧1,200/mm³	○					○
血小板数≧70,000/mm³	○					○
AST/ALT≦5×N	○					○
総ビリルビン≦2.0 mg/dL	○					○
血清クレアチニン≦2.0 mg/dL	○					○
主な副作用と発現期間の目安:詳細は本文の「主な副作用と対策」参照						
白血球減少						
好中球減少						
血小板減少						
貧血						
倦怠感						
発熱						
悪心						

II. 薬物療法の実践 リンパ腫

b. 1コースの期間
- 2週間

c. コース数
- 8サイクル（髄注は3回）

d. 次コース開始基準
- 前サイクル開始より2週間経過
- 好中球数≧1,200/mm^3
- 血小板数≧70,000/mm^3
- AST/ALT≦5×N，総ビリルビン≦2.0 mg/dL
- 血清クレアチニン≦2.0 mg/dL
- 脱毛，悪心，嘔吐を除く非血液毒性がGrade 1以下

e. 治療成績
- 初発ATL患者を対象としたmLSG15療法との比較第Ⅲ相試験において，完全寛解率25％，完全寛解＋部分寛解を合わせた有効率は66％であった．3年全生存率（OS）は12.7％，生存期間中央値は10.9ヵ月であった．

f. レジメンの注意点・確認点
- Grade 4の好中球減少は83％，血小板減少は17％に認められる．

3 適応

- ATL急性型・リンパ腫型・予後不良因子を有する慢性型
- 年齢：15歳以上70歳未満
- 主要臓器機能が保たれていること

4 減量・中止基準

a. 減量基準
- 重篤な感染症を合併した場合，抗がん薬投与量を75％に減量する．
- Grade 2の神経毒性が発症した場合，VCRの投与量を50％に減量．Grade 3の神経毒性が発症し場合，投与を中止する．
[mLSG15療法]
- 腎機能低下を認めた場合，CBDCAの投与量を減量する．

Ccr 25 mL/分以下では CBDCA は使用しない.

Ccr (mL/分)	CBDCA (mg/m^2)
60≦Ccr	250
50≦Ccr<60	220
40≦Ccr<50	190
30≦Ccr<40	160
25≦Ccr<30	145

b. 中止基準
- 病勢の進行が認められた場合
- 継続困難な有害事象を認めた場合
- 重篤な感染症の発症を複数回認めた場合

5 投与前の対応,投与中の対応,投与後の対応

a. 治療開始前の対応
- ATL は極めて予後不良の疾患であり,適応があれば,化学療法にて寛解が得られた場合,同種造血細胞移植を行う可能性についても検討しておく.

b. 投与前の対応
- 休薬期間,コース開始基準を確認する.

c. 投与中の対応
- 急性の悪心・嘔吐への対応.壊死性抗がん薬を含むため,点滴漏れがないよう留意する.

d. 投与後の対応
- 重篤な感染症の発症に留意する.発熱性好中球減少症(FN)が認められた場合は適切に対応する.

6 患者への指導ポイント

- 高度の骨髄抑制が予測されることから,感染防御における生活指導などを行っておく.

7 主な副作用と対策

- 骨髄抑制:高度の骨髄抑制であることが予測されるので,血

小板数 20,000/mm³ 以上に保つように適宜輸血を行う．また，サイクル中であっても好中球数 1,000/mm³ 未満であれば，治療日および治療前日以外は積極的に G-CSF を投与する．好中球数 1,000/mm³ 以上になれば G-CSF は休薬する．ヘモグロビン値は可能な限り 8 g/dL 以上を保つように必要に応じて輸血を行う．
- 骨髄抑制以外の主な副作用は，肝機能障害，高血糖，低カリウム血症，感染症などである．
- ATL は細胞性免疫の低下による日和見感染症のリスクも高いため，ニューモシスチス肺炎の予防として ST 合剤の併用が推奨される．

8 困ったときの工夫

- 強い骨髄抑制のため，入院期間が長期にわたる可能性がある．
- 外来治療で行う場合，G-CSF の投与を依頼できる近医との連携も重要である．

【Ⅱ．mogamulizumab 療法】

レジメン				
Day	1	8	15	〜
◆mogamulizumab 療法				
• **mogamulizumab（Moga）** 1 mg/kg，点滴静注	↓	↓	↓	
主な副作用と発現期間の目安：詳細は本文の「主な副作用と対策」参照				
infusion reaction				
皮疹				

1 レジメン

- mogamulizumab（Moga）1 mg/kg ＋ 生理食塩水 250 mL，2 時間で点滴静注

2 適応

- CCR4 陽性 ATL

3 1コースの期間

- 1週間

4 コース数

- 8サイクル（1週間間隔）

5 次コース開始基準

- 特になし

6 減量・中止基準

- 減量基準は定められていない．

a. 中止基準

- 病勢の進行が認められた場合
- 継続困難な有害事象を認めた場合
- 重篤な皮疹が認められた場合

7 投与前の対応，投与中の対応，投与後の対応

a. 治療開始前の対応

- ATL 細胞が CCR4 蛋白陽性であることを，末梢血の場合はフローサイトメトリーで，組織の場合は免疫組織学的方法にて確認しておく（ポテリジオテストなど）．
- Moga の単独投与は，再発難治性の ATL に対してのみ行われる．初回化学療法として行う場合には，ほかの抗がん薬と併用し，2週間間隔で投与する．
- infusion reaction が認められることが多く（89%），少なくとも初回投与は入院の上，十分な監視のもとで行う．

b. 投与前の対応

- infusion reaction の予防のため，Moga 投与前に，抗ヒスタミン薬，解熱鎮痛薬，副腎皮質ステロイドなどの投与を行

c. 投与中の対応

- infusion reaction 発現時には投与中止または投与速度の減速などを行い,適切に対応する.

d. 投与後の対応

- 重篤な皮疹の出現に留意する.Moga に関連した皮疹は,投与終了後数週間以降も発現することがあるため,観察を十分に行う.

8 治療成績

- 再発難治性 ATL を対象とした多施設共同第Ⅱ相試験の結果,26 例中 13 例に有効性が認められ,完全寛解(CR)は 8 例で認められた.無増悪生存期間(PFS)の中央値は 5.2 ヵ月,全生存期間(OS)は 13.7 ヵ月と報告されている[2].

9 レジメンの注意点・確認点

- infusion reaction の発生頻度は高く,前投薬として,acetaminophen(カロナール)200 mg 2 錠と d-chlorpheniramine maleate(ポララミン)2 mg 1 錠を投与する.
- 副腎皮質ステロイドを前投与することも考慮する.

10 患者への指導ポイント

- 皮疹の発現には留意し,皮疹を認めた場合,すみやかに受診もしくは報告するように指導する.

11 主な副作用と対策

a. infusion reaction
- 「レジメンの注意点・確認点」参照

b. 皮疹
- 皮疹は 63% に認められる.重篤なものとして,中毒性表皮壊死融解症(toxic epidermal necrolysis:TEN),皮膚粘膜眼症候群(Stevens-Johnson 症候群)などが報告されている.皮膚科医との連携も重要である.

c. 骨髄抑制

- Grade 4 のリンパ球減少と血小板減少が報告されている.
- ATL は細胞性免疫の低下による日和見感染症のリスクも高いため，ニューモシスチス肺炎の予防として ST 合剤の併用が推奨される.

12 困ったときの工夫

- Moga は CCR4 を発現する制御性 T 細胞に影響を与える可能性がある.
- Moga 投与後に同種造血幹細胞移植を行った症例で，重症の移植片対宿主病（GVHD）の発症が報告されており，同種造血幹細胞移植を予定している患者への Moga の投与には留意する必要があろう.

● 文献

1) Tsukasaki K et al : VCAP-AMP-VECP compared with biweekly CHOP for adult T-cell leukemia-lymphoma : Japan Clinical Oncology Group Study JCOG9801. J Clin Oncol **25** : 5458-5464, 2007
2) Ishida T et al : Defucosylated anti-CCR4 monoclonal antibody (KW-0761) for relapsed adult T-cell leukemia-lymphoma : a multicenter phase II study. J Clin Oncol. **30** : 837-842, 2012

32 Hodgkin リンパ腫

レジメン				
Day	1		15	29〜
◆ABVD 療法				
• doxorubicin（DXR） 25 mg/m², 点滴静注	↓		↓	次コース
• bleomycin（BLM） 10 mg/m², 点滴静注	↓		↓	
• vinblastine（VLB） 6 mg/m², 静注	↓		↓	
• dacarbazine（DTIC） 375 mg/m², 点滴静注	↓		↓	
検査実施時期とその指標：詳細は本文の「休薬の規定」「減量・中止の基準」参照				
WBC* 2,500/mm³ 以上	○		○	○
血小板数* 75,000/mm³ 以上	○		○	○
AST/ALT Grade 1 以下	○		○	○
血清クレアチニン Grade 1 以下	○		○	○
主な副作用と発現期間の目安：詳細は本文の「主な副作用と対策」参照				
白血球減少				
好中球減少				
貧血				
血小板減少				
食欲不振				
悪心・嘔吐				
倦怠感				
発熱性好中球減少症（FN）				
薬剤熱				
肺障害				
末梢神経障害				

＊WBC，血小板数の値に関わらず，スケジュール通り，薬剤を投与することもある．

32. Hodgkin リンパ腫

1 レジメン

- ABVD療法が標準治療である[1]．
- doxorubicin (DXR) 25 mg/m², 点滴静注．Day 1, 15
- bleomycin (BLM) 10 mg/m², 点滴静注．Day 1, 15
- vinblastine (VLB) 6 mg/m², 静注．Day 1, 15
- dacarbazine (DTIC) 375 mg/m², 点滴静注．Day 1, 15

- brentuximab vedotinは，再発または難治性のCD30陽性Hodgkinリンパ腫および未分化大細胞リンパ腫に対して承認されている．自家移植歴のある再発または難治性のCD30陽性Hodgkinリンパ腫に対して，完全奏効割合33％，奏効割合75％という有効性が認められている．末梢神経障害および好中球減少症などの副作用に留意する必要があり，副作用が発現した場合には休薬，減量などの対応を行う．
- brentuximab vedotin 1.8 mg/kg，点滴静注．Day 1（1コース21日間）

2 適応

- 古典的Hodgkinリンパ腫（未治療例）

3 1コースの期間

- 隔週投与による4週間

4 コース数

a. 限局期

- 4コースのABVD療法の後に病変部位への放射線治療（30〜36 Gy）を行う一連の治療が標準治療である（予後不良因子*を有さない限局期ではABVD療法を2コースに，放射線線量を20 Gyに減量する治療も許容される）．

*縦隔バルキー病変，リンパ節外への進展，血沈亢進，病変が3リンパ節領域以上に及ぶ．これらの所見を1つでも有する場合，「予後不良因子を有する」とする[2]．

b. 進行期
- 6コースもしくは8コース（4コース，6コースにCTで効果判定を行い，最初のCR判定から2コース追加して治療終了する．最大8コース）

5 休薬の規定

- WBC（目安）：2,500/mm³ 未満
- 血小板数（目安）：75,000/mm³ 未満（血球減少があってもスケジュール通り投与する場合もある）
- 肝機能障害（AST・ALT・総ビリルビンの増加）：Grade 2 以上
- 血清クレアチニン増加：Grade 2 以上
- 感染症の合併：Grade 2 以上
- そのほか，医師が投与不適と判断した場合

6 減量・中止の規準

- 初回治療により治癒に至る見込みの高い本疾患においては，適切な支持療法を行い，治療強度を維持することが重要である．

a. 減量規準の目安

- 発熱性好中球減少症（FN）：抗菌薬の予防的投与，G-CSF の予防投与を行っても合併した場合
  減量方法：第1段階減量 75%，第2段階減量 50%
- 悪心・嘔吐 Grade 3
  減量方法：第1段階減量 DTIC を 250 mg/m² へ減量，第2段階減量 DTIC を 125 mg/m² へ減量
- そのほかの毒性で減量を考慮する場合
  減量方法：第1段階減量 75%，第2段階減量 50%

b. 中止規準の目安

- 腫瘍の明らかな増大，新病変の出現など，病態の進行を認めた場合
- 継続困難な有害事象を認めた場合
- 末梢神経障害 Grade 3：VLB 中止

- BLMによる肺障害が疑われる場合BLM中止

7 投与前の対応・投与中の対応・投与後の対応

a. 投与開始前の対応
- PET-CTなどによる病期診断の確認
- リンパ節生検による病理診断
- 臓器機能評価(心臓超音波検査,末梢酸素飽和度,動脈血液ガス,可能であればDLCOを含む呼吸機能検査)
- 肺障害のリスク(胸部CTでの間質性陰影,喫煙歴など)の評価

b. 投与前の対応
- 減量・中止規準,副作用発現の確認

c. 投与中の対応
- 過敏反応(薬剤熱など)の有無
- 急性・予測性の悪心・嘔吐への対応

d. 投与後の対応
- 副作用に対する対応
- 緊急連絡先の確認・患者指導
- 追加の制吐薬,発熱時対応として経口抗菌薬,解熱薬などをあらかじめ処方し,使用方法を指導しておく.

8 治療成績

- 限局期に対するABVD療法と放射線治療(ドイツHD10試験):完全奏効割合96.3〜97.3%,5年全生存率(OS)96.6〜97.3%
- 進行期に対するABVD療法(ECOG E2496試験):完全奏効割合73%,5年無増悪生存率(PFS)74%

9 レジメンの注意点・確認点

- DXRは生理食塩水100 mLに溶解し,30分かけて点滴静注する.
- BLMは生理食塩水またはブドウ糖液などの適当な注射液100 mLに溶解し,30分かけて点滴静注する.

- VLBは生理食塩水20 mLに溶解して緩徐に静注するか，生理食塩水50 mLに溶解して点滴静注する．
- DTICは生理食塩水100 mLに溶解し，30分以内に点滴静注する．DTICによる血管痛を予防するため，点滴ボトルおよび点滴ラインを遮光することを推奨する．

10 患者への指導ポイント

- 初回治療で治癒する可能性が高いことを説明し，可能な限り治療強度を維持する．
- BLMによる肺毒性について説明し，労作時のわずかな息切れや咳嗽などの呼吸症状に留意するよう指導する．

11 主な副作用と対策

a. 血液毒性

- 重い副作用が認められなければ，投与予定日に血液毒性から十分に回復していなくても，スケジュール通り投与することもある．
- G-CSFを使用することもあるが，G-CSFの投与はBLMの肺毒性の発現リスクを高めるとする見解もあるため，その使用には注意する．

b. 悪心・嘔吐

- 高度催吐リスクレジメンとして，5-HT$_3$受容体拮抗薬，aprepitant, dexamethasone (DEX)の併用を考慮する．
- DEXの併用時は，ニューモシスチス肺炎などの日和見感染にも留意する．

c. 薬剤熱

- BLMに多い．必要に応じて，解熱鎮痛薬やソル・コーテフ100 mgなどのステロイド薬で対応・予防する．

d. 肺障害

- 高齢患者，喫煙者，腎機能低下，縦隔への照射予定がある場合には発現リスクが高い．
- 安静時の酸素飽和度の低下，動脈血液ガスでの酸素分圧の低下（10 mmHg以上），呼吸機能検査（DLCO 50％未満もしく

は治療前と比較して15％以上の悪化) などの検査所見が認められた場合は，ただちにBLMを中止する．
- また，労作時の息切れ，持続する乾性咳嗽などの呼吸器系症状に十分な注意を払うとともに，診察室へ移動した直後のSpO$_2$の変化や捻髪音などの理学所見にも注意する．
- 肺毒性が少しでも疑われれば，動脈血液ガス，画像検査 (高解像度CTなど)，呼吸機能検査などの検査を追加し，BLMによる肺毒性が否定できなければ，BLMを中止する．
- 参考までに，日本臨床腫瘍グループによる日本人患者に対するABVD療法の検討 (JCOG 9305) では，BLMの1回最大投与量は15 mg，最大総投与量は180 mg (縦隔への照射予定がある場合には120 mg) と規定していた[3]．

12 困ったときの工夫

- DTICによる血管痛は，投与速度を速くすることで改善することもある．さらに血管痛を認める場合には，埋め込み式中心静脈ポートの造設を検討する．

● 文献
1) Canellos GP et al : Chemotherapy of advanced Hodgkin's disease with MOPP, ABVD, or MOPP alternating with ABVD. N Engl J Med **327** : 1478-1484, 1992
2) Engert A et al : Reduced treatment intensity in patients with early stage Hodgkin lymphoma. N Engl J Med **363** : 640-652, 2010
3) Ogura M et al : Phase II study of ABVd therapy for newly diagnosed clinical stage II-IV Hodgkin lymphoma : Japan Clinical Oncology Group study (JCOG 9305). Int J Hematol **92** : 713-724, 2010

33 免疫不全に続発するリンパ増殖性疾患

1 免疫不全に伴うリンパ増殖性疾患

- 高齢化社会および免疫抑制療法・抗がん薬や移植治療などの進歩に伴い,免疫不全者が増え,さまざまな日和見感染症とともに日和見腫瘍,特に悪性リンパ腫を含むリンパ増殖性疾患(LPD)が増加している.
- 日和見リンパ腫の発症には,Epstein-Barr virus(EBV)感染が高率に関与し,多くは latency 3型(潜伏感染様式3型)であり,組織では EBER-*in situ* hybridization(EBER-ISH),LMP-1・EBNA 免疫染色がすべて陽性となる[1].
- EBV は *in vitro* で B リンパ球を無限増殖可能なリンパ芽球様細胞(lymphoblastoid cell line, LCL)に転化する活性をもち,LCL は latency 3型を示す.
- 日和見リンパ腫は LCL 様細胞の増殖であり,正常な免疫状態では EBNA3 などが CTL の標的となるため LCL 様細胞増殖は起こらず,日和見リンパ腫は発症しづらい.

2 MTX 関連 LPD

- 関節リウマチ治療で methotrexate(MTX)は抗リウマチ薬(DMARDs)のうち重要な薬剤だが,さまざまな有害事象があり LPD の発生にも注意が必要である.また MTX 以外の免疫抑制薬や生物学的製剤でも,頻度に差があるものの同様に LPD が発症しうる[2,3].
- MTX や生物学的製剤使用中の患者で,リンパ節腫大や節外性腫瘤あるいは発熱や体重減少など全身症状がある場合は,積極的に組織生検や ^{18}FDG-PET-CT などの画像検査を行い原因検索に努める.
- 年齢は60歳前後が多く,男女比1:2でやや女性に多い.MTX 投与開始から LPD 発症までは平均5年で,特に節外

病変が多い (40〜50%).
- 病理組織学的には B 細胞性が多く, びまん性大細胞型 B 細胞リンパ腫 (DLBCL) が最も多いがさまざまな病型を含む. したがって, MTX-LPD は単一の病態ではなく症例毎に慎重な対応が必要である.

a. 治療
① MTX 関連 LPD を疑ったら, MTX を中止し経過をみる
- 約 1/3 は MTX 中止により自然退縮し, 特に EBV 陽性症例は約 60% が自然退縮する.
- MTX 中止での寛解は, ① DLBCL, ② EBV 陽性例, ③ MTX 中止後 4 週以内が多いとされている.
- 自然退縮には週〜月の単位を要するため, 明らかな増悪を認めない限り経過をみる.

② rituximab 単独療法
- 「免疫抑制状態下の CD20 陽性の B リンパ増殖性疾患」例として保険適用があり, MTX 中止で改善せず LPD の増悪傾向を示す場合に適応となる.
- レジメン, 1コースの期間, 投与回数: rituximab 375 mg/m^2 を 1 週間間隔で点滴静注. 最大投与回数は 8 回まで

③ 化学療法
- rituximab 単独療法が無効な際には組織型に適した治療を行う.
- DLBCL の場合には R-CHOP を行う. ただし全身状態や臓器予備能の低下例が多く, 減量や G-CSF 予防投与を考慮する.

④ MTX 中止後の関節リウマチ治療
- MTX 中止後の関節リウマチ治療では, MTX や多くの生物学的製剤は LPD 再増悪をまねく可能性があり使いづらい.
- rituximab や化学療法が行われる場合, 強い免疫抑制がかかるため, しばらくは関節リウマチに対する治療を要しない.
- 化学療法の免疫抑制効果が失われてきた時期に疾患活動性が再増悪する場合は, ステロイド, DMARDs (MTX 以外), etanercept や abatacept などの投与を検討する.

3 human immunodeficiency virus (HIV) 関連 LPD

- CD4 細胞数の低下のため，EBV，HPV，肝炎ウイルス，HHV-8 などの持続感染があり，種々の悪性腫瘍の合併も高率に認める．
- HIV 感染症に合併する悪性リンパ腫は，AIDS 指標疾患である全身性非 Hodgkin リンパ腫，原発性脳リンパ腫および原発性滲出液リンパ腫と，AIDS 指標疾患ではない Hodgkin リンパ腫がある．
- HIV 関連 LPD の発症にも EBV 持続感染の関与が多い．特に原発性脳リンパ腫ではほぼ 100％に EBV 感染が認められるほか，Hodgkin リンパ腫でも高率に認められる．
- 予後不良因子としては，CD4＜100/mm^3，病期 III または IV，35 歳以上，PS 不良，AIDS 発症，静脈麻薬常用者，LDH 高値，highly active antiretroviral therapy (HAART) への反応不良があげられている[4]．最近は国際予後指標 (IPI) に CD4 細胞数を合わせたものもよく使用される．
- 治療は組織型によるがいずれも標準治療がない．DLBCL では CHOP，CDE (cyclophosphamide, doxorubicin, etoposide)，EPOCH が推奨される．
- 必ず HAART 併用を行う．
- rituximab 併用は結論が出ておらず，CD4＜50/mm^3 の場合は rituximab 併用を行わない方が一般的である[4]．

4 移植後 LPD

- 移植後 LPD は，同種移植の 1％未満にみられ，頻度は低いが治療困難である．
- EBV 潜伏感染がやはり関与しており，感染したドナー由来 B 細胞の増殖が多いが，レシピエント由来 B 細胞も稀にある．
- 移植後中期（移植後 30〜100 日）に発症することが多いが，慢性 GVHD が発症し長期間の免疫抑制療法を要する例では晩期（移植後 100 日以後）でも発症する[5]．

- 免疫不全状態の長期間遷延,すなわちT細胞除去,抗胸腺免疫グロブリン投与,HLA不一致移植(ハプロ移植),免疫不全に対する移植,骨髄非破壊的全処置による移植(RIST)などが危険因子とされている.
- 早期のEBV再活性化をDNA量で発見できれば免疫抑制療法の減量中止で回避できるが,明らかなPTLD発症例では減量中止だけではほとんど改善しない.
- ドナーリンパ球輸注(donor lymphocyte infusion:DLI):ドナーリンパ球中EBV特異的CTLの効果を期待.10^5個/kg程度のドナーT細胞投与で効果が得られる.重症GVHDを誘発する危険性があり,GVHDが発症している症例には慎重に行う必要がある.
- rituximabがMTX-LPDと同様に有効であり,DLIに替わり第一選択である.
- rituximab投与やDLIに反応しない場合はCHOPなどの化学療法を考慮するが,原疾患やGVHDのコントロールも含め困難な場合が多い.

5 加齢性EBV+DLBCL

- WHO分類(第4版)にDLBCLのサブカテゴリーとして記載されている.
- 既知の免疫不全状態やリンパ腫の既往なしに,EBV+のクローナルなB細胞性LPDが発生する状態であり,加齢に伴う免疫不全によるとされる.
- 70%の症例が節外性で,30%はリンパ節単独病変である.臨床経過や予後はさまざま
- 治療は一般のDLBCLに準じてR-CHOP療法を行う.
- 年齢やPS,臓器予備能に合わせて投与量は適宜減量が必要で,G-CSFの予防投与も考慮する.

● 文献
1) Young LS, Rickinson AB : Epstein-Barr virus : 40 years on. Nat Rev Cancer **4** : 757-768, 2004

2) Wolfe F, Michaud K : The effect of Methotrexate and anti-tumor necrosis factor therapy on the risk of lymphoma in rheumatoid arthritis in 19,562 patients during 89,710 person-years of observation. Arthritis Rheum **56** : 1433-1439, 2007

3) Yamada T et al : Incidence of malignancy in Japanese patients with rheumatoid arthritis. Rheumatol Int **31** : 1487-1492, 2011

4) 味澤篤ほか：HIV 関連悪性リンパ腫 治療の手引き Ver2.0. 日エイズ会誌 **15**：46-57, 2013

5) Ocheni S et al : EBV reactivation and post transplant lymphoproliferative disorders following allogenic SCT. Bone Marrow Transplant **42** : 181-186, 2008

34 小児リンパ腫

- 小児リンパ腫はHodgkinリンパ腫（HL），非Hodgkinリンパ腫（NHL）に分類され，さらに小児NHLの約90％は，Burkittリンパ腫（BL），びまん性大細胞型B細胞リンパ腫（DLBCL），リンパ芽球性リンパ腫（LBL），未分化大細胞リンパ腫（ALCL）に分類される．
- HLに対する治療は，リスク，治療反応に応じた化学療法と低線量病変領域放射線照射の併用が標準的であるが，詳細は臨床研究グループにより異なる．
- 小児NHLの代表的な病型に対する国際的に標準治療に位置付けられているレジメン名を表1に記す．
- 本項では紙面の制限からALCL99レジメンのみについて概説する．

表1 小児NHLの代表的な病型とレジメン

病型	レジメン名	リスクグループ・治療期間	無イベント生存率，観察期間，例数
BL, DLBCL	LMB/FAB-96[1~3)]	A：2コース	98％，3年，n=132
		B：プレフェーズ+4コース	94％，4年，n=762
		C：プレフェーズ+8コース	79％，4年，n=190
	NHL-BFM-95[4)]	R1：2コース	94％，3年，n=48
		R2：プレフェーズ+4コース	94％，3年，n=233
		R3：プレフェーズ+5コース	85％，3年，n=82
		R4：プレフェーズ+6コース	81％，3年，n=142
LBL	NHL-BFM-95[5)]	StageⅢ+Ⅳ：約2年間	82％，5年，n=156
ALCL	FRE-IGR-ALCL99[6)]	標準・高リスク：プレフェーズ+6コース	74％，2年，n=352

1 レジメン

- 標準・高リスク ALCL に対する多剤併用化学療法（FRE-IGR-ALCL99）
- 実際に治療に用いる場合には，原著論文などにおける薬剤名，投与量，投与スケジュールなどと照合のこと

2 適応

- 標準・高リスク*ALCL

*孤発性皮膚病変例，病変が全摘された stage I（低リスク）

ALCL99 レジメンの全体像

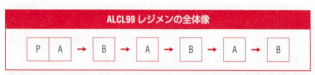

レジメン

	Day	1	2	3	4	5
◆プレフェーズ（P）						
dexamethasone（DEX） 5 mg/m²/日，1日1回（Day 1, 2） 10 mg/m²/日，1日2回（Day 3〜5），内服または静注		↓	↓	↓↓	↓↓	↓↓
cyclophosphamide（CPM） 200 mg/m²，1時間点滴静注		↓	↓			

髄注（TIT）					
年齢	1歳未満	1歳	2歳	3歳以上	
methotrexate（MTX）	6 mg	8 mg	10 mg	12 mg	↓
cytarabine（Ara-C）	16 mg	20 mg	26 mg	30 mg	
hydrocortisone（HDC）	4 mg	6 mg	8 mg	10 mg	

検査実施時期とその指標：詳細は本文の「休薬の規定，減量・中止の基準」参照

治療開始前の臓器障害・感染症などの評価，oncologic emergency に関連する評価，週に2回程度の血液・尿検査など

主な副作用と発現期間の目安：詳細は本文の「主な副作用と対策」参照

免疫抑制，倦怠感，悪心など

レジメン

	Day	1	2	3	4	5	8	15
◆コース A（A）								
● DEX 10 mg/m²/日，1日2回内服または静注		↓↓	↓↓	↓↓	↓↓	↓↓		
● MTX 3 g/m²/日，3時間点滴静注 MTX投与開始24時間後から ロイコボリン救済 15 mg/m²， 6時間毎，MTX血中濃度＜ 0.15 μmol/L まで		↓						
● ifosfamide（IFM） 800 mg/m²，1時間点滴静注		↓	↓	↓	↓	↓		
● Ara-C 150 mg/m²，1時間点滴静注					↓↓	↓↓		
● etoposide（VP-16） 100 mg/m²，1時間点滴静注					↓	↓		

検査実施時期とその指標：詳細は本文の「休薬の規定，減量・中止の基準」参照

MTX投与開始24，48時間後のMTX血中濃度（必要に応じそのほかの時間も），週に2回程度の血液・尿検査など，必要により治療効果判定など

主な副作用と発現期間の目安：詳細は本文の「主な副作用と対策」参照

血球減少，感染症	
倦怠感・悪心	
その他：免疫抑制，粘膜障害，肝機能障害，腎機能障害，発熱，アレルギー症状，白質脳症など	

例，中枢神経浸潤例を除く．高リスクは，皮膚（要生検），縦隔，肝，脾，肺のいずれかの病変を伴う例

3 1コースの期間

- 3週程度

4 コース数

- プレフェーズに引き続き6コース

レジメン							
Day	1	2	3	4	5	8	15
◆コース B (B)							
● DEX 10 mg/m²/日, 1日2回内服または静注	↓↓	↓↓	↓↓	↓↓	↓↓		
● MTX 3 g/m²/日, 3時間点滴静注	↓						
● CPM 200 mg/m², 1時間点滴静注	↓	↓	↓	↓	↓		
● doxorubicin (DXR) 25 mg/m², 1時間点滴静注				↓	↓		

検査実施時期とその指標:詳細は本文の「休薬の規定,減量・中止の基準」参照

MTX 投与開始 24, 48 時間後の MTX 血中濃度(必要に応じその他の時間も),週に2回程度の血液・尿検査など,必要により治療効果判定など

主な副作用と発現期間の目安:詳細は本文の「主な副作用と対策」参照

血球減少,感染症

倦怠感・悪心

その他:免疫抑制,粘膜障害,肝機能障害,腎機能障害,不整脈,白質脳症など

5 休薬の規定,減量・中止の基準

- 休薬,減量・中止による安全性,有効性に対する影響に関する情報は明らかでない.
- FRE-IGR-ALCL99 臨床試験[6] の薬剤投与量変更基準の概要を以下に示す.
  - ⅰ) 発熱:感染症を疑い適切な評価,対応を行い,必要により化学療法を中断
  - ⅱ) アナフィラキシー:VP-16 による Grade 4 の場合,以降の同薬剤を中止
  - ⅲ) 腎毒性:Ccr 低下時(<60 mL/分/1.73 m²)には大量 MTX を中止
  - ⅳ) 心毒性:超音波検査で fractional shortening が 28% 未満などの心機能低下時には治療継続の可否を検討

v）肝毒性：大量 MTX 前に AST，あるいは ALT が基準値の 20 倍以上の場合には休薬を検討．10〜20 倍の場合には 48 時間後に低下傾向であれば再開を検討

vi）神経毒性：MTX によると推測される痙攣を繰り返す場合には，以降の同薬剤の中止を検討

6 治療成績（奏効率）

- FRE-IGR-ALCL99 臨床試験[6]における成績を以下に示す（観察期間中央値：3.8 年）．
- 完全寛解（CR）率：88%
- 2 年無イベント生存率（EFS）：74.1%
- 2 年全生存率（OS）：92.5%

7 レジメンの注意点・確認点

- 本疾患，本治療に対する十分な知識と経験を有する医師を中心とする医療チームにより，緊急時などに適切な対応が可能な医療施設で行われるべき治療である．
- また，長期生存が期待されることから，適切なフォローアップが求められる．

8 患者への指導ポイント

- 国際的に標準治療に位置付けられているレジメンである．
- 90% 以上に生存，70% 以上に無イベント生存が期待される．
- 主な毒性は血球減少と粘膜障害であり，治療関連死亡は 1.1% と報告されている．
- 晩期合併症に関する情報は明らかでない．

9 主な副作用と対策

- FRE-IGR-ALCL99 臨床試験[6]における主な副作用を以下に示す．
- Grade 4 の血液毒性：全コースの 72%
- Grade 3 または 4 の粘膜障害：全コースの 13%
- Grade 3 または 4 の感染症：全コースの 5%

- Grade 3 または 4 の肝機能障害：全コースの 12%
- 治療関連死亡（toxic death as first event）：1.1%（352 例中 4 例）

10 困ったときの工夫

- 再発後にも化学療法に感受性を示す例が少なくないことから，治療の安全性をより重視した対応を考慮されたい．

●文献

1) Gerrard M et al : Excellent survival following two courses of COPAD chemotherapy in children and adolescents with resected localized B-cell non-Hodgkin's lymphoma : results of the FAB/LMB 96 international study. Br J Haematol **141** : 840-847, 2008
2) Patte C et al : Results of the randomized international FAB/LMB96 trial for intermediate risk B-cell non-Hodgkin lymphoma in children and adolescents : it is possible to reduce treatment for the early responding patients. Blood **109** : 2773-2780, 2007
3) Cairo MS et al : Results of a randomized international study of high-risk central nervous system B non-Hodgkin lymphoma and B acute lymphoblastic leukemia in children and adolescents. Blood **109** : 2736-2743, 2007
4) Woessmann W et al : The impact of the methotrexate administration schedule and dose in the treatment of children and adolescents with B-cell neoplasms: a report of the BFM Group Study NHL-BFM95. Blood **105** : 948-958, 2005
5) Burkhardt B et al : Impact of cranial radiotherapy on central nervous system prophylaxis in children and adolescents with central nervous system-negative stage III or IV lymphoblastic lymphoma. J Clin Oncol **24** : 491-499, 2006
6) Brugières L et al : Impact of the methotrexate administration dose on the need for intrathecal treatment in children and adolescents with anaplastic large-cell lymphoma : results of a randomized trial of the EICNHL Group. J Clin Oncol **27** : 897-903, 2009

III

白血病・リンパ腫の補助療法

1 G-CSF

ポイント

- 発熱性好中球減少症（febrile neutropenia：FN）の発症率が20％以上と予想される化学療法を行う場合は，G-CSFの予防的投与が推奨される．
- G-CSF投与は，化学療法終了24～72時間後に開始する．

1 G-CSFの作用機序

- 化学療法の最も問題となる用量制限毒性は骨髄抑制に伴う血球減少で，特に好中球が減少すると発熱する危険が高い．
- 好中球減少時に発熱すると急速に重症化して死亡する危険が高く，発熱後ただちに広域スペクトラムの抗菌薬を投与すると致死率が下がることが経験的に知られている．そのため発熱性好中球減少症（FN）という病名が提唱された．
- 顆粒球コロニー刺激因子（granulocyte-colony stimulating factor：G-CSF）は好中球の増殖を刺激する．化学療法後にG-CSFを投与すると，好中球減少の程度・期間が軽減し，FNの発症頻度が低下する[1,2]．

2 好中球減少が出現する時期・期間，リスク因子

- 好中球減少の時期は，化学療法レジメンや患者の骨髄機能により異なるが，通常は化学療法後7～10日で好中球減少をきたし，10～14日後に回復し始める．
- FNの発症頻度・重症度は，好中球数の最低値と好中球減少期間に相関する．
- 抗がん薬で口内炎や消化管の粘膜障害を起こすと病原菌の進入門戸となって菌血症の原因となる．腫瘍による気道・消化管・胆管・尿路の閉塞，中心静脈や末梢静脈へのカテーテル

留置も FN の危険因子である.

3 患者への指導のポイント

- 化学療法を受ける患者は，手洗い，アルコールなどによる手指消毒を行う．シャワー浴などでの皮膚の清潔，うがい・歯磨きで口腔内の清潔を保つ．

4 G-CSF の投与法

- 化学療法に伴う好中球減少が出現した後から G-CSF 投与を開始することを治療的投与，好中球が減少する前（化学療法終了 24〜72 時間後）から G-CSF 投与を開始することを予防的投与という（図 1）.
- G-CSF を治療的投与しても，好中球減少の回復は早まるが，FN の発症頻度は低下せず，入院期間や経静脈的抗菌薬の投与期間は短縮しない[3].
- G-CSF を予防的投与すると，FN の発症頻度，感染症関連死亡率，早期死亡率が低下する[4]．このため，G-CSF は化学療法終了 24〜72 時間後から予防的に投与することが推奨される．
- pegfilgrastim は，G-CSF にポリエチレングリコールを結合

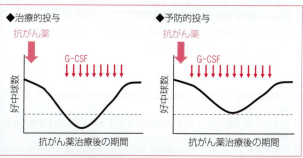

図 1 G-CSF の治療的投与と予防的投与
化学療法に伴う好中球減少が出現した後から G-CSF 投与を開始することを治療的投与，好中球が減少する前（化学療法終了 24〜72 時間後）から G-CSF 投与を開始することを予防的投与という．

させた持続型 G-CSF 製剤で，G-CSF に比べて半減期が 10～20 倍長い．化学療法 1 サイクルあたり 1 回投与するだけで従来の G-CSF 製剤を連日投与するのと同等の効果が得られる[5]．

処方例

- filgrastim（グラン）75 μg，1 日 1 回皮下注
  抗がん薬投与終了 24～72 時間後に開始し，好中球数 ≧ 5,000/mm^3 に回復するまで継続する．lenograstim（ノイトロジン）は 1 回 100 μg，nartograstim（ノイアップ）は 1 回 50 μg を皮下注射する．
- pegfilgrastim（ジーラスタ）3.6 mg，皮下注射
  化学療法 1 サイクルあたり 1 回，抗がん薬投与終了 24～72 時間後に投与する．

5 注意ポイント

- FN の発症頻度，重症化するリスクは，疾患，化学療法レジメン，患者の年齢や全身状態により異なる．費用対効果を考え合わせた上で，G-CSF の予防的投与を行うべきか判断する．
- FN 発症率が 20％以上と予想される場合は G-CSF の予防的投与が推奨される．FN 発症率が 10～20％の場合は，FN 発症のリスクが高いと考えられる因子をもつ患者に G-CSF の一次予防的投与を考慮する（図 2）．

● 文献

1) 日本臨床腫瘍学会（編）：発熱性好中球減少症（FN）診療ガイドライン，南江堂，東京，2012
2) 日本癌治療学会（編）：G-CSF 適正使用ガイドライン 2013 年版 Ver.2，金原出版，東京，2015
3) Hartmann LC et al : Granulocyte colony-stimulating factor in severe chemotherapy-induced afebrile neutropenia. N Engl J Med **336** : 1776-1780, 1997
4) Kuderer NM et al : Impact of primary prophylaxis with granulocyte colony-stimulating factor on febrile neutropenia and mortality in adult can-

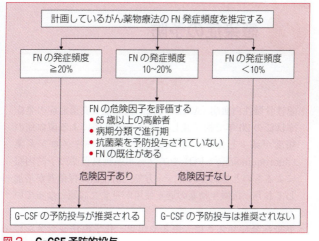

図2　G-CSF 予防的投与

[文献1）より引用]

G-CSF 予防的投与のアルゴリズムを示す．

cer patients receiving chemotherapy: a systematic review. J Clin Oncol 25 : 3158-3167, 2007
5) Vose JM et al : Randomized, multicenter, open-label study of pegfilgrastim compared with daily filgrastim after chemotherapy for lymphoma. J Clin Oncol 21 : 514-519, 2003

2 感染症の予防

ポイント

- 急性骨髄性白血病（AML）では，菌血症・真菌血症の発症率はこの20年で約半減し，グラム陰性菌による菌血症の頻度が減少した[1,2]．このことは，ニューキノロン系薬（fluoroquinolone：FQ）やアゾール系抗真菌薬の予防内服によるものと推測される．一方で，耐性菌の保菌者が増加しており，抗微生物薬の適正使用が重要な課題となっている．
- 感染症発症リスクは，患者や疾患，化学療法レジメンによって異なる．患者個々の発症リスクを予測する方法は確立されていない．プロトコール治療研究に基づく発熱性好中球減少症（FN）発症リスクの予測は参考にはなるが，登録基準から外れる患者のリスクを過小評価する可能性がある．予想される好中球減少の程度と期間，免疫不全の状態，化学療法レジメン，臓器障害の有無，化学療法時の感染症の既往，耐性菌保菌状況，年齢など患者の特性を個別に考慮してFN発症リスクを予測する[3]．

1 原因・機序

- 好中球減少時の感染症は，生体防御機構の破綻を背景として体内に保有する微生物により引き起こされる血流感染症などの内因性感染症と真菌胞子の吸入によって引き起こされる侵襲性肺真菌症などの外因性感染症がある．
- 生体防御機構の破綻とは，好中球減少症，免疫不全，粘膜障害，血管内留置カテーテルなどの体内異物，慢性閉塞性肺疾患などである．
- 血流感染症の主な起因菌は，①緑色連鎖球菌属，②大腸菌，

肺炎桿菌，緑膿菌，腸球菌，③黄色ブドウ球菌，コアグラーゼ陰性ブドウ球菌属，コリネバクテリウムであり，①は口腔粘膜障害，②は腸管粘膜障害，③はカテーテル留置との関連性が指摘されている．

- 肺感染症では，起因菌の同定は困難であるもののブドウ球菌属，緑膿菌，*Aspergillus* 属によるものが多い．黄色ブドウ球菌については，血流感染症に伴って肺塞栓症を起こすことがある．

2 症状と現れやすい時期・期間・頻度

- 感染症発症リスクと投与すべき抗微生物薬を示す（**表 1**）[4]．

3 患者への指導のポイント

- 院内感染予防対策の基本は，標準感染予防策である．医療従事者や患者のみならず面会者も病棟に立ち入る際には，手指消毒を励行する．手指消毒はグルコン酸クロルヘキシジンまたは塩化ベンザルコニウム含有アルコール消毒薬でよいが，*Clostridium difficile* といった芽胞産生菌感染症に対しては，流水と石鹸による手洗いが必要となる[5]．

- AML の寛解導入療法や同種造血幹細胞移植（allo-SCT）といった好中球減少期間の遷延が予想される患者は，クリーンルームに収容する．クリーンルームは空気中に浮遊する細菌や真菌胞子の吸入による肺感染症を予防するための設備である[6]．

- *Aspergillus* や *Fusarium* の感染源となるため，病室内への生花，鉢植え，ドライフラワーの持ち込みは禁止すべきである[6]．

- 口腔粘膜障害は，しばしば，菌血症を含む重篤な感染症の原因となる．化学療法前に専門家による口腔ケアを受けることにより感染症発症率が減少し，生存率が改善される．口腔ケアの基本は，ブラッシング，フロッシング，リンシングである．歯肉を傷つけないよう柔らかい歯ブラシを用いるなどの注意が必要である．グルコン酸クロルヘキシジン含有の洗口

表1 NCCNガイドラインによる感染症のリスクと抗微生物薬の予防投与

感染症のリスク	疾患・治療の例	FN発症のリスク	抗微生物薬の予防投与
低	・固形腫瘍に対する標準的化学療法レジメン ・予想される好中球減少期間<7日	低	・抗菌薬：不要 ・抗真菌薬：不要 ・抗ウイルス薬：HSV再活性化のエピソードがなければ不要
中	・auto-SCT ・リンパ腫 ・多発性骨髄腫 ・慢性リンパ性白血病 ・プリン拮抗薬療法* ・予想される好中球減少期間が7〜10日	通常は高リスクであるが,患者の状態に応じて変更する	・抗菌薬：ニューキノロン系薬を考慮 ・抗真菌薬：FLCZを好中球減少期間および粘膜障害が予想される場合に考慮 ・抗ウイルス薬：ACVかVCVを考慮
高	・臍帯血移植を含むallo-SCT ・急性白血病の寛解導入療法,地固め療法 ・alemtuzumab療法 ・高用量ステロイドによるGVHDの治療 ・予想される好中球減少期間>10日	通常は高リスクであるが,好中球減少期間や免疫抑制状態,原疾患の病状によりリスクはさまざまである	・抗菌薬：ニューキノロン系薬を考慮 ・抗真菌薬：FLCZ,VRCZ,ITCZ,MCFGを考慮 ・抗ウイルス薬：ACVかVCVを考慮

［文献4）より引用］

＊プリン拮抗薬は単独で使用した場合には中リスクであるが,ほかの化学療法と併用した場合には高リスクとなる.

液は口腔ケアに有用であるが,ブラッシングに取って代わるものではない[7].

- 大量調理施設衛生管理マニュアルに従った食事が提供されている病院では,特に食事に制限はないとされている.好中球減少期間においては,以下の食品の摂取は控えるべきである.加熱調理されていない食肉類・魚介類・卵,次亜塩素酸ナトリウム消毒していない生野菜,ナチュラルチーズ,納豆,生のナッツ類,生味噌,ドライフルーツ,漬物・梅干し,殺菌表示のない蜂蜜,個別包装されていないアイスク

表2 感染予防薬

	抗微生物薬	用法,用量
細菌感染予防	CPFX[*1](錠)	1回 200 mg,1日3回 (欧米での投与量 1回 500 mg,1日2回)
	LVFX[*1](錠)	1回 500 mg,1日1回
真菌感染予防	FLCZ[*2](錠)	1回 400 mg,1日1回
	VRCZ[*2](錠)	初日:1回 150 or 300 mg[*3],1日2回 2日目以降:1回 100 mg or 150〜200 mg[*3],1日2回
	ITCZ (oral solution)	1回 200 mg,1日1〜2回
	MCFG[*2](注)	1回 50 mg,1日1回
HSV/VZV 再活性化予防	ACV(錠)	1回 200 mg,1日5回(移植 Day −7〜35)[*4] 1日 200〜400 mg(移植後1年間)[*5]
	VACV(錠)	1回 500 mg,1日2回(移植 Day −7〜35)[*4]
HBV 再活性化予防	entecavir(錠)	1回 0.5 mg,1日1回
	lamivudine(錠)	1回 100 mg,1日1回
PJP 感染予防	ST 合剤(錠)	1回1錠,1日1回 または,1回2錠,週3回
	atovaquone(液)	1回 1,500 mg,1日1回
	pentamidine[*1] 吸入	1回 300 mg,3〜4週に1回
結核予防	INH[*1]	1日 5 mg/kg を1〜3回に分服

[*1] 予防薬としての保険適用はない.
[*2] 「造血幹細胞移植患者における深在性真菌感染症の予防」として保険承認あり.
[*3] 体重 40 kg 未満は,初日:150 mg,2日目以降 100 mg,体重 40 kg 以上は,初日:300 mg,2日目以降 150 または 200 mg
[*4] 「造血幹細胞移植における単純ヘルペスウイルス感染症(単純疱疹)の発症抑制」として保険承認あるも投与期間が限定されている.
[*5] 同種移植後1年間または免疫抑制薬中止まで少量持続投与により,VZV 感染症の発症が有意に減少したとの報告があるが,長期投与の保険適用はない.

リーム,殺菌表示のないミネラルウォーター[6)]

4 具体的な処方例,注意ポイント(表2)

a. FN の予防[8)]

- G-CSF の一次予防投与は,好中球減少期間を短縮し,FN

の発症率を減少させる．FN 発症リスクが 20%以上あるレジメンを実施する場合に適応となる．発症リスクが 10〜20%のレジメンを使用する場合には，患者個々に FN 発症リスクを評価して高リスクと判断される場合に適応となる．
- AML については，寛解導入療法における一次予防の有用性は確立していない．寛解後療法においては患者のリスクに応じて使用を検討する．
- PEG-G-CSF 製剤は，G-CSF の効果が 10 日程度持続することから，10〜14 日間をおいて抗腫瘍薬を投与するレジメンで使用する．

b. 細菌感染症の予防[9]

- グラム陰性桿菌，特に，抗緑膿菌活性をもつ抗菌薬を用いる．ニューキノロン系薬が広く使用されているが，保険適用はない．ニューキノロン系薬予防内服により耐性菌の増加や緑膿菌のカルバペネム耐性を誘導する可能性が示唆されており，ニューキノロン系薬予防内服を行う際には監視培養を行って使用が想定される抗菌薬に対する耐性化率をモニターする必要がある．IDSA ガイドラインでは，好中球数≦100/mm^3 が 7 日を超えると予想される患者に対し，ニューキノロン系薬予防内服を推奨している．
- 予防内服は抗菌薬の経静脈的投与が開始されるか，血球回復期で好中球数が 500/mm^3 を超えるまで継続する．

c. 真菌感染症の予防[9]

- 予想される好中球減少期間が 7〜10 日の患者には，fluconazole の予防内服が推奨される．SCT のレシピエントでは micafungin も選択肢となる．
- 好中球減少期間が 10 日以上遷延すると予想される場合や AML，骨髄異形成症候群の寛解導入療法・サルベージ療法，侵襲性アスペルギルス症の既往があるなど侵襲性アスペルギルス症のリスクが高い患者では，voriconazole（VRCZ），itraconazole（ITCZ）の投与を検討する．VRCZ, ITCZ は，cytochrome P450 を強力に阻害するため薬物相互作用に注意する．

- 予防内服は抗真菌薬の経静脈的投与が開始されるか，血球回復期で好中球数が $500/mm^3$ を超えるまで継続する．allo-SCT では，移植後 75 日まで，あるいは免疫抑制療法終了まで継続する．

d. ニューモシスチス肺炎（*Pneumocystics jirovecii* pneumonia：PJP）予防[4, 10, 11]

- PJP は細胞性免疫不全に伴って発症し，その死亡率は 33％と高率であるが，ST 合剤の内服により予防が可能である．
- ST 合剤を予防内服すべき患者は，FN 発症リスクに関わりなく，副腎皮質ステロイド（20 mg/日を 4 週間以上）やカルシニューリン阻害薬，プリン拮抗薬，alemtuzumab などの免疫抑制薬を使用している患者，リンパ系腫瘍の患者，auto ならびに allo-SCT のレシピエントである．
- ST 合剤の内服が困難な場合には，pentamidine の吸入や atovaquone の内服を行う．
- allo-SCT レシピエントでは，少なくとも半年間，または，免疫抑制薬投与中は継続する．auto-SCT の場合は移植後 3〜6 ヵ月，急性リンパ性白血病では治療期間中，免疫抑制薬投与患者では投与終了後 $CD4^+T$ 細胞 $>200/mm^3$ となるまで継続する．

e. ウイルス感染症予防[4]

- 化学療法や SCT に伴うウイルス感染症は，潜伏感染しているウイルスの再活性化によるものがほとんどである．予防の対象は，単純ヘルペスウイルス（HSV）と水痘帯状疱疹ウイルス（VZV）である．
- aciclovir（ACV）または valaciclovir（VACV）の予防内服は，HSV または VZV の既感染者で，allo-SCT レシピエントや成人 T 細胞白血病の患者，副腎皮質ステロイドやプリン拮抗薬，bortezomib を使用する患者などである．
- IDSA ならびに NCCN ガイドラインでは，急性白血病の寛解導入療法などにおいても HSV 再活性化予防目的に ACV の内服を推奨しているが[9]，Yahav らのメタ分析で ACV 予防投与は生存率に影響を与えないことが示されており[12]，

ルーチンには投与せず,帯状疱疹や口唇ヘルペスの高リスク患者に限って行うべきであろう.
- 予防内服の投与期間は,HSV 再活性化予防目的であれば,好中球減少期間中または口内炎が軽快するまで,移植後 30 日間,alemtuzumab 投与後 2 ヵ月間および CD4≧200/mm^3 となるまで継続する.VZV 再活性化予防については,SCT 後少なくとも 1 年間行う.慢性 GVHD 合併により免疫抑制療法の継続が必要な患者では,免疫抑制薬投与中は予防薬を継続する.慢性 GVHD 合併例や免疫抑制薬使用例においては,免疫抑制薬中止後 6 ヵ月間は予防薬の継続が望ましい[13].

f. B 型肝炎ウイルス(HBV)再活性化予防[14]

- HBV キャリアや慢性肝炎の患者に対して化学療法や免疫抑制療法を行った場合,ウイルス再活性化により劇症肝炎を引き起こし,致死的な経過をたどることがある.
- 治療開始前に HBV に関するスクリーニング(HBs 抗原・HBc 抗体・HBs 抗体の測定)を実施する.HBs 抗原陽性患者では肝臓専門医にコンサルトする.HBc 抗体または HBs 抗体陽性例では,HBV-DNA 定量(リアルタイム PCR 法)により再活性化の有無をモニタリングする.HBc 抗体・HBs 抗体が陰性であっても免疫不全による偽陰性が疑われる場合は HBV-DNA 定量を行う.
- HBV-DNA のモニタリングは月 1 回,治療後少なくとも 12 ヵ月は継続する.
- HBV の再活性化予防には,entecavir が有効であるが,HIV 合併例では使用しない.

g. 結核予防[13]

- allo-SCT 生着後の慢性 GVHD 患者など高度な細胞性免疫不全を伴う患者ではリスクが高くなる.結核の既往や結核患者との接触がある場合には,通常の化学療法や auto-SCT であっても発症の恐れがある.
- 排菌のある肺結核,喉頭結核患者と接触した場合や活動性結核の既往のある場合には isoniazid(INH)の予防内服を考慮

する．また，免疫不全患者においてはツベルクリン反応や IFN-γ 遊離試験が陰性であっても結核感染を否定できないが，陽性であれば BCG 接種歴の有無に関わらず活動性結核を疑って感染巣の有無を検索し，活動性結核がみいだされない場合でも INH の予防内服を検討する．
- INH は 9 ヵ月間あるいは免疫抑制薬が十分に減量されるまで継続する．

5 困ったときの工夫

- アレルギーなどでニューキノロン系薬が使用できない場合には，ST 合剤を使用する．ST 合剤はニューキノロン系薬と同等の効果があるが，副作用の発現が多い[15]．緑膿菌活性がない点も要注意である．ST も使用できない場合には，効果は劣るが polymyxin B の投与を考慮する．polymyxin B は，非吸収性であるため腸内細菌叢の増殖を抑制する．

●文献

1) Yoshida M et al : Analysis of bacteremia/fungemia and pneumonia accompanying acute myelogenous leukemia from 1987 to 2001 in the Japan Adult Leukemia Study Group. Int J Hematol **93** : 66-73, 2011
2) 秋山　暢ほか：JALSG AML201 試験における急性骨髄性白血病の感染症に関する解析と感染症起因菌の年次推移．感染症誌 **85** : 600, 2011
3) Aapro MS et al : 2010 update of EORTC guidelines for the use of granulocyte-colony stimulating factors to reduce the incidence of chemotherapy-induced febrile neutropenia in adult patients with lymphoproliferative disorders and solid tumours. Eur J Cancer **47** : 8-32, 2011
4) NCCN : NCCN Clinical Practice Guidelines in Oncology, NCCN Guidelines for Supportive Care, Prevention and treatment of cancer-related infections, Version 2, 2015
5) Boyce JM et al : Guideline for Hand Hygiene in Health-Care Setting. Recommendations of the Healthcare Infection Control Practicies Advisory Committee and the HICPAC/SHEA/APIC/IDSA Hand Hygiene Task Force. MMWR Recomm Rep **51** : 2002
6) 日本造血細胞移植学会：造血細胞移植ガイドライン―移植後早期の感染管理，第 3 版，2014
7) Elad S et al : Basic oral care for hematology-oncology patients and hematopoietic stem cell transplantation recipients: a position paper from the

joint task force of the Multinational Association of Supportive Care in Cancer/International Society of Oral Oncology (MASCC/ISOO) and the European Society for Blood and Marrow Transplantation (EBMT). Support Care Cancer **23** : 223-236, 2015

8) Vehreschild JJ et al : Prophylaxis of infectious complications with colony-stimulating factors in adult cancer patients undergoing chemotherapy-evidence-based guidelines from the Infectious Diseases Working Party AGIHO of the German Society for Haematology and Medical Oncology (DGHO). Ann Oncol **25** : 1709-1718, 2014

9) Freifeld AG et al : Clinical practice guidelines for the use of antimicrobial agents in neutropenic patients with cancer : 2010 update by the Infectious disease society of america. Clin Infect Dis **52** : e56-e93, 2011

10) Roblot F et al : *Pneumocystis carinii* pneumonia in patients with hematologic malignancies: a descriptive study. J Infect **47** : 19-27, 2003

11) Obeid KM et al : Risk factors for *Pneumocystis jirovecii* pneumonia in patients with lymphoproliferative disorders. Clin Lymphoma Myeloma Leuk **12** : 66-69, 2012

12) Yahav D et al : Antiviral prophylaxis in haematological patients: systematic review and meta-analysis. Eur J Cancer **45** : 3131-3148, 2009

13) Tomblyn M et al : Guidelines for preventing infectious complicaions among hematopoietic cell transplantation recipients: a global perspective. Biol Blood Marrow Transplant **15** : 1143-1238, 2009

14) 坪内博仁ほか：免疫抑制・化学療法により発症するB型肝炎対策：厚生労働省「難治性の肝・胆道疾患に関する調査研究」班劇症肝炎分科会および「肝硬変を含めたウイルス性肝疾患の治療の標準化に関する研究」班合同報告．肝臓 **50** : 38-42, 2009

15) Gafter-Gvili A et al : Antibiotic prophylaxis for bacterial infections in afebrile neutropenic patients following chemotherapy. Cochrane Database Syst Rev **18** : 2012

3 感染症の治療（発熱性好中球減少症，真菌感染など）

ポイント

- 造血障害や化学療法後の骨髄抑制に伴って発症する発熱性好中球減少症（febrile neutropenia：FN）では，原因の大部分は感染症であり，抗菌薬のエンピリック療法をすみやかに行う．
- FNでは炎症症状・所見に乏しく，検査所見の教科書的な解釈があてはまらない場合が少なくない．検体中の好中球増加をもって感染症の有無は判断できない．
- 胸部単純X線像で正常と判断されても高解像度胸部CTで肺炎が認められることがある[1]．原因不明熱が遷延する患者には，CTなどの画像診断を積極的に行う．
- 抗菌薬開始前に最低限，血液培養を2セット以上採取する．

1 原因・機序

- 頻度の高い血流感染症の起因菌は，メチシリン耐性黄色ブドウ球菌（methicillin-resistant *Staphylococcus aureus*：MRSA）を含むブドウ球菌属，連鎖球菌属，緑膿菌，大腸菌，肺炎桿菌である．起因菌別死亡率では緑膿菌，MRSAが高い．非常に稀だが，カルバペネム系薬以外のβラクタム系薬に自然耐性の *Bacillus cereus* の菌血症も死亡率が高い．一方，表皮ブドウ球菌に代表されるCoagulase-negative *Staphylococci* や連鎖球菌属は血液培養での分離頻度は高いが死亡率は低い[2]．
- 肺感染症の起因菌の同定は困難なことが多いが，緑膿菌，ブドウ球菌属，*Aspergillus* 属によるものが多く，起因菌別死亡率はMRSAが高い[2]．

表1　FNの定義とFNとみなし得る状態

定義	
好中球減少の基準	発熱の基準
・好中球数＜500/mm³ または ・好中球数＜1,000/mm³ で，2日以内に500/mm³ 未満になることが予想される場合	・腋窩温：37.5℃以上 または ・口内温：38.0℃以上

好中球減少または発熱が過小評価されやすい状態	
機能的好中球減少症	無熱性感染症
・副腎皮質ステロイド使用時 ・コントロール不良な糖尿病を合併 ・そのほかの好中球機能低下をきたす状態	・副腎皮質ステロイド使用時 ・敗血症，敗血症性ショック ・平熱が低い患者，甲状腺機能低下症 ・高齢者，著しく全身状態不良な患者

発熱がなくともエンピリック療法を考慮する状態
新規発症の腹痛や精神状態の変化，呼吸器症状，敗血症を示唆する症状（低血圧，低血糖・高血糖，代謝性アシドーシス・呼吸性アルカローシスなど），そのほか感染症に関連する症状・所見を認める状態

- FN の治療の主なターゲットは，緑膿菌と MRSA である．

2 症状とその現れやすい時期・期間

- FN の定義を表1に示す．
- FN 発症時にはリスク評価を行う（表2）[3,4]．

3 治療法（対策），具体的な処方例，注意ポイント（表3）

a. 初期治療

- FN のリスクに応じて治療法を選択する（図1）[5]．造血器悪性腫瘍の場合，低リスク，高リスクともに入院治療が原則である．

① 高リスク群

- 抗緑膿菌活性を有するβラクタム系薬の単独療法が推奨される．IDSA ガイドラインで推奨されている抗菌薬は cefepime（CFPM）*，ceftazidime（CAZ），meropenem

表2 FNのリスク分類

	リスク因子
IDSA ガイドライン[3]	リスク因子のいずれかに該当する：高リスク 好中球数≤100/mm³ が 7 日を超えると予想される かつ/または 以下の合併症を有する（ただし，以下の合併症に限らない） 　血行動態不安定 　嚥下障害を伴う口腔粘膜障害，重症下痢を伴う消化管粘膜障害 　消化器症状（腹痛，悪心・嘔吐，下痢など） 　新たに発症した神経学的異常や精神状態の変化 　血管内カテーテル関連感染症，特にカテーテル・トンネル感染症 　新たに出現した肺の異常陰影，低酸素血症，慢性肺疾患 かつ/または 肝機能障害：AST/ALT＞正常上限の 5 倍 腎機能障害：Ccr＜30 mL/分
MASCC スコア[4]	21 未満：高リスク

臨床所見	重み
FN の臨床症状（burden of illness）なし～軽度	5
低血圧なし	5
COPD なし	4
固形腫瘍あるいは真菌感染症の既往がない血液腫瘍	4
脱水なし	3
臨床症状（burden of illness）中等度	3
外来患者	3
年齢＜60 歳	2

(MEPM)*，imipenem/cilastatin (IPM/CS)，tazobactum/piperacillin (TAZ/PIPC)* であるが[3]，cefpirome (CPR)，cefozopran (CZOP)，panipenem/betamipron (PAPM/BP)，biapenem (BIPM)，doripenem (DRPM) も FN に対する有

表3 抗微生物薬投与の実際

抗菌薬	1回投与量	1日投与回数	投与時間
ペニシリン系			
TAZ/PIPC	4.5 g	4	1〜3時間
セフェム系			
CFPM	1 g	4	1時間
CZOP	1 g	4	1時間
カルバペネム系			
DRPM	1 g	3	1時間
MEPM	1 g	3	1〜3時間
BIPM	0.6 g	2	1時間
抗MRSA薬			
VCM	1 g	2	2時間
TEIC	400 mg	初期:2回 維持:1回	1時間
LZD	600 mg	2	30分〜2時間
DPT	6 mg/kg	1	30分
ニューキノロン系			
CPFX	300 mg	2	1時間
LVFX	500 mg	1	1時間
アミノグリコシド系			
gentamicin, tobramycin	1日3回:2 mg/kg(初回)⇒1.7 mg/kg(2回目以降)	3	30分
gentamicin, tobramycin	1日1回:5 mg/kg	1	30分
amikacin	1日2回:7.5 mg/kg	2	30分
amikacin	1日1回:15 mg/kg	1	30分
ABK	1日1回:5.8 mg/kg	1	30分

3. 感染症の治療（発熱性好中球減少症，真菌感染など）

保険承認用量	備考
最大 18 g	緑膿菌に対して最大殺菌効果が期待できる
最大 4 g	緑膿菌に対して最大殺菌効果が期待できる
最大 4 g	緑膿菌に対して最大殺菌効果が期待できる
最大 3 g	緑膿菌に対して最大殺菌作用が期待できる
最大 3 g	緑膿菌に対して増殖抑制効果が期待できる
最大 1.2 g	
最大 2 g	・トラフ：10~20 μg/mL，菌血症では，15~20 μg/mL に設定する ・MIC＝1 μg/mL の場合，トラフは 15~20 μg/mL 必要 ・MIC＝2 μg/mL の場合，トラフは 20 μg/mL 以上必要であり，感受性試験で S であっても VCM の投与は適切でない ・重症例では，初回量 25 mg/kg を投与する（ローディング・ドーズ）
初期：800 mg 維持：400 mg	・トラフ：10~20 μg/mL に設定する ・初期投与量：400 mg を 12 時間毎，2 日間投与．以後，1 日 1 回 400 mg
1,200 mg	血球減少に要注意．28 日を超えないことが望ましい
	肺炎には無効
600 mg	Sanford Guide 2015 では緑膿菌に対しては 400 mg×3 回/日
500 mg	
GM：120 mg TOB：180 mg	1 日 3 回：ピーク：6~10 μg/mL，トラフ：≦2 μg/mL
	1 日 1 回：ピーク：16~24 μg/mL，トラフ：＜1 μg/mL
400 mg	1 日 2 回：ピーク：20~30 μg/mL，トラフ：≦10 μg/mL
	1 日 1 回：ピーク：56~64 μg/mL，トラフ：＜1 μg/mL
200 mg	ピーク：15~20 μg/mL，トラフ：≦2 μg/mL

III. 白血病・リンパ腫の補助療法

表3 抗微生物薬投与の実際（つづき）

抗菌薬	1回投与量	1日投与回数	投与時間
抗真菌薬			
L-AMB	2.5〜5 mg/kg	1	1〜2時間
VRCZ	初期：6 mg/kg（初日） 維持：3〜4 mg/kg（2日目以後）	2	1時間
ITCZ	初期：200 mg×2回/日（2日間） 維持：200 mg×1回/日（3日目以後）	2 1	1時間
FLCZ	初期：800 mg（初日） 維持：400 mg（2日目以後）	1	1時間
CPFG	初期：70 mg（初日） 維持：50 mg（2日目以後）	1	1時間
MCFG	50〜300 mg	1	1時間

注1. 詳細は，三鴨廣繁著『抗菌薬 PK/PD データブック―投与レジメン選択の手引―注射薬編』，『β-ラクタム系抗菌薬の PK-PD 解析ブック』，『The Sanford Guide to Antimicrobial Therapy 2015』，戸塚恭一監修『日常診療に役立つ抗感染症薬の PK-PD』，日本化学療法学会/日本 TDM 学会編『抗菌薬 TDM ガイドライン』を参照のこと

注2. 緑膿菌に対する効果は，記載された投与方法で投与したとき，モンテカルロ・シミュレーションで予測される効果であり，臨床症例での検討ではない．

注3. アミノグリコシド系薬に関しては，Ccr 80 mL/分以上の成人の投与量とした．腎機能障害時，高齢者では，減量が必要である．1日1回投与法は，ABK を除き保険で承認されていない．投与前に TDM シミュレーションを行い，投与後に血中濃度測定をすることが望ましい．gentamycin, tobracin, amikacin 欄の上段は1日複数回投与，下段は1日1回投与を表す．

注4. 感染病巣，起因菌の薬剤感受性に応じて適宜投与量，投与方法を変更する．

効性が示されている[6〜12]（＊FN に対する保険適用あり）．これらの抗菌薬の奏効率は概ね 50〜60％である．

- 抗 MRSA 薬を追加する場合，抗 MRSA 薬として vancomycin（VCM）＊，teicoplanin（TEIC）や緑膿菌にも抗菌活性をもつ arbekacin（ABK），腎機能障害時にも用量調整不要な

保険承認用量	備考
	接合菌症では，5~10 mg/kg を投与する
	CYP2C19，2C9，3A4 で代謝され，これらの酵素を阻害する 有効性の面からの目標トラフ値：1~2 μg/mL 以上 トラフ値 4.5 μg/mL 以上で肝機能障害が発生
初期：400 mg 維持：200 mg	CYP2C9，2C19，3A4 を阻害する
初期：800 mg 維持：400 mg	カンジダ血症に対する投与量
初期：70 mg 維持：50 mg	
最大 300 mg	カンジダ血症：100 mg/日，侵襲性肺アスペルギルス症：150 mg/日 同種造血幹細胞移植時の真菌感染予防：50 mg/日 症状に応じて適宜増減する

linezolid（LZD），強い殺菌的作用を発揮する daptomycin（DPT）が使用可能である（＊FN に対する保険適用あり）．ただし，VCM，TEIC，ABK は治療薬物モニタリングが必要であること，LZD で血球減少が高率に認められること，DPT は肺炎には効かないことに注意する．

- 病状に応じて，G-CSF や免疫グロブリン製剤の投与を検討する．

② 低リスク群
- 低リスク群では ciprofloxacin（CPFX）±clavulanate/amoxicillin（AMPC/CVA）または levofloxacin（LVFX）の経口抗菌薬も選択肢の1つとなるが[3]，造血器悪性腫瘍における経口抗菌薬療法は確立していない．
- 初期治療により解熱し，感染症状が消失しても好中球数が 500/mm^3 以上に回復するまで継続するのが一般的である[3]．感染症によっては，好中球回復後もその治療に必要な期間，治療を継続する．

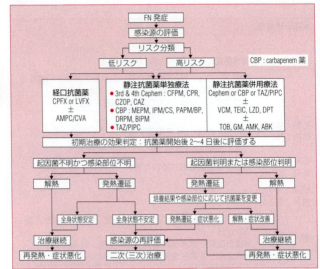

図1　FNに対するエンピリック療法：初期治療

- リスク分類
  - MASCCスコアリングシステムで21未満，または，IDSAの評価基準のリスク因子のいずれかに該当する場合を高リスクとする．
- 単独療法
  - CBPを第一選択薬とすべき症例
    - 血行動態が不安定，敗血症性ショックおよびその疑い
    - 重症感染症：重症肺炎，髄膜炎など
    - 腹腔内・骨盤腔内感染症（尿路感染症は除く）
    - ESBL（extended-spectrum β-lactamase）陽性菌の保菌者やその感染症が疑われる患者
    - CBPに感受性のある緑膿菌が定住している患者
    - など
  - CAZはグラム陽性菌に対する抗菌活性が比較的弱く，単独療法では十分な効果が得られるかどうか疑問視する意見もある．
- 併用療法
  - 肺炎や血圧低下を伴う重症感染症などの合併症のある患者や好中球減少が遷延すると予想される患者では，初期治療としてアミノグリコシド系またはニューキノロン系注射薬（予防内服していなければ）と抗MRSA薬の併用を考慮する．
  - 以下のいずれかに該当する場合に抗MRSA薬の投与を考慮する[3]．
    1) 循環動態が不安定あるいはSIRSの基準によるsevere sepsis
    2) 画像診断にて確認された肺炎

(図1図説つづき)
   3) 血液培養からグラム陽性菌検出 (菌種が判明したら, 感受性試験結果に基づいて継続の可否を検討)
   4) カテーテル感染症
   5) 皮膚・軟部組織感染症
   6) MRSAの保菌者
   7) 重症口内炎
  -MRSA感染症の発症頻度の高い施設ではVCMなど抗MRSA薬を早期に併用する.

- 初期治療の効果判定
  - 以下に該当する場合を解熱と判定する. 該当しない場合は発熱遷延と判定する.
    - 評価日の最高体温が37℃未満となり, 感染症状・所見が消失または改善した場合
    - 治療開始から評価日までの間, 1日の最高体温のピークが0.5℃以上低下し, 評価日の最高体温が37.5℃未満となり, 感染症状・所見が消失または改善した場合

b. 二次・三次治療

- エンピリック療法開始後2～4日で治療効果を評価する[3,5] (**図2**).

c. FNに対する抗真菌薬治療 (**表3**)

- 抗菌薬開始後も発熱が遷延する場合や再発熱をきたした場合には, 侵襲性真菌感染症 (invasive fungal infection: IFI) を疑って抗真菌薬のエンピリック療法を開始する.
- 血清真菌抗原陽性, 画像診断にて真菌感染症を疑わせる所見が認められるなどの真菌感染症を示唆する所見が得られてから治療を開始する方法を先制攻撃的療法 (pre-emptive therapy) と呼ぶ. 抗真菌薬の使用量を減らすメリットはあるが, IFI発症率, IFI関連死亡率がエンピリック療法よりも有意に高かったとの報告もある[12].

① エンピリック療法

- 広域抗菌薬を4～7日投与しても発熱が遷延していれば, 静注抗真菌薬の開始を考慮する[3]. 抗真菌薬の予防投与を行っていない患者では, 開始時期を早めてもよい.
- 静注抗真菌薬は予防薬と異なる系統のものを使用することが原則であり, AMPH-Bリポソーム製剤 (L-AMB)*, caspo-

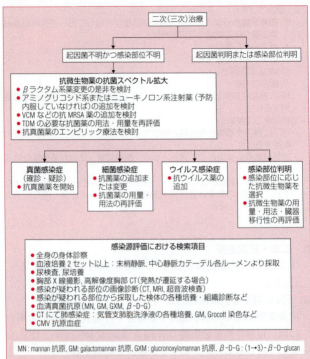

図2 FNに対するエンピリック療法:二次・三次治療

- 発熱遷延:起因菌が判明した場合
  - 感受性試験の結果が判明するまでは,施設のアンチバイオグラムに基づいて薬剤を選択することが望ましい.
  - 感受性試験の結果に基づいて抗菌薬を変更するが,抗緑膿菌活性のあるものを選択する.
  - グラム陰性菌感染症:βラクタム系薬の変更の是非を検討し,アミノグリコシド系薬またはニューキノロン系注射薬(予防内服していなければ)の追加を考慮する.
  - グラム陽性菌感染症:初期治療薬にVCMなどの抗MRSA薬を追加する.感受性を確認し,抗MRSA薬の継続の適否を検討する.
  - 嫌気性菌菌血症:セフェム系薬投与中であればカルバペネム系薬に変更する.

(図2 図説つづき)
- 発熱遷延:感染部位が判明した場合
  - 肺炎
    - βラクタム系薬の変更の是非を検討し,アミノグリコシド系またはニューキノロン系注射薬(予防内服していなければ)の追加,ならびにVCMなどの抗MRSA薬の追加を検討する.
    - アスペルギルス感染症が疑われる場合にはVRCZを,接合菌症が疑われる場合には高用量L-AMBを開始する.
  - 腹腔内感染症(尿路感染を除く):セフェム系薬投与中であればカルバペネム系薬に変更し,VCM,抗真菌薬の追加を検討する.
  - 皮膚・軟部組織感染症:初期治療薬にVCMなどの抗MRSA薬を追加する.
- 発熱遷延:起因菌不明かつ感染部位不明の場合
  - βラクタム系薬の変更の是非を検討し,アミノグリコシド系またはニューキノロン系注射薬(予防内服していなければ)の追加,ならびにVCMなどの抗MRSA薬の追加を検討する.
  - アミノグリコシド系,VCMなどTDMの必要な薬剤の用法・用量を再検討する.
  - 広域抗菌薬を4〜7日間投与しても発熱が遷延する場合,抗真菌薬のエンピリック療法を考慮する.

fungin(CPFG)*,micafungin(MCFG)を投与する[13-15](*FNに対する保険適用あり).抗真菌薬の予防投与がなく,アスペルギルス感染症を疑わせる症状・所見がない患者ではfluconazole(FLCZ),Aspergillus属をカバーしたい場合にはitraconazole(ITCZ)の静脈内投与も選択肢となる[3,16].

- キャンディン系抗真菌薬(echinocandin:EC),L-AMBのエンピリック療法におけるbreakthrough真菌感染症では,Candida属,Aspergillus属の2真菌種が約9割を占め,両者はほぼ同数である.稀に接合菌,Trichosporon属,Fusarium属が検出される[5].キャンディン系薬,L-AMB投与後のサルベージ療法はvoriconazole(VRCZ)を考慮するが,接合菌症が疑われる患者には高用量L-AMB(5〜10 mg/kg)または高用量L-AMB(5〜7.5 mg/kg)とCPFGの併用を検討する[17].

② 侵襲性カンジダ症
- L-AMB,キャンディン系薬が第一選択薬である.アゾール系薬の予防投与を行っていない患者では,FLCZ,VRCZも

選択肢となる[18]．

- *C. lusitaniae* は L-AMB 耐性であり，*C. parapsylosis, C. guilliermondii* はキャンディン系薬に低感受性である可能性がある[19,20]．
- 抗真菌薬は，血液培養が陰性化などカンジダ感染症による症状・所見が消失し，好中球が回復した後も2週間継続する．カンジダ血症では可能な限り中心静脈カテーテルを抜去し，カンジダ眼内炎の有無を評価する．
- 播種性カンジダ症（肝脾カンジダ症）：遷延する発熱，右上腹部の圧痛，原因不明の血清アルカリホスファターゼ上昇がある場合に疑う．CTやMRIにて肝内病変を検索するが，好中球減少時には明らかな所見が得られないことが多い．初期治療にはL-AMB，キャンディン系薬を投与する[18]．L-AMBまたはキャンディン系薬を1～2週間投与し，病状が安定すれば経口FLCZを数ヵ月投与する方法もある．病巣の消失，石灰化まで治療を継続する．

③ 侵襲性アスペルギルス症

- VRCZが第一選択薬である[21]．L-AMBは代替え薬であるが，*A. terreus, A. flavus* に対する抗真菌活性は低い．
- 抗真菌薬はアスペルギルス感染症による症状・所見が消失するまで投与するが，最低でも6～12週間は継続する．免疫不全患者では，免疫抑制状態の間は継続する．
- 鼻腔・副鼻腔のアスペルギルス症は可能な限りデブリドマンを行う[21]．中枢神経系浸潤のリスクが高いためVRCZの経静脈的投与が推奨されるが，接合菌症が否定できない場合には菌種判明までL-AMBを投与する．
- サルベージ療法は確立していない．VRCZ，L-AMB，キャンディン系薬単独での有効率はいずれも30～40％程度であり[22-25]，VRCZとCPFGの併用，L-AMBとCPFGの併用が検討されている[26,27]．血液疾患に伴う播種性アスペルギルス症，中枢神経系アスペルギルス症は極めて予後不良であり，L-AMBないしVRCZとキャンディン系薬の併用を考慮する[28]．

④ そのほか稀な真菌感染症

- 播種性トリコスポロン症：予後不良の真菌症である．トリコスポロン血症の約9割は抗真菌薬投与中に起こったbreakthrough感染症である．先行する抗真菌薬の約6割でキャンディン系薬が投与されていた[29]．治療法は確立されていないが，VRCZが最も効果の期待できる薬剤である[30～32]．
- 接合菌症：感染巣は，急速進行性で播種性に拡大しやすいため，緊急対応が求められる．皮膚や鼻・副鼻腔の病変は，早期にデブリドマンを行う必要がある[17]．画像診断上，アスペルギルス症との鑑別が問題となるが，胸部CT上，新たに出現したreversed halo signは侵襲性肺接合菌症の可能性が高い[33]．初期治療としては，高用量L-AMB（5～10 mg/kg）が推奨される．極めて予後不良な播種型や鼻脳型やL-AMB難反応例では，キャンディン系薬と高用量L-AMBの併用を検討する[17,34]．

4 困ったときの工夫

- βラクタム系薬が使用できない患者においては，aztreonam（AZT）またはciprofloxacin（CPFX）とclindamycin（CLDM）またはVCMを組み合わせて治療する[3]．
- 治療難反応性接合菌症に対するサルベージ治療として，鉄キレート薬deferasiroxとL-AMBの併用療法を試みてもよいかもしれない．臨床試験ではdeferasirox併用群の有効性は示されなかったものの，動物実験では有効性が示されている[35,36]．打つ手がないときの残された一手としての意味はあると思われる．また，高圧酸素療法の有用性も報告されている[37]．

● 文献

1) Heussel CP et al : Early detection of pneumonia in febrile neutropenic patients : use of thin-section CT. AJR Am J Roentgenol **169** : 1347-1353, 1997
2) 秋山 暢ほか：JALSG AML201試験における急性骨髄性白血病の感染症に関する解析と感染症起因菌の年次推移．感染症誌 **85** : 600, 2011

3) Freifeld AG et al : Clinical practice guidelines for the use of antimicrobial agents in neutropenic patients with cancer : 2010 update by the infectious disease society of america. Clin Infect Dis **52** : e56-e93, 2011
4) Klastersky J et al : The Multinational Association for Supportive Care in Cancer risk index : A multinational scoring system for identifying low-risk febrile neutropenic cancer patients. J Clin Oncol **18** : 3038-3051, 2000
5) 秋山 暢：血液疾患に合併する感染症（移植以外）．臨血 **55** : 2208-2220, 2014
6) Nakagawa Y et al : Prospective randomized study of cefepime, panipenem, or meropenem monotherapy for patients with hematological disorders and febrile neutropenia. J Infect Chemother **19** : 103-111, 2013
7) Nakagawa Y et al : Clinical efficacy and safety of biapenem for febrile neutropenia in patients with underlying hematopoietic diseases : a multi-institutional study. J Infect Chemother **17** : 58-67, 2011
8) Akiyama N et al : Efficacy and safety of doripenem for sepsis with neutropenia in Japanese patients with hematologic diseases. Jpn J Antibiot **65** : 251-262, 2012
9) Nakane T et al : Cefozopran, meropenem, or imipenem-cilastatin compared with cefepime as empirical therapy in febrile neutropenic adult patients : A multicenter prospective randomized trial. J Infect Chemother **21** : 16-22, 2015
10) 今城健二ほか：発熱性好中球減少症に対するメロペネムの有効性および安全性を検討した第Ⅲ相臨床試験．Jpn J Antibiot **65** : 271-287, 2012
11) Tamura K et al : Efficacy and safety of tazobactam/piperacillin as an empirical treatment for the patients of adult and child with febrile neutropenia in Japan. J Infect Chemother **21** : 654-662, 2015
12) Pagano L et al : The use and efficacy of empirical versus pre-emptive therapy in the management of fungal infections : the HEMA e-Chart Project. Haematologica **96** : 1366-1370, 2011
13) Walsh TJ et al : Caspofungin versus liposomal amphotericin B for empirical antifungal therapy in patients with persistent fever and neutropenia. N Engl J Med **351** : 1391-1402, 2004
14) Yoshida M et al : Efficacy and safety of micafungin as an empirical antifungal therapy for suspected fungal infection in neutropenic patients with hematological disorders. Ann Hematol **91** : 449-457, 2012
15) Yamaguchi M et al : Efficacy and safety of micafungin as an empirical therapy for invasive fungal infections in patients with hematologic disorders : a multicenter, prospective study. Ann Hematol **90** : 1209-1217, 2011
16) Boogaets M et al : Intravenous and oral itraconazole versus intravenous amphotericin B deoxycholate as empirical antifungal therapy for persistent fever in neutropenic patients with cancer who are receiving broad-

spectrum antibacterial therapy. A randomized, controlled trial. Ann Intern Med **135** : 412-422, 2001
17) Kontoyiannis DP and Lewis RE : How I treat mucormycosis. Blood **118** : 1216-1224, 2011
18) Pappas PG et al : Clinical practice guidelines for the management of candidiasis : 2009 update by the Infectious Disease Society of America. Clin Infect Dis **48** : 503-535, 2004
19) Pfaller MA et al : In vitro susceptibility of invasive isolates of *Candida* spp. to anidulafungin, caspofungin, and micafungin : six years of global surveillance. J Clin Microbiol **46** : 150-156, 2008
20) Gilbert DN et al : The Sanford Guide to Antimicrobial Therapy 2012, 42nd ed, p125, 2012
21) Walsh TJ et al : Treatment of aspergillosis : clinical practice guidelines of the Infectious Disease Society of America. Clin Infect Dis **46** : 327-360, 2008
22) Denning DW et al : Efficacy and safety of voriconazole in the treatment of acute invasive aspergillosis. Clin Infect Dis **34** : 563-571, 2002
23) Patterson TF et al : Strategy of following voriconazole versus amphotericin B therapy with other licensed antifungal therapy for primary treatment of invasive aspergillosis : impact of other therapies on outcome. Clin Infect Dis **41** : 1448-1452, 2005
24) Maertens J et al : Efficacy and safety of caspofungin for treatment of invasive aspergillosis in patients refractory to or intolerant of conventional antifungal therapy. Clin Infect Dis **39** : 1563-1571, 2004
25) Denning DW et al : Micafungin (FK463), alone or in combination with other systemic antifungal agents, for the treatment of acute invasive aspergillosis. J Infect **53** : 337-349, 2006
26) Marr KA et al : Combination antifungal therapy for invasive aspergillosis. Clin Infect Dis **39** : 797-802, 2004
27) Yilmaz D et al : A rescue therapy with a combination of caspofungin and liposomal amphotericin B or voriconazole in children with haematological malignancy and refractory invasive fungal infections. Mycoses **54** : 234-242, 2011
28) Herbrecht R et al : Antifungal therapy in leukemia patients, Update ECIL 4, 6 September 2011 (http://www.ebmt.org/Contents/Resources/Library/ECIL/Documents/ECIL%204Update%202011%20Antifungal%20therapy.pdf)
29) Suzuki K et al : Fatal *Trichosporon* fungemia in patients with hematologic malignancies. Eur J Haematol **84** : 441-447, 2009
30) Hosokawa K et al : Successful treatment of *Trichosporon* fungemia in a patient with refractory acute myeloid leukemia using voriconazole combined with liposomal amphotericin B. Transpl Infect Dis **14** : 184-187,

2012
31) 時松一成：今後留意すべき感染症．6．深在性トリコスポロン症．化療の領域 **26**：234-239，2010
32) Matsue K et al：Breakthrough trichosporonosis in patients with hematologic malignancies receiving micafungin. Clin Infect Dis **42**：753-757, 2006
33) Wahba H et al：Reversed halo sign in invasive pulmonary fungal infections. Clin Infect Dic **46**：1733-1737, 2008
34) Reed C et al：Combination polyene-caspofungin treatment of rhino-orbital-cerebral mucormycosis. Clin Infect Dis **47**：364-371, 2008
35) Spellberg B et al：Recent advances in the management of mucormycosis：from bench to bedside. Clin Infect Dis **48**：1743-1751, 2009
36) Spellberg B et al：The Deferasirax-AmBisome Therapy for Mucormycosis（DEFEAT Mucor）study：a randomized, double-blinded, placebo-controlled trial. J Antimicrob Chemother **67**：715-722, 2012
37) Tragiannidis A and Groll AH：Hyperbaric oxygen therapy and other adjunctive treatments for zygomycosis. Clin Microbiol Infect **15**（Suppl. 5）：82-86, 2009

赤血球・血小板輸血

ポイント

- 血液疾患に伴う貧血では，1日に1～2単位の赤血球液-LR「日赤」を輸血し，ヘモグロビン（Hb）値7 g/dLを維持することが目安とされている．
- 血小板輸血は，通常1回投与量10単位を使用して血小板数を10,000～20,000/mm^{3}以上に維持する．
- 安全に輸血を行うためには，血液製剤の適切な管理，輸血速度，輸血必要量など輸血療法の基本を順守しなければならない．

1 赤血球・血小板輸血の必要性

- 造血器腫瘍の治療として強力な化学療法が施行され，著しい骨髄低形成によって汎血球減少をきたすため，赤血球・血小板の輸血が必要となる．
- 化学療法を行う場合にはいくつかの薬剤を組み合わせることが多いが，各抗悪性腫瘍薬の特徴を知っておく必要がある．抗悪性腫瘍薬の血小板減少時期（nadir）と回復時期を示す（**表1**）[1]．
- 赤血球の寿命は120日と長いため，血小板減少に比べて緩やかに発現する傾向にあるが，治療の継続によって著明な貧血をきたすことがあり，注意が必要である．
- がん化学療法に伴う貧血に関する実態調査が行われ，7つの固形がんと同時に悪性リンパ腫（進行期・再発期）が調査された[2]．化学療法を施行した悪性リンパ腫患者の24.0％に赤血球輸血が施行され，1人あたりの輸血量は7.3単位であった．

表1　主な抗悪性腫瘍薬の血小板減少時期（nadir）と回復時期

抗悪性腫瘍薬	投与量（mg/m²/日）	血小板のnadir（日）	正常への回復（日）
vinblastine	5×1	5～10	7～10
etoposide	75×3	7～10	7～10
cytarabine	100×7	7～10	7～10
cyclophosphamide	500×1	10～14	7～10
doxorubicin	40×1	10～14	7～10
cisplatin	20×5	14～21	7～10
carboplatin	300～400×1	14～21	7～10
gemcitabine	800～1,000×1（weekly）	14～21	7～10
ranimustine	50～90×1	21～28	14～21

［文献1）より一部改変］

2 赤血球輸血の指針[3]

- 血液疾患に伴う貧血では，Hb値7g/dLが輸血を行う1つの目安とされているが，貧血の進行度，罹患期間などにより必要量が異なり，一律に決めることは困難である．しかし，Hb値を10g/dL以上にする必要はない．
- 輸血量は1～2単位/日が一般的である．
- 赤血球液-LR「日赤」の投与によって改善されるHb値は，以下の計算式から求めることができる．
  予測上昇Hb値（g/dL）＝投与Hb量（g）/循環血液量（dL）
  循環血液量：70 mL/kg ｛循環血液量（dL）＝体重（kg）×70 mL/kg/100｝
- たとえば，体重50 kgの患者（循環血液量35 dL）にHb値19 g/dLの血液製剤を2単位（400 mL由来の赤血球液-LR「日赤」の容量は約280 mLであり，1バッグ中の含有Hb量は約19 g/dL×280/100 dL＝約53 gとなる）輸血することにより，Hb値は約1.5 g/dL上昇することになる．
- 赤血球製剤の投与量と簡便な予測上昇値を表2に示す．

表2　血液製剤の投与量と予測上昇値

血液製剤	一般的な輸血量	患者体重別予測上昇値		
		30 kg	50 kg	70 kg
赤血球液	2単位	Hb値 2.5 g/dL	Hb値 1.5 g/dL	Hb値 1.1 g/dL
血小板製剤	10単位	血小板 63,000/mm^3	血小板 38,000/mm^3	血小板 27,000/mm^3

3 血小板輸血の指針[3]

- 急性白血病・悪性リンパ腫などの寛解導入療法においては，血小板数を10,000〜20,000/mm^{3}以上に維持するように，計画的に血小板輸血を行う．
- 白血病などを基礎疾患とする播種性血管内凝固症候群（DIC）では，出血傾向が強く現れる可能性があり，血小板数が急速に50,000/mm^{3}未満へと低下し，出血症状を認める場合には血小板輸血の適応となる．慢性DICでは血小板輸血の適応はない．
- 造血幹細胞移植後の骨髄機能が回復するまでの期間は，血小板数が10,000〜20,000/mm^{3}以上を維持するように血小板輸血を行う．通常，出血予防のためには血小板数が10,000〜20,000/mm^{3}未満の場合が血小板輸血の適応となる．
- 血小板輸血直後の予測血小板増加数は以下の計算式から求めることができる．

  血小板輸血直後の予測血小板増加数（/mm^3）
  ＝輸血血小板総数/循環血液量（mL）×10^3×2/3
  （循環血液量は70 mL/kgとする）

- たとえば，血小板濃厚液10単位（2.0×10^{11}個以上の血小板を含有）を循環血液量5,000 mL（体重71 kg）の患者に輸血すると，直後には輸血前の血小板数より27,000/mm^{3}以上増加することが見込まれる．
- 1回投与量は，原則として上記計算式によるが，実務的には通常10単位が使用される．
- 血小板製剤の投与量と簡便な予測上昇値を**表2**に示す．

表3 血液製剤の保存・管理

血液製剤	貯法	採血後有効期間	注意
赤血球液	2〜6℃	21日間	洗浄赤血球*は洗浄後48時間以内に使用する (*血漿成分に対するアレルギーなどの副作用を予防するために赤血球液を洗浄したもの)
血小板製剤	20〜24℃で振盪保存	4日間	有効期間は採血後4日目の24時までである. 核酸増幅検査のため1日間ほど費やされるので,医療機関に配送されてからの有効期間は1日程度になっていることが多い.

4 安全な輸血のために

- 安全に輸血を行うには輸血の速度に注意を払う必要がある. 輸血速度は,はじめの15分間は1 mL/分でゆっくりと行い,その後は5 mL/分とする.
- 赤血球・血小板製剤の投与は単独ラインで行うのが原則である. 血管確保が困難などの理由で,同一ラインで各種薬剤と輸血用血液製剤を使用しなければならないときは,輸血開始前後に生理食塩液を用いてラインをリンスする.
- 輸血による副作用を見逃さないために,輸血開始後の5分間と15分後には患者の観察を行う. 誤って異型輸血を行っても,早期に発見すると救命できることがある.
- 血液製剤は適切に保存・管理しなければならない. 血液製剤の保管・管理は製剤別に異なっており,十分な注意が必要である (表3).

5 輸血副作用[4]

- 主な輸血副作用を表4に示す.
- 発熱の判定は,38℃以上,あるいは輸血前に比べて1℃以上の上昇とする. 血圧は,収縮期血圧30 mmHg以上あるいは

表4 輸血副作用

急性輸血副作用	遅発性輸血副作用
急性溶血性輸血副作用	遅発性溶血性輸血副作用
TRALI（輸血関連急性肺障害）	輸血後 GVHD
TACO（輸血関連循環過負荷）	輸血後肝炎などの輸血感染症
アレルギー反応	
FNHTR（発熱性非溶血性輸血副作用）	
細菌感染症	

以下の変動を有意と判定する．

- 輸血副作用の中では，瘙痒感・かゆみ，発疹・蕁麻疹が多い．このようなアレルギー反応の予防として，輸血 30〜60 分前に抗ヒスタミン薬やステロイドを使用する．
- 重症アレルギー反応が連続する場合には，洗浄赤血球製剤や洗浄した血小板製剤を用いる．赤血球に関しては洗浄赤血球製剤が血液センターから供給可能である．血小板に関しては製剤がないので，血液センターに技術協力を依頼するか，各施設で洗浄する必要がある．血小板輸血に伴って血小板洗浄術を行った場合には，血小板洗浄術加算として，所定点数に 580 点を加算して保険請求できる．
- 発熱性非溶血性輸血副作用（febrile non hemolytic transfusion reaction：FNHTR）は，赤血球製剤よりは血小板製剤で多く認められる．治療として，血小板減少のある症例ではアセトアミノフェンを使用する．
- 輸血後 GVHD は，放射線照射（15〜50 Gy）した輸血用血液（新鮮凍結血漿を除く）を用いることによって予防できる．輸血時には照射された製剤であるかを必ず確認する．
- 輸血中または輸血後 6 時間以内に急性呼吸困難を生じた場合，輸血関連急性肺障害（transfusion related acute lung injury：TRALI）と輸血関連循環過負荷（transfusion associated circulatory overload：TACO）の可能性を考慮する．TACO は輸血に伴って起こる循環負荷のための心不全であり，水分バランスに留意する．

- 血液製剤別の輸血副作用は，血小板製剤で最も多く（4.35%），次いで新鮮凍結血漿（FFP）（1.23%），赤血球製剤（0.85%）である[5]．

6 血小板輸血不応状態

- 血小板輸血をしても血小板数が増加しない場合には原因検索を行う．発熱，感染症や出血などで増加しないことがある．血小板輸血不応状態に抗HLA抗体が関与していることがあり，この場合はHLA適合血小板濃厚液の使用を考慮する．
- 血小板輸血後の輸血効果の評価は補正血小板増加数（corrected count increment：CCI）によって行う．

CCI $[/\mu L]$ =（輸血後血小板数 $[/\mu L]$ －輸血前血小板数 $[/\mu L]$）×体表面積 $[m^2]$ ÷輸血血小板数 $[\times 10^{11}]$

通常，血小板製剤10単位中には 2×10^{11} 個以上の血小板が含まれている．輸血後1時間のCCIが $7,500/\mu L$ 以下，24時間後のCCIが $4,500/\mu L$ 以下の場合に血小板輸血不応と考える．

- 血小板輸血は原則的にABO型を一致させた製剤を使用するが，HLA適合血小板ではHLAの一致を優先するためABO不適合の血小板を輸血することがある．

●文献
1) 山本　昇ほか：化学療法有害反応の対策．臨床腫瘍学，第3版，日本臨床腫瘍学会（編），癌と化学療法社，東京，p.1136-1150，2004
2) 田中朝志ほか：がん化学療法に伴う貧血に関する実態調査報告．日輸血細胞治療会誌 59：48-57，2013
3) 厚生労働省（編）：血液製剤の使用にあたって，第4版，じほう，東京，2009
4) 日本輸血・細胞治療学会輸血療法委員会（編）：輸血副作用対応ガイド
5) 椿本祐子ほか：当院における過去10年間の輸血副作用発生状況についての解析．日輸血細胞治療会誌 60：327，2014

止血異常(DIC, L-ASP投与時など)

ポイント

- 造血器悪性腫瘍では，播種性血管内凝固症候群（DIC）や静脈血栓塞栓症の合併がみられることがあり，迅速な診断，病型分類，最も適切な治療法の選択が重要である．
- L-asparaginase（L-ASP）では凝固因子も凝固阻止因子も低下して出血・血栓のいずれにも傾斜しやすくなるが，特に血栓症対策が重要である．

1 原因・機序

- 悪性腫瘍は血栓傾向の原因の1つである．特に，深部静脈血栓症（DVT）や肺塞栓（PE）といった静脈血栓塞栓症（VTE）の発症頻度が高くなる．換言すれば，VTEに遭遇した場合には，ほかに原因がなければ悪性腫瘍が潜んでいる可能性もある．
- 悪性腫瘍は，究極の血栓症であるDICの基礎疾患でもある．固形がん，急性白血病，敗血症はDICの三大基礎疾患である．悪性腫瘍（造血器悪性腫瘍，固形がん）は，DICの基礎疾患として大きな位置を占める．
- 血栓傾向にある悪性腫瘍患者に対して化学療法を行うと，血栓傾向が増強して血栓症を発症することがある．一部の抗腫瘍薬などの薬剤による血栓傾向の副作用（サリドマイドとその誘導体，tretinoin（ATRA），トラネキサム酸，L-ASPなど），抗腫瘍薬による腫瘍細胞の破壊に伴う組織因子の放出，血管内皮の障害などが原因である．
- L-ASPは，リンパ性悪性疾患に対して使用される抗腫瘍薬である．肝での蛋白合成抑制を反映して凝固因子活性が低下するが，凝固阻止因子であるアンチトロンビン，プロテイン

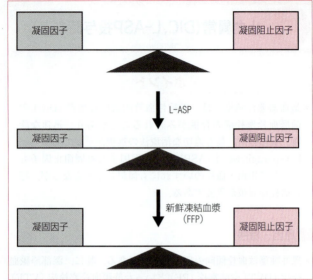

図1 L-ASP 投与時の凝固因子・凝固阻止因子のバランス

C, プロテインSも低下するため, 出血・血栓のいずれにも傾斜しやすい不安定な血栓止血病態となる (図1).

- 急性前骨髄球性白血病 (APL) に合併した DIC において線溶活性化が著しい理由として, APL 細胞表面上に存在するアネキシンⅡの果たす役割が大きい. アネキシンⅡは, 組織プラスミノゲンアクチベータ (t-PA) およびプラスミノゲンの両者と結合し, このことにより t-PA によるプラスミノゲンの活性化が飛躍的に亢進する[1,2].

- 線溶亢進型 DIC を合併した APL に対しては, ATRA による分化誘導療法が DIC 治療を兼ねている. ATRA は, APL 細胞における組織因子の発現を抑制したり, トロンボモジュリンの発現を亢進することによって凝固阻止的に作用するばかりでなく, アネキシンⅡの発現を抑制することによって線溶阻止的にも作用する. このため凝固活性化と線溶活性化に

同時に抑制がかかり，APLのDICはすみやかに改善する（ATRA症候群の際など例外もある）．

- ATRAによるAPL細胞のアネキシンⅡ発現の抑制は強力であり，ATRAによってAPLは線溶亢進型DICから線溶抑制型DICへと変貌する．ATRA投与時に，トラネキサム酸などの抗線溶療法を投与すると全身性血栓症や突然死の報告がある．ATRA投与時は，トラネキサム酸は絶対禁忌である[1,2]．

2 症状と現れやすい時期・期間，頻度

a. 症状

- 悪性リンパ腫などの造血器悪性腫瘍にVTEを合併することは少なくない．DVTの片側下肢腫脹やPEの胸痛や呼吸困難がみられることもあるが，むしろ無症状であることが多い．つまり，FDPやD-ダイマー上昇の精査目的に，下肢静脈エコー検査や造影胸部CTを行ってみつかる無症候性VTEが多い．

- 造血器悪性腫瘍に合併したDICでは，線溶亢進型DICを合併しやすく，DICの二大症状のうち臓器症状よりも出血症状の方がみられやすい（図2）[1,2]．

- L-ASP投与に伴い出血・血栓のいずれにも傾斜しやすい不安定な血栓止血病態となるが，臨床的に問題になるのは，ほとんどの場合血栓症である．血栓症の部位としては，DVT，PE，脳静脈洞血栓症，中心静脈カテーテル関連血栓症，脳梗塞などの報告がみられる．静脈血栓症の報告が多い．

- 造血器悪性腫瘍に合併したDICのうち，特にAPLに合併したDICでは出血症状が顕著である．ATRAを処方できない時代には脳出血，肺胞出血，消化管出血など致命的な出血も少なくなかった．ATRAによる分化誘導療法によって致命的な出血は少なくなった．

- APLにATRAを投与している場合には，トラネキサム酸を投与してはいけない．全身性血栓症や突然死の報告がみられる．

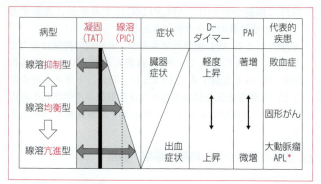

図2 DIC の病型分類

TAT：トロンビン-アンチトロンビン複合体，PIC：プラスミン-α_2プラスミンインヒビター，PAI：プラスミノゲンアクチベータインヒビター，APL：急性前骨髄球性白血病

*APL はアネキシンⅡによる線溶活性化が加わる点で特殊病型

b. 現れやすい時期

- 悪性リンパ腫に VTE を合併する時期は，全経過を通してあり得るが，VTE の原因が腫瘍による下大静脈や腸骨静脈などの直接圧迫に起因する場合には，腫瘍の圧迫状況によって発症しやすいタイミングが決定される．
- 造血器悪性腫瘍に合併した DIC は腫瘍細胞の多い時期に発症しやすい．また，化学療法により腫瘍細胞が崩壊する際にも，腫瘍細胞中の組織因子が一気に流血中に入るために DIC は一時的にかえって悪化することがある．
- L-ASP 投与に伴う血栓症は，ほとんどの例で寛解導入療法時に発症している．また，L-ASP を少量長期間投与する場合に特に発症頻度が高い．
- APL に合併した DIC は，ATRA 療法開始前が最も致命的な出血を発症しやすい．特に，線溶活性化が高度な症例で致命的な出血をきたしやすい．

c. 頻度

- 悪性腫瘍の種類によって VTE の発症頻度に差があるが，膵

臓，脳，肺，卵巣の各悪性腫瘍では発症しやすい．悪性リンパ腫，骨髄腫，腎，胃，骨の各悪性腫瘍でも比較的発症しやすい．一方，乳がんや前立腺がんでは発症頻度が低い．造血器悪性腫瘍では，40/年・人程度の発症頻度と報告されている．

- 造血器悪性腫瘍でのDIC発症頻度は，APL 78.0%，急性骨髄性白血病31.6%，急性リンパ性白血病29.8%，急性骨髄単球性白血病27.5%，慢性骨髄性白血病（急性転化）26.2%，急性単球性白血病25.0%と報告されている（旧厚生省血液凝固異常症調査研究班の疫学調査による）．
- L-ASP関連の血栓症は，小児科の急性リンパ性白血病を対象としたメタ分析によると，血栓症の発症頻度は5.2%と報告されている．一方，成人ではL-ASPに関連血栓症の発症頻度は3割を超えるという報告もある．一旦血栓症を発症した症例は再発しやすい．

3 治療法，具体的な処方例，注意ポイント

a. 治療法

① 造血器悪性腫瘍にVTEを合併した場合

- 造血器悪性腫瘍にVTEを合併した場合は，ヘパリン類（未分画ヘパリン，低分子ヘパリン，danaparoidなど）による治療が必要となる．ただし，血小板数が少ない症例が多いために，出血の副作用に注意が必要であり，ヘパリン類は少なめの用量で処方することが多い．低体重，腎障害例ではさらに少量で使用する．ヘパリン類のうち，低分子ヘパリンとdanaparoidは，VTEには保険収載されていない．

② 造血器悪性腫瘍にDICを合併した場合（APL以外）

- 造血器悪性腫瘍にDICを合併した場合は線溶亢進型DICが多く，臨床上は出血のコントロールに難渋する．抗線溶作用も強力な合成抗トロンビン薬であるnafamostat mesilate，NM（フサンなど）が相性のよい場合が多い．NMはgabexate mesilate, GM（FOYなど）とは薬物特性が大きく異なっている．ただし，APLの対処法は異なっている（後述）．な

お，NMの高カリウム血症の副作用には留意する[1,2]．

- 遺伝子組換えトロンボモジュリン製剤（thrombomodulin α，rTM）は，造血器悪性腫瘍そのものが悪化している場合であってもDICは軽快するという注目すべき結果が得られている．ただし，NMとrTMの併用は行わず，いずれか一方を使用する．
- 造血器悪性腫瘍に起因したDICではヘパリン類を使用する機会は少ないが，DIC発症の原因が腫瘍細胞の存在以外の場合には，ヘパリン類を使用することがある．たとえば，造血器悪性腫瘍は寛解状態になっていて，重症感染症が原因となってDICを発症した場合などである．
- 固形がんに線溶亢進型DICを合併した場合は，ヘパリン類＋トラネキサム酸（トランサミン）併用療法は致命的な出血症状に著効することがある（ただし線溶亢進型DICの診断や使用法を間違えると致命的な血栓症を誘発する）．造血器悪性腫瘍では本治療を行うことは比較的少ないが，原疾患のコントロールを行えない場合などには適応となる場合がある．

③ APLにDICを合併した場合

- APLではATRAそのものがDIC治療薬のような役割を演じている．ATRAを投与している場合は線溶に抑制がかかるためにNMは相性がよくない．また，トラネキサム酸（トランサミン）は絶対禁忌である．rTMが有効である．本薬はAPL自体に対する好効果も報告されている．
- ATRA症候群の合併などが原因となってDICを発症している場合にも，rTMを処方する．

④ L-ASPに伴う血栓症

- L-ASPに伴い血栓症を発症してしまった場合には，静脈血栓症であればヘパリン類による治療を行うが，アンチトロンビン活性が低下している場合には十分な効果を期待できない可能性が高い．新規経口抗凝固薬（NOAC：アンチトロンビン非依存的に抗凝固活性を発揮する）[3]が理論的には有効である可能性があるが，現時点ではエビデンスも保険収載もな

く，今後の展開を期待したい．
- 血小板数の少ない症例では，ヘパリン類は少なめの用量にすることが多い．低体重，腎障害例でも少量で使用する．
- L-ASPに伴いアンチトロンビン活性が低下している場合はアンチトロンビン濃縮製剤を併用したくなる．ただし，保険収載はDICのみである．

b. 具体的な処方例

① 造血器悪性腫瘍にVTEを合併した場合
- 未分画ヘパリン：5〜10単位/kg/時，持続点滴（DICに準じて）
- 低分子ヘパリン（フラグミン）：75単位/kg/24時間，持続点滴（DICに準じて）
- danaparoid（オルガラン）：1回1,250単位．12時間毎．腎障害，低体重例では，1日1回

② 造血器悪性腫瘍にDICを合併した場合（APL以外）
- NM（フサンなど）：1.44〜4.8 mg/kg/日，持続点滴（通常200 mg/24時間程度）
- rTM（リコモジュリン）：1回380単位/kg，1日1回，約30分で点滴静注．腎障害があれば130単位/kgに減ずる．
- 濃厚血小板：10（〜20）単位/1回，必要あれば経日的に繰り返す．
- 新鮮凍結血漿（FFP）：500 mL程度/1回，必要あれば経日的に繰り返す．

③ APLにDICを合併した場合
- rTM（リコモジュリン）：1回380単位/kg，1日1回，約30分で点滴静注．腎障害があれば130単位/kgに減ずる．
- 濃厚血小板：10（〜20）単位/1回，必要あれば経日的に繰り返す．
- FFP：500 mL程度/1回，必要あれば経日的に繰り返す．

④ L-ASPに伴う血栓症
- 未分画ヘパリン：5〜10単位/kg/時，持続点滴（DICに準じて）
- アンチトロンビン濃縮製剤：1,500単位/日を3〜5日間

c. 注意ポイント

- 理論的に正しい治療法と思われても，保険収載されていない場合があるため注意が必要である（L-ASP に伴う血栓症時のアンチトロンビン濃縮製剤など）．
- NOAC のなかで，心房細動のみでなく VTE にも保険収載されているのは現時点では edoxaban（リクシアナ），rivaroxaban（イグザレルト），apixaban（エリキュース）である（2016 年 1 月現在）．

4 予防法

① 造血器悪性腫瘍における VTE 予防法
- 腫瘍によって下大静脈が圧迫されているような場合は VTE の懸念が極めて高く，予納的にヘパリン類を使用する場合がある．用量に関するエビデンスはないが，治療量の半量程度で使用することが多い．

② DIC
- DIC は予防治療することはない．ただし，早期診断，早期治療は重要である．PT，APTT のみでは DIC の診断はできないので（PT，APTT が正常な DIC の方が多いので），DIC の基礎疾患を有する症例では，少なくとも PT，APTT，フィブリノゲン，FDP（D-ダイマー）で定期的にスクリーニングする必要がある．DIC の診断が行われたら，TAT，SF，PIC，アンチトロンビン，（プラスミノゲン），α_2 プラスミンインヒビター（α_2PI）を測定して DIC の病型分類，最も適切な治療薬の選択を行う．

③ L-ASP に伴う血栓症予防
- FFP：500 mL 程度/1 回，必要に応じて経日的に繰り返す．アンチトロンビン活性やフィブリノゲン活性が是正されない輸注法であっても VTE 発症は有意に低下しており，単純に凝固阻止因子活性低下のみが血栓症発症に関与しているわけではないようである．
- アンチトロンビン濃縮製剤：理論的には有効な予防法だが，実証した報告はない．保険収載もされていない．

- ヘパリン類：血栓症発症のリスクが高い症例に対して血栓症一次予防を目的とした投与は有用かもしれないが，エビデンスレベルの高い臨床試験はない．血栓症の二次予防を目的とした場合には，ヘパリン類投与の有効性を示した報告がある．ただし，L-ASPによってアンチトロンビン活性が低下しているためにヘパリン類による抗凝固療法が最適とはいいがたい．
- NOACは治療のみでなく血栓症予防にも有用である可能性があるが，エビデンスはない．

5 困ったときの工夫

- 急性期のVTEを乗り切った後も引き続いて抗凝固療法が必要な場合，従来であれば慢性期の経口薬はwarfarinのみであったが，現在はNOACのうち3つの薬剤が心房細動のみでなくVTEに対しても処方可能となっている（2016年1月現在）．慢性期VTEの治療の選択肢が大きく拡大した．今後の処方件数の増加が見込まれる．

● 文献
1) 朝倉英策：播種性血管内凝固症候群（DIC）．臨床に直結する血栓止血学，朝倉英策（編），中外医学社，東京，p.168-178, 2013
2) 朝倉英策：しみじみわかる血栓止血 Vol.1 DIC・血液凝固検査編，中外医学社，東京，p.1-141, 2014
3) 朝倉英策：新規経口抗凝固薬（NOAC）．臨床に直結する血栓止血学，朝倉英策（編），中外医学社，東京，p.321-329, 2013

6 制吐薬

> **ポイント**
> - 抗がん薬の催吐性は，発症時期（急性・遅延性・予測性），発症頻度（高度・中等度・軽度・最小度）により分類される．
> - 化学療法を行う場合，催吐性リスクを評価した上で適正な制吐薬を予防投与する．

1 悪心・嘔吐の機序

- 化学療法に伴う悪心・嘔吐（chemotherapy induced nausea and vomiting：CINV）は，患者のQOLを著しく損なうのみならず，次サイクル以降の化学療法を継続困難にする．
- 抗がん薬やその代謝産物により第4脳室最後野の化学受容体誘発帯や消化管に多数存在する神経伝達物質受容体が活性化され，求心性に延髄に位置する嘔吐中枢が刺激され，悪心・嘔吐が誘発される．
- 過去に経験した悪心・嘔吐による不快な感情などにより大脳皮質を介して嘔吐中枢が刺激される．嘔吐中枢から遠心性刺激が唾液分泌中枢，腹筋，呼吸中枢および脳神経に送られると，嘔吐が起こる．
- 悪心・嘔吐反応に関与する主な神経受容体は，セロトニン（5-HT_3）受容体およびドパミン受容体である．そのほかに嘔吐に関与している神経受容体として，アセチルコリン，コルチコステロイド，ヒスタミン，カンナビノイド，オピエート，ニューロキニン1（NK_1）受容体がある．

2 CINVが現れやすい時期・期間，頻度

- 発症時期により急性，遅延性，予測性に分類される．

- 急性の悪心・嘔吐は抗がん薬投与から数分または数時間以内に現れ，5〜6時間後にピークに達し，24時間以内に消失する．
- 遅延性の悪心・嘔吐は抗がん薬投与後 24 時間以上経って出現し，数日間続く．cisplatin, carboplatin, cyclophosphamide±doxorubicin を含む化学療法レジメンで起こることが多い．
- 予測性の悪心・嘔吐とは，化学療法を受ける前に悪心・嘔吐が発生することである．条件反射で，過去に CINV を経験した患者に生じる．
- 抗がん薬の催吐性は，制吐薬の予防を行わずに治療した場合に予測される急性嘔吐の発症頻度に基づいて高度（>90％），中等度（30〜90％），軽度（10〜30％），最小度（<10％）に分類される[1]．

3 患者への指導のポイント

- CINV の発症頻度・重症度は，抗がん薬の種類と量，投与経路，治療スケジュールにより異なる．
- 女性および 50 歳未満の若年者，乗り物やアルコールに酔いやすい，過去の治療で悪心・嘔吐が出現した，全身状態が悪いなど患者側の要因も CINV の発症に影響する．

4 予防法

- 抗がん薬の催吐性リスク分類に従って CINV の予防対策を立てる（**表 1**）．
- 急性 CINV の予防に 5-HT$_3$ 受容体拮抗薬，遅発性 CINV に副腎皮質ステロイドが使用される．
- palonosetron は新規に開発された 5-HT$_3$ 受容体拮抗薬で，血中半減期が 40 時間と長く，かつ 5-HT$_3$ 受容体に対して高い親和性と選択性をもつ．従来の 5-HT$_3$ 受容体に比べて，急性 CINV のみならず遅発性 CINV を予防する効果が強い．
- NK$_1$ 受容体拮抗薬は，中枢神経系の NK$_1$ 受容体とサブスタンス P の結合を選択的に遮断する薬剤で，急性型および遅発性の CINV 予防に有効である．aprepitant は内服薬で，そ

表1 抗がん薬の催吐性リスク

	高度リスク high emetic risk (頻度＞90%)	中等度リスク moderate emetic risk (30~90%)	軽度リスク low emetic risk (10~30%)	最小度リスク minimal emetic risk (＜10%)
薬剤	cisplatin cyclophosphamide (CPM)≧1.5 g/m² dacarbazine actinomycin D アントラサイクリン系薬＋CPM	doxorubicin daunorubicin idarubicin epirubicin CPM＜1.5 g/m² cytarabine (Ara-C)＞1 g/m² ifosfamide irinotecan carboplatin oxaliplatin	mitoxantrone etposide methotrexate Ara-C≦1 g/m² paclitaxel docetaxel pemetrexd mitomycin C gemcitabine fluorouracil	vincristin vinblastine fludarabine cladribin bleomycin busulfan
推奨される嘔吐予防法	5-HT₃受容体拮抗薬＋dexamethasone (DEX)＋aprepitant	5-HT₃受容体拮抗薬＋DEX	DEX	不要

[文献1)より一部改変]

抗がん薬の催吐性リスクを示す．リスク分類に応じて適切なCINV予防を行う．

のリン酸化アナログのfosaprepitantは注射薬である．fosaprepitantの1回投与は，aprepitant 3日間内服と同等の制吐作用をもつ．

- 高度催吐性リスクの化学療法を受ける患者は，5-HT₃受容体拮抗薬，NK₁受容体拮抗薬，副腎皮質ステロイド（dexamethasone）を予防投与する[2)]．
- 中等度催吐性リスクの化学療法を受ける患者は，5-HT₃受容体拮抗薬と副腎皮質ステロイドを予防投与する．催吐性リスクが高いと予想される場合は，NK₁受容体拮抗薬を併用する．
- 軽度催吐性リスクの化学療法を受ける患者は，副腎皮質ステロイドを予防投与する．
- 最小度催吐性リスクの化学療法を受ける患者には，制吐薬の

予防投与は推奨されない.

処方例

- 高度催吐性リスクの化学療法を受ける場合
  ① granisetron（カイトリル）2 mg，化学療法開始1時間前に1日1回内服
  ② aprepitant（イメンド）化学療法1日目は125 mg（化学療法開始1時間から1時間30分前），2日目以降は80 mg（午前中）を1日1回内服（3～5日間）
  ③ dexamethasone（デカドロン）化学療法1日目は12 mg，2日目以降は8 mgを1日1回内服（3～5日間）
- 中等度催吐性リスクの化学療法を受ける場合
  ① palonosetron（アロキシ）0.75 mg，化学療法開始1時間前に1日1回静注
  ② dexamethasone（デカドロン）化学療法1日目は12 mg，2日目以降は8 mgを1日1回内服（3～4日間）

5 CINV が起こった場合の工夫

- 制吐薬の予防投与を行ったにも関わらず嘔吐が起こった場合は，ドパミン受容体拮抗薬の metoclopramide やベンゾジアゼピン系薬の lorazepam を使用する.
- olanzapine は，ドパミン D_2 受容体，セロトニン 2（$5-HT_2$）受容体など多くの脳内受容体を遮断する作用をもつ薬剤で，統合失調症や双極性障害におけるうつ症状の治療薬として保険承認されている．制吐作用があり，CINV の救援療法に有効であることが示されている[3].

●文献

1) 日本癌治療学会（編）：制吐薬適正使用ガイドライン，第2版，金原出版，東京，2015
2) Hesketh PJ et al : The oral neurokinin-1 antagonist aprepitant for the prevention of chemotherapy-induced nausea and vomiting: a multinational, randomized, double-blind, placebo-controlled trial in patients receiving high-dose cisplatin--the Aprepitant Protocol 052 Study Group. J

Clin Oncol **21** : 4112-4119, 2003
3) Navari RM et al : The use of olanzapine versus metoclopramide for the treatment of breakthrough chemotherapy-induced nausea and vomiting in patients receiving highly emetogenic chemotherapy. Support Care Cancer **21** : 1655-1663, 2013

付録

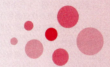

白血病・リンパ腫治療に使用する抗がん薬一覧

薬剤名，剤形：容量	用量
アルキル化薬（マスタード類・ニトロソウレア類・その他）	
cyclophosphamide hydrate (CPA, CPM) **エンドキサン** （塩野義） 経口用原末：100 mg/瓶 錠：50 mg 注射用：100 mg, 500 mg	内服：① 1 日 100〜200 mg 注射：②③ 1 日 1 回 100 mg 連日静注，患者が耐えうる場合は 1 日 200 mg に増量又は 300〜500 mg を週 1〜2 回静注 ④急性白血病，慢性骨髄性白血病，骨髄異形成症候群：1 日 1 回 60 mg/kg，連日 2 日間，2〜3 時間かけ点滴静注 悪性リンパ腫：1 日 1 回 50 mg/kg，連日 4 日間，2〜3 時間かけ点滴静注 ⑤ 1 日 1 回 750 mg/m² を間欠的に静注.
ifosfamide (IFM) **イホマイド** （塩野義） 注射用：1 g	（併用療法）1 日 0.8〜3 g/m²，3〜5 日間連日点滴静注（1 コース），3〜4 週毎に反復．総投与量 1 コース 10 g/m² 以下．小児は全コース 80 g/m² 以下
busulfan (BUS) **マブリン** （大原） 散：1%	a：初期 1 日 4〜6 mg，WBC 15000/mm³ 前後に減少したら 1 日 2 mg 又はそれ以下に減量．維持は週 1 回又は 2 週に 1 回 1 日 2 mg b：1 日 2 mg 又はそれ以下で WBC 15000/mm³ 前後になるまで投与．維持は週 1 回又は 2 週に 1 回 1 日 2 mg
ブスルフェクス （大塚） 点滴静注用：60 mg	成人・小児（34 kg 超）：1 回 0.8 mg/kg を 2 時間かけ点滴静注．6 時間毎に 1 日 4 回，4 日間
melphalan (L-PAM) **アルケラン** （アスペン） 静注用：50 mg	注射：成人；1 日 1 回 60 mg/m²，3 日間静注 小児 ① 1 日 1 回 70 mg/m²，3 日間静注
bendamustine hydrochloride **トレアキシン** （エーザイ） 点滴静注用：100 mg	1 日 1 回 120 mg/m² を 1 時間かけて点滴静注．2 日間連日投与後，19 日間休薬（1 コース）
nimustine hydrochloride (ACNU) **ニドラン** （第一三共） 注射用：25 mg, 50 mg	1 回 2〜3 mg/kg，静注，動注後，4〜6 週休薬又は週 1 回 2 mg/kg を 2〜3 週静注，動注後，4〜6 週休薬

白血病・リンパ腫治療に使用する抗がん薬一覧

適応	特に注意すべき副作用
【内服】①（単独療法）悪性リンパ腫, 急性白血病（併用療法）慢性リンパ性白血病, 慢性骨髄性白血病. 【注射】②（単独療法）悪性リンパ腫, 急性白血病. ③（併用療法）慢性リンパ性白血病, 慢性骨髄性白血病. ④造血幹細胞移植の前治療. ⑤（併用療法）悪性リンパ腫	副作用　重大　ショック, アナフィラキシー. 皮膚粘膜眼症候群, 中毒性表皮壊死融解症. 骨髄抑制, 出血性膀胱炎, 排尿障害. 間質性肺炎, 肺線維症. イレウス, 胃腸出血. 心筋障害, 心不全. SIADH. 肝障害, 黄疸. 急性腎不全. 横紋筋融解症.【注射のみ】心タンポナーデ, 心膜炎
悪性リンパ腫	副作用　重大　骨髄抑制. 出血性膀胱炎, 排尿障害. ファンコニー症候群. 急性腎不全. 錐体外路症状. 意識障害, 脳症, 幻覚, 錯乱. 間質性肺炎, 肺水腫. 心筋障害, 不整脈. SIADH. 急性膵炎
慢性骨髄性白血病	副作用　重大　骨髄抑制. 間質性肺炎, 肺線維症. 白内障
同種造血幹細胞移植の前治療	副作用　重大　静脈閉塞性肝疾患. 感染症. 出血. ショック, アナフィラキシー. 痙攣. 肺胞出血・喀血. 間質性肺炎, 呼吸不全. 急性呼吸窮迫症候群. 心筋症. 口内炎・舌炎. 嘔吐, 悪心, 食欲不振, 下痢, 軟便
【注射】①白血病, ②悪性リンパ腫における造血幹細胞移植時の前処置	副作用　重大　ショック, アナフィラキシー. 重篤な肝障害, 黄疸. 間質性肺炎, 肺線維症. 溶血性貧血.【注射】感染症・出血. 胃腸障害. 心筋症, 不整脈
再発又は難治性の低悪性度B細胞性非ホジキンリンパ腫, マントル細胞リンパ腫	副作用　重大　骨髄抑制. 感染症. 間質性肺疾患. TLS. 重篤な皮膚症状. ショック, アナフィラキシー
悪性リンパ腫, 慢性白血病	副作用　重大　骨髄抑制. 汎血球減少. 間質性肺炎, 肺線維症

(つづく)

薬剤名，剤形：容量	用量
ranimustine (MCNU) **サイメリン** （田辺三菱） 注射用：50 mg, 100 mg	1回 50～90 mg/m^2 を静注．次回投与は 6～8 週後 成人 T 細胞白血病リンパ腫：（併用療法）投与間隔は 4 週間以上
dacarbazine (DTIC) **ダカルバジン** （協和発酵キリン） 注用：100 mg	成人・小児：（併用療法）1日1回 375 mg/m^2 静注，13 日間休薬を 2回（1 コース）
procarbazine hydrochloride (PCZ) **塩酸プロカルバジン「中外」** （中外） カプセル：50 mg	1日 50～100 mg，1～2 回分服，1 週以内に漸増し1日 150～300 mg，3 回分服，連日投与．寛解導入までの総投与量は通常 5～7 g

代謝拮抗薬（葉酸拮抗薬・ピリミジン拮抗薬・プリン拮抗薬・その他）

薬剤名，剤形：容量	用量
methotrexate (MTX) **メソトレキセート** （ファイザー） 錠：2.5 mg 注射用：5 mg, 50 mg 点滴静注液：200 mg 8 mL, 1000 mg 40 mL	① 1日成人 5～10 mg，小児 2.5～5 mg，幼児 1.25～2.5 mg，1週間に 3～6 日（回）服用又は静注，筋注．髄膜白血病には［50 mg 注］1回 0.2～0.4 mg/kg，2～7 日毎に髄注 ② 1 週間に 1 回 30～100 mg/kg，6 時間で点滴静注，投与間隔 1～4 週間，その後 LV を投与．LV は MTX 投与終了後，3 時間より 15 mg を 3 時間毎に 9 回静注，以後 6 時間毎に 8 回静注・筋注
cytarabine (Ara-C) **キロサイド** 注：2% 20 mg 1 mL, 40 mg 2 mL, 60 mg 3 mL, 100 mg 5 mL, 200 mg 10 mL	寛解導入：小児 1日 0.6～2.3 mg/kg，成人 1日 0.8～1.6 mg/kg 静注・点滴静注，2～3 週間連日 維持：上記用量で 1 週 1 回皮下・筋注・静注 髄腔内化学療法：1回 25～40 mg，週 1～2 回髄腔内投与．小児 1歳 15～20 mg，2歳 20～30 mg，3 歳以上 25～40 mg
キロサイド N （日本新薬） 注：400 mg 20 mL, 1g 50 mL	1 回 2 g/m^2 を①②は 12 時間毎に 3 時間かけて点滴静注，最大 6 日間連日．③は 1 日 1～2 回 3 時間かけて点滴静注，1～2 日間（最大 2 回）連日．②③は併用のみ 小児 1 回 3 g/m^2（②③は 1 回 2 g/m^2）を 12 時間毎に 3 時間かけて点滴静注，3 日間連日

白血病・リンパ腫治療に使用する抗がん薬一覧

適応	特に注意すべき副作用
悪性リンパ腫，慢性骨髄性白血病	副作用 重大 骨髄抑制．間質性肺炎
ホジキンリンパ腫	副作用 重大 アナフィラキシーショック，骨髄機能抑制，肝静脈血栓症，重篤な肝障害
悪性リンパ腫（ホジキンリンパ腫，細網肉腫，リンパ肉腫）	副作用 重大 間質性肺炎，汎血球減少，WBC・Plt減少，好中球減少，貧血，痙攣発作
【内服】①急性白血病，慢性リンパ性白血病，慢性骨髄性白血病 【注射】①MTX通常療法[5・50 mg注]：白血病 ②MTX・LV救援療法[50・200・1000 mg注]：急性白血病，悪性リンパ腫	副作用 重大 【共通】ショック，アナフィラキシー，骨髄抑制，感染症，劇症肝炎，肝不全，急性腎不全，尿細管壊死，重症ネフロパチー，間質性肺炎，肺線維症，胸水，皮膚粘膜眼症候群，中毒性表皮壊死融解症，出血性腸炎，壊死性腸炎，膵炎，骨粗鬆症，脳症（白質脳症含む）．【注射のみ】痙攣，片麻痺，失語，認知症，麻痺，ギラン・バレー症候群，昏睡
急性白血病（赤白血病，慢性骨髄性白血病の急性転化例を含む）	副作用 重大 骨髄機能抑制，ショック，消化管障害，急性呼吸窮迫症候群，間質性肺炎，急性心膜炎，心嚢液貯留，中枢神経系障害
①急性骨髄性白血病，②急性リンパ性白血病，③悪性リンパ腫 ②③は他の抗腫瘍薬と併用する場合のみ	副作用 重大 骨髄機能抑制，ショック，シタラビン症候群，急性呼吸窮迫症候群，間質性肺炎，肝障害，黄疸，不整脈，心不全，消化管障害，中枢神経系障害，肝膿瘍，急性膵炎，肺浮腫，有痛性紅斑

(つづく)

薬剤名, 剤形:容量	用量
cytarabine ocfosphate hydrate (SPAC) **スタラシド** (日本化薬) カプセル:50 mg, 100 mg	①1日100～300 mg, 1～3回分服 ②1日100～200 mg, 1～3回分服 各々2～3週連続投与後2～3週休薬
enocitabine (BH-AC) **サンラビン** (旭化成) 点滴静注用:150 mg, 200 mg, 250 mg	1日3.5～6 mg/kg, 1～2回分割, 輸液に混合し, 2～4時間で点滴静注. 10～14日間連日か6～10日間連日投与後休薬期間をおいて繰り返す
gemcitabine hydrochloride (GEM) **ジェムザール** (イーライリリー) 注射用:200 mg, 1 g	1回1000 mg/m² を30分かけて点滴静注. 週1回3週連続後, 4週目休薬(1コース)
mercaptopurine hydrate (6-MP) **ロイケリン** (大原) 散:10%	寛解導入:1日2～3 mg/kg, 単独又は他の抗腫瘍薬と併用(寛解後は寛解導入量以下)
fludarabine phosphate **フルダラ** (サノフィ) 錠:10 mg 静注用:50 mg	内服:①1日1回40 mg/m², 5日間連日投与し, 23日間休薬(1コース) 注射: ①1日20 mg/m², 5日間連日点滴静注(約30分)し, 23日間休薬(1コース) ②1日30 mg/m², 6日間連日点滴静注(約30分)
nelarabine **アラノンジー** (GSK) 静注用:250 mg 50 mL	1日1回1500 mg/m², 2時間以上かけ1, 3, 5日目点滴静注後, 16日間休薬(1コース) 小児 1日1回650 mg/m², 1時間以上かけ5日間連日点滴静注後, 16日間休薬(1コース)

白血病・リンパ腫治療に使用する抗がん薬一覧

適応	特に注意すべき副作用
①成人急性非リンパ性白血病（強力な化学療法の対象症例にはその療法を優先）．②骨髄異形成症候群	**副作用** **重大** 骨髄抑制，間質性肺炎
急性白血病（慢性白血病の急性転化を含む）	**副作用** **重大** ショック．重篤な過敏症．汎血球・WBC・Plt減少，貧血
再発・難治性の悪性リンパ腫	**副作用** **重大** 骨髄抑制．間質性肺炎．アナフィラキシー．心筋梗塞．うっ血性心不全．肺水腫．気管支痙攣．急性呼吸窮迫症候群．腎不全．HUS．皮膚障害．肝障害．黄疸．白質脳症（可逆性後白質脳症症候群を含む）
急性白血病，慢性骨髄性白血病	**副作用** **重大** 骨髄抑制
①再発又は難治性の低悪性度B細胞性非ホジキンリンパ腫・マントル細胞リンパ腫．貧血・血小板減少症を伴う慢性リンパ性白血病．【注射のみ】②急性骨髄性白血病・骨髄異形成症候群・慢性骨髄性白血病・慢性リンパ性白血病・悪性リンパ腫における同種造血幹細胞移植の前治療	**副作用** **重大** 骨髄機能抑制．間質性肺炎．精神神経障害．TLS．重症日和見感染．自己免疫性溶血性貧血．自己免疫性血小板減少症．赤芽球癆．脳出血．肺出血．消化管出血．出血性膀胱炎．重篤な皮膚障害．心不全．PML
再発又は難治性のT細胞急性リンパ性白血病，T細胞リンパ芽球性リンパ腫	**副作用** **重大** 傾眠，末梢性ニューロパチー，感覚減退，錯感覚，てんかん様発作，貧血，血小板減少症，好中球減少症，発熱性好中球減少症，白血球減少症，錯乱状態，感染症，TLS，横紋筋融解症．劇症肝炎，肝障害，黄疸

（つづく）

薬剤名，剤形：容量	用量
pentostatin (DCF) **コホリン** （化血研，日本化薬） 静注用：7.5 mg	①4～5 mg/m^2 を1週間間隔で4回静注を1コースとし2～3コース ②4～5 mg/m^2 を1～2週間に1回静注.
cladribine **ロイスタチン** （ヤンセン） 注：8 mg 8 mL	①1日 0.09 mg/kg, 7日間持続点滴を1コース ②a：1日 0.09 mg/kg. 7日間持続点滴, 3～5週間休薬（1コース） 　b：1日 0.12 mg/kg, 1日1回2時間かけて点滴静注. 5日間連日, 少なくとも23日間休薬（1コース）
clofarabine **エボルトラ** （サノフィ） 点滴静注：20 mg 20 mL	1日1回 52 mg/m^2, 2時間以上かけて点滴静注, 5日間連日, 少なくとも9日間休薬（1コース）
hydroxycarbamide (HU) **ハイドレア** （ブリストル） カプセル：500 mg	1日 500～2000 mg, 1～3回分服 維持：1日 500～1000 mg, 1～2回分服
L-asparaginase (L-ASP) **ロイナーゼ** （協和発酵キリン） 注用：5000 KU, 10000 KU	静注：1日 50～200 KU/kg を連日又は隔日に点滴静注 筋注：1日1回 10000 KU/m^2 を週3回又は1日1回 25000 KU/m^2 を週1回筋注
azacitidine **ビダーザ** （日本新薬） 注射用：100 mg	1日1回 75 mg/m^2 を7日間皮下注又は10分かけ点滴静注し3週間休薬（1コース）
抗生物質（アントラサイクリン系・その他）	
doxorubicin hydrochloride (DXR) **アドリアシン** （協和発酵キリン） 注用：10 mg, 50 mg	①1日1回 10 mg (0.2 mg/kg), 4～6日間連日又は1日1回 20 mg (0.4 mg/kg), 2～3日間連日静注後, 7～10日間休薬, 又は1日1回 20～30 mg (0.4～0.6 mg/kg), 3日間連日静注後 18日間休薬. 1コースとして, 2～3コース ②（併用療法）25～50 mg/m^2 を1日1回静注, 繰り返す場合は2週間以上あける, 又は1日目 40 mg/m^2, 8日目 30 mg/m^2 静注, 20日間休薬, 1コースとして繰り返す ①②総投与量 500 mg/m^2 以下

白血病・リンパ腫治療に使用する抗がん薬一覧

適応	特に注意すべき副作用
①成人T細胞白血病リンパ腫．②ヘアリーセル白血病	副作用 重大 重篤な腎障害(HUS)．骨髄抑制
①ヘアリーセル白血病．②(再発・再燃，治療抵抗性)低悪性度又は濾胞性非ホジキンリンパ腫，マントル細胞リンパ腫	副作用 重大 骨髄抑制．重症日和見感染．消化管出血．重篤な神経毒性．TLS．間質性肺炎．重篤な皮膚障害．急性腎不全
再発又は難治性の急性リンパ性白血病	副作用 重大 骨髄抑制．感染症．全身性炎症反応症候群．毛細血管漏出症候群．肝不全．肝障害．黄疸．静脈閉塞性肝疾患．腎不全．TLS．中毒性表皮壊死融解症．皮膚粘膜眼症候群．心障害
慢性骨髄性白血病	副作用 重大 骨髄機能抑制．間質性肺炎．皮膚潰瘍
急性白血病(慢性白血病急性転化含む)，悪性リンパ腫	副作用 重大 ショック．アナフィラキシー．重篤な凝固異常．急性膵炎．意識障害を伴う高アンモニア血症．昏睡．意識障害．見当識障害．脳器質的障害．肝不全．骨髄抑制．肺炎・敗血症等の重度の感染症
骨髄異形成症候群	副作用 重大 骨髄抑制．感染症．出血．間質性肺疾患．心障害．ショック．アナフィラキシー．肝障害．黄疸．腎不全．腎尿細管性アシドーシス．低血圧
doxorubicin 通常療法：①悪性リンパ腫．(併用療法)②悪性リンパ腫	副作用 重大 心筋障害．心不全．骨髄抑制．出血．ショック．間質性肺炎．萎縮膀胱

(つづく)

薬剤名, 剤形:容量	用量
daunorubicin hydrochloride (DNR, DM) **ダウノマイシン** (Meiji Seika) 静注用:20 mg	1日 0.4〜1 mg/kg, 連日又は隔日に3〜5回静注又は点滴静注, その後約1週間休薬し, 反復 小児 1日1mg/kg
pirarubicin (THP) **テラルビシン** (Meiji Seika) **ピノルビン** (日本化薬) 注射用:10 mg, 20 mg	静注: ① (連日法):1日1回 10〜30 mg (7〜20 mg/m²), 5日連日, 骨髄機能回復するまで休薬 ② (3〜4週1回法);1日1回 40〜60 mg (25〜40 mg/m²). (連日法);1日1回 10〜20 mg (7〜14 mg/m²), 3〜5日連日. 3〜4週休薬.
epirubicin hydrochloride (EPI) **ファルモルビシン** **ファルモルビシン RTU** (ファイザー) 注射用:10 mg, 50 mg 注射液:10 mg 5 mL, 50 mg 25 mL	① 1日1回 15 mg/m², 5〜7日連日静注後3週休薬 (2〜3コース) ② 1日1回 40〜60 mg/m² を3〜4週間隔で静注 (3〜4コース)
idarubicin hydrochloride (IDR) **イダマイシン** (ファイザー) 静注用:5 mg	1日1回 12 mg/m², 3日間連日静注. 骨髄機能回復まで休薬し, 投与を繰り返す
aclarubicin hydrochloride (ACR, ACM) **アクラシノン** (アステラス) 注射用:20 mg	① a:1日 40〜50 mg (0.8〜1 mg/kg), 1週間に2回 (1, 2日連日又は1, 4日) 静注・点滴静注 　b:1日 20 mg (0.4 mg/kg), 7日間連日, 静注又は点滴静注後, 7日休薬の反復 ② 1日 20 mg (0.4 mg/kg), 10〜15日間連日, 静注・点滴静注
mitoxantrone hydrochloride (MIT) **ノバントロン** (日本製薬, 武田) 注:10 mg 5 mL, 20 mg 10 mL	① 1日1回 2〜5 mg/m², 5日間連日, 3〜4週間隔で静注・点滴静注 ② 1日1回 2〜4 mg/m², 5日間あるいは1回 8〜14 mg/m² を3〜4週間隔で静注・点滴静注

白血病・リンパ腫治療に使用する抗がん薬一覧

適応	特に注意すべき副作用
急性白血病（慢性骨髄性白血病の急性転化含む）	副作用 重大 心筋障害，心不全，骨髄抑制，ショック，ネフローゼ症候群
①急性白血病，②悪性リンパ腫	副作用 重大 心筋障害，心不全，骨髄抑制，ショック，萎縮膀胱，間質性肺炎
①急性白血病，②悪性リンパ腫	副作用 重大 心筋障害，骨髄抑制，ショック，アナフィラキシー，間質性肺炎，（膀胱腔内注入）萎縮膀胱，（肝動脈内投与）肝・胆道障害，胃潰瘍，十二指腸潰瘍，消化管出血
急性骨髄性白血病（慢性骨髄性白血病の急性転化含む）	副作用 重大 心筋障害，心不全，骨髄抑制，重篤な口内炎，ショック，不整脈
①悪性リンパ腫，②急性白血病	副作用 重大 心筋障害，骨髄抑制
①急性白血病（慢性骨髄性白血病の急性転化含む），②悪性リンパ腫	副作用 重大 うっ血性心不全，心筋障害，心筋梗塞，骨髄抑制，汎血球減少，間質性肺炎，ショック，アナフィラキシー

(つづく)

薬剤名,剤形:容量	用量
mitomycinC (MMC) **マイトマイシン** (協和発酵キリン) 注用:2 mg, 10 mg	a:間欠:1日4~6 mg,週1~2回静注. b:連日:1日2 mg,連日静注. c:大量間欠:1日10~30 mg,1~3週間以上の間隔で静注. d:併用療法:1日2~4 mg,週1~2回. e:動注,髄腔内,胸・腹腔内:1日2~10 mg注入
bleomycin (BLM) **ブレオ** (日本化薬) 注射用(塩酸塩): 5 mg, 15 mg	注射:1回15~30 mg皮下注・筋注,静注等 1回5~15 mg動注,週2回.総投与量300 mg以下. 小児 1回10~20 mg/m^2,1~4週間毎に静注.1回30 mgまで
peplomycin sulfate (PEP) **ペプレオ** (日本化薬) 注射用:5 mg, 10 mg	1回5~10 mg,週2~3回,筋注・静注・動注 標準週間投与量:20~30 mg 総投与量:150 mg以下
微小管阻害薬(ビンカアルカロイド)	
vincristine sulfate (VCR) **オンコビン** (日本化薬) 注射用:1 mg	0.02~0.05 mg/kg 週1回静注,1回2 mg/bodyを超えない 小児 週1回0.05~0.1 mg/kg
vinblastine sulfate (VLB) **エクザール** (日本化薬) 注射用:10 mg	初回週1回0.1 mg/kg 次いで0.05 mg/kgずつ増量し週1回0.3 mg/kg静注
vindesine sulfate (VDS) **フィルデシン** (塩野義) 注射用:1 mg, 3 mg	0.1%溶液を週1回静注,1回3 mg (0.06 mg/kg) 小児 1回0.07~0.1 mg/kg

白血病・リンパ腫治療に使用する抗がん薬一覧

適応	特に注意すべき副作用
慢性リンパ性白血病, 慢性骨髄性白血病	副作用 重大 溶血性尿毒症症候群, 微小血管性溶血性貧血. 骨髄抑制. 間質性肺炎, 肺線維症. 急性腎不全. ショック, アナフィラキシー. 肝・胆道障害
【注射】悪性リンパ腫	副作用 重大 間質性肺炎, 肺線維症. ショック. 出血
悪性リンパ腫	bleomycin 参照(重大 出血を除く)
白血病(急性白血病, 慢性白血病の急性転化時含む), 悪性リンパ腫(細網肉腫, リンパ肉腫, ホジキン病)	副作用 重大 末梢神経障害(神経麻痺, 筋麻痺, 痙攣). 骨髄抑制. 錯乱, 昏睡, イレウス. 消化管出血, 消化管穿孔. SIADH. アナフィラキシー. 心筋虚血. 脳梗塞. 難聴. 呼吸困難, 気管支痙攣. 間質性肺炎. 肝障害. 黄疸
硫酸ビンブラスチン通常療法: 悪性リンパ腫	副作用 重大 骨髄抑制. 知覚異常, 末梢神経炎, 痙攣, 錯乱, 昏睡, 昏蒙. イレウス. 消化管出血. ショック, アナフィラキシー. 心筋虚血. 脳梗塞. 難聴. 呼吸困難, 気管支痙攣. SIADH
急性白血病(慢性骨髄性白血病の急性転化含む), 悪性リンパ腫	副作用 重大 骨髄抑制. SIADH. 麻痺性イレウス, 消化管出血. 間質性肺炎. 心筋虚血. 脳梗塞. 神経麻痺, 痙攣, 聴覚異常, 筋力低下, 知覚異常, 末梢神経障害. アナフィラキシー

(つづく)

薬剤名, 剤形：容量	用量
白金製剤	
cisplatin (CDDP, DDP) **ランダ** （日本化薬） **ブリプラチン** （ブリストル） 注：0.05%（0.5 mg/mL） 10 mg 20 mL, 25 mg 50 mL, 50 mg 100 mL	（併用療法）1日 100 mg/m^2, 1日間持続静注, 少なくとも 20 日間休薬. 又は1日 25 mg/m^2, 4日間連日持続静注, 少なくとも 17 日間休薬
carboplatin (CBDCA) **パラプラチン** （ブリストル） 注射液：50 mg 5 mL, 150 mg 15 mL, 450 mg 45 mL	1日1回 300〜400 mg/m^2 を点滴静注. 少なくとも4週間休薬（1コース）
トポイソメラーゼI阻害薬	
irinotecan hydrochloride hydrate (CPT-11) **トポテシン** （第一三共） **カンプト** （ヤクルト） 点滴静注：40 mg 2 mL, 100 mg 5 mL	1日1回 40 mg/m^2 を3日間連日点滴静注. これを1週毎に2〜3回繰返し, 少なくとも2週間休薬（1コース）
トポイソメラーゼII阻害薬	
etoposide (VP-16) **ラステット** （日本化薬） Sカプセル：25 mg, 50 mg 注：100 mg 5 mL **ベプシド** （ブリストル） カプセル：25 mg, 50 mg 注：100 mg 5 mL	内服：1日 175〜200 mg, 5日間連日投与, 3週間休薬（1コース） 1日 50 mg, 21日間連日投与し 1〜2 週間休薬（1コース） 注射：1日 60〜100 mg/m^2, 5日間連日点滴静注, 3週間休薬（1コース）

白血病・リンパ腫治療に使用する抗がん薬一覧

適応	特に注意すべき副作用
他の抗腫瘍薬との併用療法〔再発・難治性悪性リンパ腫〕	**副作用** **重大** 急性腎不全, 骨髄抑制, ショック, アナフィラキシー, 聴力低下, 難聴, 耳鳴, うっ血乳頭, 球後視神経炎, 皮質盲, 脳梗塞, 一過性脳虚血発作, HUS, 心筋梗塞, 狭心症, うっ血性心不全, 不整脈, 溶血性貧血, 間質性肺炎, SIADH, 劇症肝炎, 肝障害, 黄疸, 消化管出血, 消化管穿孔, 消化性潰瘍, 急性膵炎, 高血糖, 糖尿病悪化, 横紋筋融解症, 白質脳症 (可逆性後白質脳症症候群含む), 静脈血栓塞栓症
悪性リンパ腫	**副作用** **重大** 骨髄抑制, ショック, アナフィラキシー, 間質性肺炎, 急性腎不全, ファンコニー症候群, 肝不全, 肝障害, 黄疸, 消化管壊死・穿孔・出血・潰瘍, 出血性腸炎, 偽膜性大腸炎, 麻痺性イレウス, 脳梗塞, 肺梗塞, 血栓・塞栓症, 心筋梗塞, うっ血性心不全, HUS, 急性呼吸窮迫症候群, DIC, 急性膵炎, 難聴, 白質脳症 (可逆性後白質脳症症候群を含む), TLS
悪性リンパ腫 (非ホジキンリンパ腫)	**副作用** **重大** 骨髄機能抑制, 高度な下痢, 腸炎, 腸管穿孔, 消化管出血, 腸閉塞, 間質性肺炎, ショック, アナフィラキシー, 肝障害, 黄疸, 急性腎不全, 血栓塞栓症, 脳梗塞, 心筋梗塞, 狭心症, 心室期期外収縮
【内服】悪性リンパ腫 【注射】悪性リンパ腫, 急性白血病	**副作用** **重大** 【共通】骨髄機能抑制, 間質性肺炎, 【注射のみ】ショック, アナフィラキシー

(つづく)

薬剤名, 剤形：容量	用量
sobuzoxane **ペラゾリン** (全薬) 細粒：80% 400 mg, 800 mg/包	1日1600 mg, 1～2回分服, 5日間連日投与し, 2～3週間休薬する(1コース). 病期によっては1日2400 mgまで増量可
インターフェロン製剤	
interferon alfa (IFNα) **スミフェロン** (大日本住友) 注バイアル：300万 IU 注DS(シリンジ)： 300万 IU, 600万 IU	1日1回300万～600万 IU 皮下又は筋注.
interferon alfa-2b (IFNα-2b) **イントロンA** (MSD) 注射用：300万 IU, 600万 IU, 1000万 IU	1日1回300万～1000万 IU 筋注
分子標的治療薬 (抗体)	
rituximab **リツキサン** (全薬, 中外) 注：(10 mg/mL) 100 mg 10 mL, 500 mg 50 mL	①②1回375 mg/m^2, 1週間間隔で点滴静注. 最大投与8回 ①(併用療法)併用する抗腫瘍薬の投与間隔に合わせ, 1コースあたり1回375 mg/m^2 ①(維持)1回375 mg/m^2, 8週間間隔(目安)で点滴静注. 最大投与12回
ofatumumab **アーゼラ** (ノバルティス) 点滴静注液：100 mg 5 mL, 1000 mg 50 mL	週1回, 初回300 mg, 2回目以降2000 mg点滴静注, 8回目まで繰り返す. 8回目投与4～5週後から4週間に1回2000 mg点滴静注, 12回目まで繰り返す

白血病・リンパ腫治療に使用する抗がん薬一覧

適応	特に注意すべき副作用
悪性リンパ腫，成人T細胞白血病リンパ腫	**副作用** **重大** 汎血球・WBC・好中球・Plt減少，貧血，出血傾向，間質性肺炎
ヘアリー細胞白血病，慢性骨髄性白血病	**副作用** **重大** 間質性肺炎，抑うつ，自殺企図，躁状態，攻撃的行動，糖尿病（1型及び2型），自己免疫現象，重篤な肝障害，重篤な腎障害，HUS，汎血球減少，無顆粒球症，WBC・Plt減少，貧血，赤芽球癆，重篤な感染症，ショック，狭心症，心筋梗塞，心筋症，心不全，完全房室ブロック，心室頻拍，消化管出血，消化性潰瘍，虚血性大腸炎，脳出血，脳梗塞，錯乱，痙攣，幻覚・妄想，意識障害，興奮，見当識障害，失神，せん妄，認知症様症状，四肢の筋力低下，顔面神経麻痺，末梢神経障害，網膜症，難聴，皮膚潰瘍，皮膚壊死，無菌性髄膜炎（亜急性硬化性全脳炎患者に投与）
慢性骨髄性白血病	**副作用** **重大** スミフェロン参照（四肢の筋力低下，顔面神経麻痺，末梢神経障害，皮膚潰瘍，皮膚壊死，無菌性髄膜炎，赤芽球癆，重篤な感染症，心室頻拍除く）+肺線維症，肺水腫，うつ病，統合失調症様症状，TTP，再生不良性貧血，不整脈，敗血症，中毒性表皮壊死融解症，皮膚粘膜眼症候群，横紋筋融解症
①CD20陽性のB細胞性非ホジキンリンパ腫．②免疫抑制状態下のCD20陽性のB細胞性リンパ増殖性疾患	**副作用** **重大** アナフィラキシー，肺障害，心障害，TLS，B型肝炎ウイルスによる劇症肝炎，肝炎の増悪，肝障害，黄疸，皮膚粘膜眼症候群，中毒性表皮壊死融解症，天疱瘡様症状，苔癬状皮膚炎，小水疱性皮膚炎，汎血球減少，WBC・好中球減少，無顆粒球症，Plt減少，感染症，PML，間質性肺炎，心障害，腎障害，消化管穿孔・閉塞，血圧下降，可逆性後白質性脳症症候群等の脳神経症状
再発又は難治性のCD20陽性の慢性リンパ性白血病	**副作用** **重大** infusion reaction，TLS，PML，B型肝炎ウイルスによる劇症肝炎・肝炎の増悪，肝障害，黄疸，汎血球・WBC・好中球・Plt減少，貧血，感染症，間質性肺炎，心障害，中毒性表皮壊死融解症，腸閉塞，重篤な腎障害，血圧下降．

（つづく）

薬剤名, 剤形：容量	用量
alemtuzumab **マブキャンパス** （サノフィ） 点滴静注：30 mg	開始：1日1回3 mg，連日点滴静注 以後：1日1回10 mg，連日点滴静注後，1日1回30 mg，週3回隔日，点滴静注 投与開始から12週間まで
gemtuzumab ozogamicin **マイロターグ** （ファイザー） 点滴静注用：5 mg	1回9 mg/m²，2時間かけて点滴静注．少なくとも14日間の間隔をおいて2回投与
mogamulizumab **ポテリジオ** （協和発酵キリン） 点滴静注：20 mg 5 mL	①②1回1 mg/kgを1週間間隔で8回，2時間かけて点滴静注 ①（併用療法）1回1 mg/kgを2週間間隔で8回，2時間かけて点滴静注．化学療法未治療例は他の抗腫瘍薬と併用
brentuximab vedotin **アドセトリス** （武田） 点滴静注用：50 mg	3週間に1回1.8 mg/kg，点滴静注

放射免疫療法薬

ibritumomab tiuxetan **ゼヴァリン イットリウム** (⁹⁰Y) （富士フイルム RI） 静注用セット (⁹⁰Y：1850 MBq)	14.8 MBq/kg（最大1184 MBq），10分かけ静注．患者の状態に応じて11.1 MBq/kgに減量

分子標的治療薬（小分子・レチノイド）

imatinib mesilate **グリベック** （ノバルティス） 錠：100 mg	①慢性期：1日1回400 mg，食後．1日1回600 mgまで増量可 　移行期又は急性期：1日1回600 mg，食後．1日800 mg（400 mgを1日2回）まで増量可 ②1日1回600 mg，食後

白血病・リンパ腫治療に使用する抗がん薬一覧

適応	特に注意すべき副作用
再発又は難治性の慢性リンパ性白血病	[副作用] (重大) 顆粒球減少症,無顆粒球症,単球・汎血球・好中球・WBC・Plt減少,貧血,骨髄機能不全,infusion reaction,感染症,免疫障害,TLS,心障害,出血,PML,B型肝炎ウイルスによる劇症肝炎,肝炎の増悪
再発又は難治性のCD33陽性の急性骨髄性白血病	[副作用] (重大) infusion reaction,重篤な過敏症,血液障害(骨髄抑制等),感染症,出血,DIC,口内炎,肝障害,腎障害,TLS,肺障害,間質性肺炎
①CCR4陽性の成人T細胞白血病リンパ腫(ATL).②再発又は難治性のCCR4陽性の末梢性T細胞リンパ腫・皮膚T細胞性リンパ腫	[副作用] (重大) infusion reaction,重度の皮膚障害,感染症,B型肝炎ウイルスによる劇症肝炎,肝炎,TLS,重度の血液毒性,肝障害,間質性肺疾患,高血糖
再発又は難治性のCD30陽性のホジキンリンパ腫もしくは未分化大細胞リンパ腫	[副作用] (重大) 末梢神経障害,感染症,PML,骨髄抑制,infusion reaction,TLS,皮膚粘膜眼症候群,急性膵炎,劇症肝炎,肝障害,肺障害
CD20陽性の再発又は難治性の低悪性度B細胞性非ホジキンリンパ腫,マントル細胞リンパ腫	[副作用] (重大) 骨髄抑制,重篤な皮膚障害,感染症
①慢性骨髄性白血病.②フィラデルフィア染色体陽性急性リンパ性白血病.	[副作用] (重大) 汎血球減少,WBC・好中球・Plt減少,貧血,出血,消化管出血,胃前庭部毛細血管拡張症,腫瘍出血,消化管穿孔,肝障害,黄疸,肝不全,重篤な体液貯留,肺炎,敗血症,重篤な腎障害,間質性肺炎,肺線維症,皮膚粘膜眼症候群,中毒性表皮壊死融解症,剥脱性皮膚炎,多形紅斑,ショック,アナフィラキシー,心膜炎,脳浮腫,頭蓋内圧上昇,麻痺性イレウス,血栓症,塞栓症,横紋筋融解症,TLS,肺高血圧症

(つづく)

薬剤名,剤形:容量	用量
bortezomib **ベルケイド** (ヤンセン) 注射用:3 mg	(併用療法)1日1回1.3 mg/m^{2}を1, 4, 8, 11日目に静注後,10日間休薬(3週間で1コース).6コースまで(6コース目に初めて奏効が認められた場合は8コースまで)繰り返す.最低72時間あけて投与.静注が困難な場合,皮下注も可
nilotinib hydrochloride hydrate **タシグナ** (ノバルティス) カプセル:150 mg, 200 mg	1回400 mg,1日2回(12時間毎),食事1時間以上前又は食後2時間以降.初発の慢性期は1回300 mg
dasatinib hydrate **スプリセル** (ブリストル) 錠:20 mg, 50 mg	①慢性期:1日1回100 mg,1日1回140 mgまで増量可. ①移行・急性期,②:1回70 mg,1日2回,1回90 mg 1日2回まで増量可
bosutinib hydrate **ボシュリフ** (ファイザー) 錠:100 mg	1日1回500 mg,1日1回600 mgまで増量可
tretinoin (ATRA) **ベサノイド** (中外) カプセル:10 mg	寛解導入療法:1日60〜80 mg(45 mg/m^2),食後3回分服
tamibarotene **アムノレイク** (日本新薬) 錠:2 mg	寛解導入療法:1日6 mg/m^{2}を2回(朝・夕食後)分服.骨髄寛解が得られるまで投与.投与開始から8週間を超えないこと

ヒストン脱アセチル化酵素阻害薬

vorinostat **ゾリンザ** (大鵬) カプセル:100 mg	1日1回400 mg,食後

適応	特に注意すべき副作用
マントル細胞リンパ腫	副作用 重大 肺障害,心障害,末梢神経障害,骨髄抑制,イレウス,肝障害,低血圧,TLS,皮膚粘膜眼症候群,中毒性表皮壊死融解症,発熱,可逆性後白質脳症症候群,PML
慢性期又は移行期の慢性骨髄性白血病	副作用 重大 汎血球・好中球・WBC・Plt減少,貧血,QT延長,心筋梗塞,狭心症,心不全,末梢動脈閉塞性疾患,脳梗塞,一過性脳虚血発作,高血糖,心膜炎,頭蓋内出血,消化管出血,後腹膜出血,肺炎,敗血症,肝炎,肝障害,黄疸,膵炎,胸水,肺水腫,心嚢液貯留,うっ血性心不全,心タンポナーデ,間質性肺疾患,脳浮腫,消化管穿孔,TLS
①慢性骨髄性白血病,②再発又は難治性のフィラデルフィア染色体陽性急性リンパ性白血病	副作用 重大 骨髄抑制,脳出血・硬膜下出血,消化管出血,肺炎,敗血症,間質性肺疾患,TLS,QT延長,心不全,心筋梗塞,急性腎不全,肺動脈性肺高血圧症
前治療薬に抵抗性又は不耐容の慢性骨髄性白血病	副作用 重大 肝炎,肝障害,重度の下痢,骨髄抑制,体液貯留,ショック,アナフィラキシー,心障害,感染症,出血,膵炎,間質性肺疾患,腎不全,肺高血圧症,TLS
急性前骨髄球性白血病	副作用 重大 レチノイン酸症候群,白血球増多症,血栓症,血管炎,感染症,錯乱
再発又は難治性の急性前骨髄球性白血病	副作用 重大 レチノイン酸症候群,感染症,白血球増加症,間質性肺疾患,縦隔炎,横紋筋融解症
皮膚T細胞性リンパ腫	副作用 重大 肺塞栓症,深部静脈血栓症,血小板減少症,貧血,脱水症状,高血糖,腎不全

(つづく)

薬剤名, 剤形:容量	用量
サリドマイド関連薬	
lenalidomide hydrate **レブラミド** (セルジーン) カプセル:2.5 mg, 5 mg	1日1回10 mg 21日間連日投与後, 7日間休薬 (1コース)
非特異的免疫賦活薬	
ubenimex (BST) **ベスタチン** (日本化薬) カプセル:10 mg, 30 mg	1日1回30 mg
その他	
arsenic trioxide **トリセノックス** (日本新薬) 注:10 mg	寛解導入:1日1回0.15 mg/kgを静脈内投与. 合計60回まで 寛解後:寛解導入終了後3〜6週後に開始. 5週間の間に1日1回, 計25回

(南江堂刊「今日の治療薬2016」より改変;各薬剤の副作用・禁忌などは「今日の治療薬」または各社添付文書をご確認下さい)

適応	特に注意すべき副作用
5番染色体長腕部欠失を伴う骨髄異形成症候群	副作用 重大 深部静脈血栓症，肺塞栓症，脳梗塞，一過性脳虚血発作，骨髄抑制，感染症，皮膚粘膜眼症候群，中毒性表皮壊死融解症，TLS，間質性肺疾患，心筋梗塞，心不全，不整脈，末梢神経障害，甲状腺機能低下症，消化管穿孔，起立性低血圧，痙攣，肝障害，黄疸，重篤な腎障害
成人急性非リンパ性白血病に対する完全寛解導入後の維持強化化学療法薬との併用による生存期間の延長	副作用 肝障害，発疹・発赤，悪心・嘔吐，頭痛・しびれ感など
再発又は難治性の急性前骨髄球性白血病	副作用 重大 心電図QT延長，APL分化症候群，白血球増加症，汎血球・WBC・Plt減少，無顆粒球症

索引

2/3DeVIC 療法　256
5-HT$_3$ 受容体拮抗薬　335
5q−症候群　174
α溶連菌敗血症　129

A

ABL キナーゼ点突然変異　151
ABVD 療法　272
aclarubicin（ACR）　61
acute lymphoblastic leukemia（ALL）　85, 90, 103, 108, 132, 163
acute myeloid leukemia（AML）　2, 8, 39, 45, 52, 62, 96, 123
acute promyelocytic leukemia（APL）　67, 75, 96, 326
　──分化症候群　68, 75
adult T-cell leukemia-lymphoma（ATL）　25, 264
AIDS 指標疾患　280
AIEOP-BFM ALL2000　138
amoxicillin（AMPC）　218
AMP　262
anaplastic large cell lymphoma（ALCL）　25, 252, 283
Ann Arber 分類　27
apixaban　332
aplastic anemia（AA）　8
aprepitant　335
APTT　332
Ara-C 症候群　129
ARDS　129
arsenic trioxide（ATO）　74
azacitidine　179

B

BCL2-IgH　204
BCR-ABL1　16, 162
bendamustine　210
BH-AC＋ACR 療法　61
BH-AC＋DNR＋VP-16 療法　60
BH-AC＋DNR 療法　58
BH-AC＋MIT 療法　59
biweekly CHOP 療法　264
bleomycin（BLM）　272
bortezomib（BOR）　239
bosutinib　147, 156
brentuximab vedotin　273
BR 療法　210
Burkitt リンパ腫　22, 85, 90, 243, 283
B 型肝炎ウイルス　187, 207, 216, 300

C

carboplatin（CBDCA）　256
CD10　23, 204
CD20　22, 185, 192, 200, 227
CD33　52
chemotherapy induced nausea and vomiting（CINV）　334
CHOP 療法　251
chronic myeloid leukemia（CML）　16, 141, 148, 156, 163, 168
cisplatin（CDDP）　190
clarithromycin（CAM）　218
class Ⅰ遺伝子変異　2
class Ⅱ遺伝子変異　2

cyclophosphamide (CPM) 84, 101, 107, 133, 184, 197, 199, 226, 233, 239, 244, 251, 262, 284
cytarabine (Ara-C) 38, 44, 67, 74, 89, 95, 101, 123, 133, 234, 245

D

dacarbazine (DTIC) 272
danaparoid 329
darbepoetin alfa 174
dasatinib 108, 140, 147, 156
daunorubicin (DNR) 38, 58, 60, 95, 107, 132
dexamethasone (DEX) 84, 101, 135, 190, 226, 233, 256, 284
DHAP 療法 192
diffuse large B-cell lymphoma (DLBCL) 21, 185, 191, 283
disseminated intravascular coagulation (DIC) 321, 325
──の病型分類 328
donor lymphocyte infusion (DLI) 281
dose-modified CODOX-M/IVAC±R 療法 243
doxorubicin (DXR) 84, 101, 135, 184, 197, 233, 239, 244, 251, 272, 286
DRC 療法 226
DS 68, 75
DVT 325
D-ダイマー 332

E

early molecular response (EMR) 20

ECM 療法 124
edoxaban 332
ENACT 試験 159
enocitabine (BH-AC) 58, 59, 60, 61
ENRICH 試験 159
Epstein-Barr virus (EBV) 感染 278
esomeprazole 218
etoposide (VP-16) 60, 124, 126, 245, 256, 285
European LeukemiaNet (ELN) の判定基準 148
EUTOS スコア 18

F

FAB 分類 8, 63, 77
FDP 332
febrile neutropenia (FN) 290, 294, 303
──の定義 304
──の予防 297
──発症リスク 298
fludarabine 212
Follicular Lymphoma International Prognostic Index (FLIPI) 32
FOY 329
FRE-IGR-ALCL99 284
FR 療法 212

G

gabexate mesilate (GM) 329
GDP 療法 190
GELF criteria 201
gemcitabine (GEM) 190
gemtuzumab ozogamicin (GO) 51

granulocyte-colony stimulating factor（G-CSF） 290

H

HBV 187, 207, 216, 300
HCEI 療法 126
HD-MA 療法 89, 101
Helicobacter pylori 除菌療法 218
HiDAC 療法 44
highly active antiretroviral therapy（HAART） 280
Hodgkin リンパ腫 25, 273
hyper-CVAD/MA 療法 101
hyper-CVAD 療法 84, 101

I

idarubicin（IDR） 38, 67, 74, 95, 126
IDSA ガイドライン 305
ifosfamide（IFM） 245, 256, 285
imatinib 107, 140, 156, 170
infusion reaction 56, 80, 187
International Prognostic Index（IPI） 30
International Prognostic Score（IPS） 31
International Prognostic Scoring System（IPSS） 11, 176, 181, 228
intolerance 156
invasive fungal infection（IFI） 311

J

JALSG AML201 39, 45
JALSG Ph＋ALL208 108

L

laminar air flow 64
lansoprazole（LPZ） 218
L-asparaginase（L-ASP） 132, 325
latency 3 型 278
lenalidomide 174
Lugano 分類 27
lymphoblastic lymphoma（LBL） 283
lymphoplasmacytic lymphoma（LPL） 24, 226

M

M3 77
major molecular response（MMR） 19
MALT リンパ腫 23, 218
Mantle cell lymphoma International Prognostic Index（MIPI） 32
MASCC スコア 305
MDS/MPN 8
mercaptopurine（6-MP） 133
metabolic response 28
methotrexate（MTX） 26, 89, 101, 132, 234, 244, 278
methylprednisolone（mPSL） 101, 234
metronidazole 219
mitoxantrone（MIT） 59, 124
mLSG15 療法 262
mogamulizumab（Moga） 268
myelodysplastic syndromes（MDS） 8, 174, 179
myeloproliferative neoplasms（MPN） 8

N

nafamostat mesilate (NM) 329
nilotinib 140, 147, 156, 170
NK₁ 受容体拮抗薬 335

O

omacetaxine 162
omeprazole (OPZ) 218

P

palonosetron 335
PE 325
pegfilgrastim 195, 291
PEG-G-CSF 298
PET 陽性率 29
Philadelphia 染色体 16
PIC 332
PML-RARA 68, 77
ponatinib 162
——内服療法 163
positron emission tomography (PET) 検査 27
prednisolone (PSL) 107, 132, 184, 197, 199, 239, 252
Prognostic Index for T-cell lymphoma (PIT) 32
PT 332

R

rabeprazole (RPZ) 218
rasburicase 41
R-CHOP 療法 184, 196
R-CVP 療法 199
Reed-Sternberg cell 25
Revised IPSS (IPSS-R) 12, 176, 181
R-hyper-CVAD/MA 療法 232

rituximab 184, 197, 199, 201, 210, 212, 222, 226, 233, 234, 239, 244, 245
——単独療法 201, 222
rivaroxaban 332
RT-2/3DeVIC 療法 257
RT-DeVIC 療法 260

S

sinusoidal obstruction syndrome (SOS) 55
Sokal スコア 18

T

t (14;18) 204
T315I 162
t-AML 97
TAT 332
TKI 16, 110, 140, 148, 156, 162, 168
TLS 40, 56, 86, 110, 128, 187, 247
tretinoin (ATRA) 67, 325

V

VCAP 262
VECP 262
veno-occlusive disease (VOD) 55
vinblastine (VLB) 272
vincristine (VCR) 84, 101, 107, 132, 184, 197, 199, 233, 244, 251
VR-CAP 療法 232, 239
VTE 325

W

Waldenström's macroglobulinemia (WM) 24, 226

――の IPSS　228
WHO classification-based Prognostic Scoring System（WPSS）　11
WT1　72

あ

アネキシンII　326
アンチトロンビン　325
アントラサイクリン系薬　39, 96, 123

い, う

イクルーシグ　162
胃・十二指腸潰瘍　204
ウイルス感染症　299

え, お

エピゲノム　8
エリスロポエチン　175
エンピリック療法　303
悪心・嘔吐　334

か

改訂 IPSS　12, 176, 181
過粘稠症候群　226
幹細胞動員　193
間質性肺炎　194
肝障害　203
環状鉄芽球　11
肝類洞閉塞性症候群　55

き

急性骨髄性白血病　2, 8, 39, 45, 52, 62, 96, 123
急性前骨髄球性白血病　67, 75, 96, 326
急性リンパ性白血病　85, 90, 103, 108, 132, 163

け

結核　300
血管免疫芽球性 T 細胞リンパ腫　24
血球減少　290, 319
血漿交換　227
血小板減少　319
血栓症・塞栓症　194
結膜炎　131
血流感染症　294
原発性マクログロブリン血症　24, 226

こ

抗菌薬　298, 303
口腔粘膜障害　295
抗真菌薬　294, 311
好中球減少　290, 294, 303
高度催吐性リスク　336
高リスク MDS　179
国際予後スコアリングシステム　11, 176, 181, 228
骨髄異形成/骨髄増殖性腫瘍　8
骨髄異形成症候群　8, 174, 179
骨髄性急性転化　171
骨髄抑制　290, 303
古典的 Hodgkin リンパ腫　25, 273
コヒーシン　9

さ

再生不良性貧血　8
催吐性リスク分類　335

し，す

自家移植　193
　——併用大量化学療法　193
出血性膀胱炎　206
腫瘍崩壊症候群　40, 56, 86, 110, 128, 187, 247
小児急性骨髄性白血病　123
小児急性リンパ性白血病　132
小児リンパ腫　283
静脈血栓塞栓症　325
静脈閉塞性肝疾患　55
新規経口抗凝固薬　330
真菌感染症　298, 311
侵襲性アスペルギルス症　314
侵襲性カンジダ症　314
侵襲性真菌感染症　311
深部静脈血栓症　325
スプライシング　8

せ，そ

成人T細胞白血病・リンパ腫　25, 264
節外性鼻型 NK/T 細胞リンパ腫　25, 257
赤血球マイナー反応　177
赤血球メジャー反応　176
接合菌症　315
潜伏感染様式3型　278
線溶亢進型 DIC　326
線溶抑制型 DIC　327
早期分子遺伝学的寛解　20

ち

治療関連急性骨髄性白血病　97
治療関連急性前骨髄球性白血病　96
治療的投与　291

て

低γグロブリン血症　207, 216
低分子ヘパリン　329
低リスク MDS　174

と

動静脈血栓閉塞　164
ドナーリンパ球輸注　281
トラネキサム酸　327
トランサミン　330
トロンボモジュリン製剤　330

な，に

難聴　194
ニューモシスチス肺炎　299

は

肺感染症　295
肺障害　56
肺塞栓　295, 325
播種性血管内凝固症候群　321, 325
播種性トリコスポロン症　315
発熱性好中球減少症　290, 294, 303

ひ

ヒストン　9
びまん性大細胞型 B 細胞リンパ腫　21, 185, 191, 283
病期分類　27
日和見リンパ腫　278
貧血　8, 319

ふ

副腎皮質ステロイド　335

フサン 329
不耐容 156
プロテインC 325
プロテインS 326
分子遺伝学的大寛解 19

へ

ヘパリン類 329
変異 BCR-ABL1 162

ま

末梢性T細胞リンパ腫 24, 252
慢性骨髄性白血病 16, 141, 148, 156, 163, 168
マントル細胞リンパ腫 23, 235

み, め

未分画ヘパリン 329

未分化大細胞リンパ腫 25, 252, 283
耳鳴り 194
免疫不全関連リンパ増殖性疾患 26

よ

予後分類 27
予防的投与 291

り, ろ

リコモジュリン 331
リンパ芽球性リンパ腫 283
リンパ形質細胞性リンパ腫 24, 226
リンパ性急性転化 170
濾胞性リンパ腫 22, 198, 211

白血病・リンパ腫薬物療法ハンドブック

2016年6月25日　発行

編集者　松村　到
発行者　小立鉦彦
発行所　株式会社　南 江 堂
〒113-8410　東京都文京区本郷三丁目42番6号
☎(出版)03-3811-7236　(営業)03-3811-7239
ホームページ　http://www.nankodo.co.jp/

印刷・製本　横山印刷
装丁　永田早苗

Handbook of Chemotherapy for Leukemia and Lymphoma
© Nankodo Co., Ltd., 2016

Printed and Bound in Japan
ISBN978-4-524-25875-8

定価は表紙に表示してあります.
落丁・乱丁の場合はお取り替えいたします.

本書の無断複写を禁じます.

JCOPY 〈(社)出版者著作権管理機構　委託出版物〉

本書の無断複写は,著作権法上での例外を除き,禁じられています.複写される場合は,そのつど事前に,(社)出版者著作権管理機構(電話 03-3513-6969, FAX 03-3513-6979, e-mail: info@jcopy.or.jp)の許諾を得てください.

本書をスキャン,デジタルデータ化するなどの複製を無断諾で行う行為は,著作権法上での例外(「私的使用のための複製」など)を除き禁じられています.大学,病院,企業などにおいて,内部的に業務上使用する目的で上記の行為を行うことは私的使用には該当せず違法です.また私的使用のためであっても,代行業者等の第三者に依頼して上記の行為を行うことは違法です.

〈関連図書のご案内〉

*詳細は弊社ホームページをご覧下さい《www.nankodo.co.jp》

血液専門医テキスト（改訂第2版）
日本血液学会　編

B5判·604頁　定価（本体15,000円+税）　2015.5.

血液疾患最新の治療2014-2016
直江知樹·小澤敬也·中尾眞二　編

オンラインアクセス権付

B5判·380頁　定価（本体9,000円+税）　2014.1.

血液内科ゴールデンハンドブック
小澤敬也·坂田洋一　編

新書判·462頁　定価（本体4,500円+税）　2011.11.

新臨床腫瘍学（改訂第4版）
がん薬物療法専門医のために
日本臨床腫瘍学会　編

B5判·764頁　定価（本体15,000円+税）　2015.7.

がん治療副作用対策マニュアル（改訂第3版）
田村和夫　編

A5判·358頁　定価（本体4,600円+税）　2014.7.

がん薬物療法の支持療法マニュアル
症状の見分け方から治療まで
遠藤一司　監

B6変型判·280頁　定価（本体3,000円+税）　2013.3.

抗悪性腫瘍薬コンサルトブック
薬理学的特性に基づく治療
南博信　編

B6変型判·362頁　定価（本体4,700円+税）　2010.4.

発熱性好中球減少症（FN）診療ガイドライン
（CD-ROM付）
日本臨床腫瘍学会　編

B5判·86頁　定価（本体2,400円+税）　2012.8.